U0303517

余新忠　夏明方　主编

瘟疫与

历史的启示

人

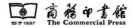
创于1897　商务印书馆
The Commercial Press

图书在版编目(CIP)数据

瘟疫与人:历史的启示/余新忠,夏明方主编.—北京:
商务印书馆,2022(2022.11 重印)
ISBN 978-7-100-18979-8

Ⅰ.①瘟… Ⅱ.①余… ②夏… Ⅲ.①传染病—医学
史—世界 ②世界史—研究 Ⅳ.①R51-091 ②K107

中国版本图书馆 CIP 数据核字(2021)第 269565 号

权利保留,侵权必究。

本书为国家社科基金社科学术社团资助项目
"瘟疫与人:中国经验的历史启示"(20STA030)成果。

瘟疫与人:历史的启示

余新忠　夏明方　主编

商 务 印 书 馆 出 版
(北京王府井大街 36 号　邮政编码 100710)
商 务 印 书 馆 发 行
北京中科印刷有限公司印刷
ISBN 978-7-100-18979-8

2022 年 4 月第 1 版　　　开本 700×1000　1/16
2022 年 11 月北京第 2 次印刷　印张 17½
定价:78.00 元

序

夏明方

　　庚子瘟疫爆发,迄今未见消退之势,对于当下的历史学家来说,这是个全新而未知的事物。自然科学家把新冠病毒与过往已发现的诸多病毒及其演化过程进行比较,需要对疫情孕育、爆发、扩散的路径进行回溯式的跟踪调查,也就是流行病学调查。身处疫区内外的我们,也对诸如人类过往曾经遭遇怎样的瘟疫,这些瘟疫对人类有什么影响,它爆发的原因何在,人类又是如何应对瘟疫,以及这种应对对今日有什么样的启示等一系列问题,有着越来越迫切的思考,我们或许需要对瘟疫历史的认识进行梳理、归纳和总结,并让先前封闭于象牙之塔的所谓纯学术,走向社会,面对大众,从而为现实的防疫抗疫提供某些经验教训。

　　病毒将人类禁足于钢筋混凝土构建的"牢笼"之中,却给历史学者提供了极为难得的"田野考察"的机会:作为当事者、局内人,观察、体验对由疫情揭开的人间万象,进而使我们对历史,尤其是长期以来被遮蔽的瘟疫与历史的关系,有了更加深刻的感悟和认识。历史与现实交相激荡,共同推进世人对人类自身命运的思考。

　　此次疫情,似乎印证了社会上广泛流传的一句调侃:"历史给人类提供的最大教训,就是人类从来不会从历史中吸取教训。"但是在我看来,这样的激愤之词,与其说是对历史之用的否定,不如说恰恰强调了人类无视历史导致的恶果。事实上,随着疫情的爆发和蔓延,自 2003 年非典之后逐步兴盛起来的中国医疗史、疾病史学界迅速行动起来,利用互联网提供的强大传播功能,掀起了一场具有公共史学特质的疫病史宣叙高潮。2 月初,商务印书馆的杜非编审南开大学的余新忠教授和我商量邀请海内外从事疫病和公共卫生研究的专家，围绕着历史上尤其是明清以降中外的疫病及其社会应对这一主题，在充分借鉴已有研究的基础上，结合现实体验，将各自先前的学术成果和认识用一种简明通畅的文字再现，供有兴趣的读者参考。倡议一起，各方热情应邀，鼎力襄助，于是有了这本《瘟疫与人：历史的启示》。

瘟疫（传染病）是一种灾害，至于它是一种自然灾害，还是一种人为灾害，或由自然、人为相互作用而导致的环境灾害或技术灾害，学界并没有一致看法。在国家防灾减灾和应急管理层面，这一在今日被明确界定为生物灾害或生物入侵灾害的事件，没有被归入自然灾害的范畴，而是作为公共卫生事件，与自然灾害、事故灾难及社会安全事件等，并列为突发事件，但其统一处置的责任与其他突发性事件截然分开，不在民政部救灾司以及后来的应急管理部管辖范围之内，而是由卫生部或国家卫健委主导。在当下的国家或地方"战疫"实践中，作为国家应急管理的最高领导机构如国家减灾委员会和应急管理部，实际上扮演的是聊胜于无的辅助性角色，与其在水、旱、地震等灾害处置过程中展现的核心地位形成鲜明的对照。同样的突发事件，却分属于两个不同的主管部门，这样一种疫病与减灾相分离的话语和实践，对新中国防灾减灾的举国体制到底是利是弊，值得人们进行深入的检讨和反思，但是如果把它放到一个更长的历史时段去考察，这样的分离，作为一种历史的事实，或许有助于我们对中国卫生现代性的构建及其对于中国现代性的总体意义展开新的思考。

一些学者会把研究时段前溯至历史的更深处，比如秦汉、唐宋，从中勾稽出某种准现代性的国家医疗机制、医学知识体系或公共卫生事业的轨迹，然而一个不可否认的事实是，这一时期与其后的明清时期形态差异巨大，和中国前现代与当下的制度、文化链接要松散得多；当然，我们可以努力地跳出西方中心主义的现代性叙事框架，从中国医疗事业发展内部发掘反西方的、本土的现代性路径，就像中国医疗社会史的先驱者梁其姿先生曾经想想的那样。"另一种现代性"或许存在，但不能否认如下事实：近代中国疫病防控或卫生事业的现代化过程，始终由西方式的卫生现代性主导，只是在不同的阶段有着不同的主导性模式，如英国模式、源于德国的日本模式、美国模式、借鉴苏联的社会主义模式等。此一路径，最初由外部力量强制引入推广，带有强烈的殖民暴力特征，继而为中国的精英阶层或国家政权所接受，作为民族国家建设之重要乃至核心的组成部分。这样的现代性，不同于中国本土或传统中国以个体生命关怀即养生保健为旨归的中国式卫生之道，而是以"公共性""国族性"为重要特质，追求一个完整的民族国家的生存和健康。作为一种重民族轻个体、重国家轻社会，通常由国家权力强制实施的近代疫病防控机制，其在具体实践过程中往往会对民间社会或个体之传统或合法权益形成压制、侵害，在后现代或后殖民史学看来，这种以民族国家构建为中心任务的公共卫生事业，尽管也会因时因地地发生变异而带有多样化的特色，甚至体现为某种中国式的现代性或中国现代性，但终究是以欧美国家的卫生现代性作为效仿的标准和衡量的尺度，而且是在达尔文式竞争性的民族国家体系中被迫接受或主动推行的，不仅带有殖民色彩，也因之抑制或消解了真正的启蒙现代性或自由主义现代性的成长和发展。因此，本书刘士永一文提出的问题依然有待继续探讨，即：卫生现代性，一个早在19世纪末即已在中国初露端倪的社会理想，是否在今日的中国得到了充分的展现呢？

然而，一旦跳出所谓民族国家的边界，将卫生现代性的探讨置于全球范围中，大家的理解还是有着相当大的差异，这一差异在本书不同作者的笔下也有一定程度的体现。这一概念的倡导者罗芙芸（Ruth Rogaski）一方面把公共性作为它最重要的特质，但同时强调以19世纪晚期出现的"细菌学说"为代表的科学性，故此在她看来，中西医学的大分流，其界限不是彭慕兰（Kenneth Pomerunz）划定的1800年左右，而是19世纪晚期20世纪初期，这也正是刘士永、杜丽红等学者在本书中持有的认识。不过从辛旭、邹翔有关欧洲黑死病和英国公共卫生兴起的论述来看，这一传自西方的卫生现代性，其源头显然还要早得多。它孕育于15、

16 世纪的意大利,成形于 17、18 世纪的英国,至 19 世纪又衍生出不同于英国的德国模式。如此一来,人们对于西方卫生现代性的理解,就其原初的意义而论,至少有两种不尽一致的表述,姑且把前者叫做原发型 A,后者叫做原发型 B。两者的主要区别并不在于大家公认的"公共性""规制性",而是对其科学性的不同理解。在罗芙芸、刘士永等看来,细菌学说的诞生是西方医疗科学真正建立的标志,而在梁其姿等学者看来,被细菌学说所取代的"瘴气说""体液说"等西方早期的疫病起源理论,同样属于近代科学的范畴。既然如此,这两种卫生现代性,其与总体现代性的关联,就有了不同的意义。A 型现代性,尽管在罗芙芸等学者看来实际上已经成为现代性总体构建的核心,进而成为中西文明分野的最重要的标志,但毕竟还是 18 世纪晚期工业革命的结果,也就是说它本身原是现代性的衍生物,而 B 型现代性则是自 15 世纪以来以欧洲为主导的全球一体化进程中各种因素交互作用的产物,进而在一定意义上来说,正是对欧洲内部多次大规模流行的鼠疫、霍乱等急性传染病的创造性应对,才促进了欧洲现代性的诞生。依循此一思路,则中西道路的决定性分叉,显然不是罗芙芸所说的 19 世纪末 20 世纪初,也不是彭慕兰的 18 世纪末 19 世纪初,而依然是传统的现代性历史叙述中早已作为定论的开辟欧洲新航路的 15 世纪末 16 世纪初。

这样说似乎又掉进了现代性叙事的欧洲中心主义的理论陷阱之中了。不过,从疫病的应对转向对疫病的源头及其传播路径的考察,则另一种反欧洲中心主义的现代起源论就呼之欲出了,只是这一次担任主角的不再是来自欧洲的开拓者,而是生活在欧亚大陆核心地带的骑在马背上的民族,即蒙古帝国的缔造者;更确切地说来,真正的主角并非当时纵横欧亚的蒙古游牧民族,而是随着这些叱咤风云的蒙古骑兵的铁蹄以及随之而起的丝路商人,把鼠疫病菌从中国的云南或青藏高原,经由中亚大草原传向欧洲的老鼠或跳蚤们。在美国著名社会学家阿布-卢格霍德(Janet L.Abu-Lughod)的眼中,这一由统一的蒙古帝国勾连起来的跨越欧亚大陆和地中海的辽阔世界,是一个建立于由欧洲霸权所主导的现代世界体系之前的世界体系,它不仅通过军事扩张和跨地域贸易,在相隔遥远的印度、中国和欧洲这东西方两大文明之间架起了桥梁,更将威廉·麦克尼尔(William McNeil)假定的人类四个不同的文明疾病圈,即中国、印度、中东和地中海之间原本相对封闭的体系给打破了,最终导致14世纪后半期黑死病的世界大流行。这正是法国年鉴学派代表人物之一勒鲁瓦·拉杜里(Emmanuel LeRoy Laduine)着意强调的"疾病带来的全球一体化",或"微生物一体化",亦即由人类、老鼠、跳蚤和细菌组成的四方共生的"全球瘟疫生态系统"。这样的"疾病一体化"并不只是影响到西欧,它对包括中国在内的亚洲或其他地方也有不容忽视的影响。因各地政治、经济、文化和习俗的差异,这些地区从此走上了不可逆的分流之路。在阿布-卢格霍德看来,源于蒙古铁骑的鼠疫大流行最终瓦解了蒙古帝国,且使其继承者步履维艰,而原本落后的欧洲则因缘际会,在之后的世界体系重组中崛起并称霸;在拉杜里看来,在15世纪后期和16世纪,源于欧洲之外的瘟疫固然导致欧洲人口大规模持续下降,但不同于战争或饥荒,这一危机所带来的是土地资本的大量剩余,是幸存者生活水平的大幅度上升,是城市和海上经济的多样化,是西方社会不断增长的复杂的物质和文化需要的满足;在诺贝尔经济学奖获得者诺斯(Douglass North)看来,正是一波又一波的疫病对欧洲人口的周期性影响及其造成的劳动力和土地等生产要素之间相对价格的变化,导致了对工业革命兴起而言最为重要的制度设置即个体所有权体系的普遍建立。而随着崛起的欧洲对外部世界的持续扩张,所谓"疾病的一体化"也不再单单是源于亚洲的鼠疫或其他病菌对西欧社会形成冲击,至晚从15世纪末开始,源于欧洲旧大陆的各种病原体还进一步地向西跨过大西洋,对人口相对稠密的美洲大陆造成了毁灭性的影响;到了彭慕兰所说的中西大分岔的时段,由英国为主导的西方列强对亚洲的侵略和征服,也从根本上改变了全球疾病一体化的格局,以致就像余新忠等对嘉道之际霍乱大流行所做的描述,早在英国人以坚船利炮叩开中国大门的二十多年前,来自西方世界的霍乱就已经由英国士兵带到了印度,进而传到中国西南、江南,并通过运河体系一直蔓延到京师,造成了百千万中国人口的损失。其后的霍乱、鼠疫之由中国再传向西欧,则完全是欧洲霸权下的现代世界体系构建和扩张的结果,曾经催生西方现代性的微生物共同体又成为这一无远弗届的现代性扩张的产物。建立在科学的细菌学理论基础上的公共卫生运动正是在这样一种新的疫病情势下兴盛,中国卫生现代性的活剧,以及传统与现代卫生话语的竞争与纠葛也随之拉开了序幕。

　　瘟疫和对瘟疫的应对是否近代中西分流的决定性因素尚需探讨。一些问题却值得我们深思:传统中国到了明清时期,虽然在疫病的应对方面做得不理想,但是在赈灾方面不是做出了那么多、那么大的成就吗?美国的加州学派不是还把中国政府尤其是 18 世纪清廷举办的救荒和仓储事业当作现代福利国家的标志吗? 不过请大家不要忘了,当我们接受把卫生现代性定义为由国家主导的"公共卫生"而非以养生保健为主的"个体卫生"之时,这一卫生事业本身已经不仅仅局限于单纯的专门化的医学和医疗事业,而是一个包容政治、经济、社会、文化、科学在内的综合性的现代化大业了。我们不能想象一个社会可以在公共卫生领域一枝独秀,却在国家经济和社会福利领域一无建树。据称在北宋时期,中国已经建立了一套比较完整、比较严密的国家主导、社会辅助的防疫抗疫体系甚至公共卫生机制,而且这样的防疫体系,实际上被放在与国家对水、旱、地震等灾害的救助同等重要的甚至是首要的位置,但这样的体系在南宋的变形以及在元明清时期的衰落或消失,也是不争的事实。从中西之间灾害结构的不同以及由此导致的赈灾防疫分离的国家实践之中,或许可以窥见中西分岔的真正底蕴? 至少,从中可以反衬近代以来中国公共卫生事业的艰难与曲折,可以映照今日中国公共卫生事业的巨大成就及其有待继续改进之处,进而言之,也可以显现今日之危害全球的新冠肺炎疫情究竟要给这个星球上的人类命运共同体带来什么样的不可逆料的影响。

　　无论如何,人类历史从此翻开了新的一页。

目 录

动荡年代：晚明瘟疫爆发与救治

赵现海

从万历初年到明朝灭亡，大江南北，尤其北方地区，瘟疫大流行。疫灾种类多样，持续时间长，波及面广，造成了上千万人的死亡，严重削弱了明朝的统治根基，是明朝瓦解、灭亡的因素之一，与这一时期在欧洲蔓延的黑死病，形成了东西呼应之势。

时人对于包括晚明瘟疫在内的中国古代瘟疫的认识与命名上，是从"气"的角度，借助症状，加以描述，与现代病理学分析差距很远，从而给我们的研究造成了很多迷惑，在瘟疫种类判断上，往往形成众说纷纭的困境。然而，今天借助于史料的不断发掘和对传统中医文献的解读，我们对中国古代瘟疫的认识逐渐清晰。

1953年，范行准在其《中国预防医学思想史》一书中，认为晚明流行的"大头瘟"是鼠疫。伍连德博士是中国卫生防疫、检疫事业的创始人，他在1936年出版的《鼠疫概论》中，依据顺治《潞安府志》关于崇祯十七年（1644）瘟疫的记载，"病者多腋下、股间生一核，或吐淡血而即死，不受药饵，虽亲友不敢吊"，认为"在几条有关鼠疫症状的资料中，有一条关于1644年山西东南部潞安（今长治）鼠疫流行的记载特别重要。地方志的作者不仅记载了患者项部和腋下长有硬血块，而且还记载患者会突然吐血死亡。就我所知，这是目前有关中国肺鼠疫的最古老的记载"。这是关于明代鼠疫最早的讨论与判断。

1975年，美国学者邓海伦（Helen Dunstan）发表了《晚明瘟疫的初步研究》一文，对万历时期、崇祯末年的瘟疫，做出了不同的判断，认为前者可能是脑积水脑脊膜炎，后者可能是鼠疫。对此，曹树基做了系统的梳理，开展了深入的研究。1997年，他发表《鼠疫流行与华北社会变迁（1580—1644）》一文，则认为晚明瘟疫都是鼠疫。张剑光《三千年疫情》也认为晚明大瘟疫都是鼠疫。然而到了2003年，浅川发表《万历年间华北地区鼠疫流行存疑》一文，指出万历时期"大头瘟"并非鼠疫。2013年，中国中医科学院单联喆在博士论文《明清山西疫病流行规律研究》一文中，指出万历前期山西流行的"大头瘟"，是现代医学所讲的"颜面丹毒"，万历后期的"喉痹瘟"是白喉。

可见，虽然使用了相同的史料，但由于对症状的现代解读有所不同，学者们围绕万历年间的瘟疫种类，存在较大的争议。与之不同，对于崇祯年间的瘟疫，当代研究都持相同的立场，都认为可能或确认属于鼠疫。

大流行

从万历七年（1579）到万历四十五年（1617），一场大瘟疫席卷了大江南北。万历七年（1579），山西中部的孝义开始发生瘟疫，死者甚众。万历八年（1580），孝义北部太原县、太谷、忻州、岢岚、平定、大同，东部辽州，西北部保德州瘟疫开始流行。这次瘟疫由于太原、太谷、忻州、岢岚、平定、大同间距甚近，甚至相邻，而且太原与孝义相距很近，很可能是孝义瘟疫蔓延而至。瘟疫北上大同之后，并未停止扩散，而是跨出山西边界，向东部继续推进至北直隶和山东。

与此同时，以大同、平定为中心，瘟疫分别向西、向南继续在山西境内传播，疫情范围逐渐扩大。万历九年（1581），大同西部的威远、西南部的朔州发生了瘟疫。同年，平定再次发生瘟疫，其南部的潞安也发生了瘟疫。"万历九年，平定、潞安大疫。是月初一，潞安北门无故自阖，既而大疫。相染不敢吊问。"万历十年（1582），与孝义、辽州、潞安相邻的沁州和地处山西南部的闻喜也发生了瘟疫。"万历十年（1582），闻喜大疫。沁州有一家全疫者。"接连发生瘟疫的潞安已成为一个重要的传染中心，邓海伦指出相邻的河南涉县发生瘟疫，应该与之有关。同年，洛阳也发生了瘟疫。"万历十年，洛阳疫死者枕藉于街市。"万历十六年（1588），河南开封等地发生瘟疫。"万历十六年，汴城西至河南北大疫，死者相枕。"瘟疫的症状与山西相同，都是"大头瘟"。

事实上，瘟疫传播的速度比曹树基、邓海伦研究揭示的还要迅猛，传播至山东并不是在万历十二年（1584）的沾化，而是早在万历九年（1581）的沈丘。万历《安丘县志》记载："冬疫，时呼为大头瘟。"瘟疫一直持续到万历四十五年（1617）。当年五月，刑科给事中姜性等指出那一年发生了旱灾，伴随旱灾而来的是瘟疫，直到夏季，瘟疫仍未消散，到处都是生病乃至死亡的人群。（《明神宗实录》卷五五七）同一年十月，巡按御史孙之益指出瘟疫导致的死亡率居高不下，社会笼罩在一片恐怖的氛围之中。"疫厉盛行，十人九病。应比之穷氓，悉鬼形而鸠面。"（《明熹宗实录》卷二）

万历年间的瘟疫，发病快，死亡率高。在北直隶的武强县，患者从发病到死亡，仅三天的时间。在疫情发源地的山西，万历《山西通志》记载了大同瘟疫爆发的惨状。"大同瘟疫大作，十室九病，传染者接踵而亡，数口之家，一染此疫，十有一二甚至阖门不起者。"同年的保德州，同样死了大量人口，"灵枢出城者踵相接"。泽州等地甚至有全家死绝的。由于死亡人数太多，很多尸体没有人去掩埋，被直接扔到沟壑里面，十分悲惨。在河南新乡，"万历十六年荒，人相食，大疫，死者枕藉，至不能殓，填弃沟壑。"（康熙《新乡县续志》卷二《灾异》）对于死亡心怀惧怕，每个人都如惊弓之鸟，整个社会处于一种惶惶不安之中，甚至流传着患者不能哭，哭就立刻死去的流言，显示出当时整个社会的脆弱心理。由于惧怕传染，许多地方人们都不敢吊唁死者，这对于传统的社会风俗，是一种很大挑战。

其实，万历时期爆发的瘟疫，一直持续到天启年间，并且传播到了贵州、四川等地。万历三十年（1602）七月，贵州巡抚郭子章指出黎平爆发了大疫，两个月内，死亡了600人，而兴黄、新龙两地，更是可怕，"十室九死"。（《明神宗实录》卷三七四）天启三年（1623）正月，湖广道御史徐卿伯指出贵州"疫疠盛行"。（《明熹宗实录》卷三〇）当年七月，川湖总督朱燮元指出贵州瘟疫的死亡率惊人，"天降大疫，死者如林"。（《明熹宗实录》卷三六）当年八月，四川巡按御史张论指出四川发生了水灾，瘟疫接踵而至。（《明熹宗实录》卷三七）

崇祯六年（1633）后，一轮新的大规模瘟疫又从山西发生。"垣曲、阳城、沁水大疫，道殣相望。高平、辽州大疫，死者甚多。"随后蔓延至陕西、北直隶、河南、山东、南直隶、浙江等地，成为继万历年间大规模瘟疫之后，明代历史上再次发生，也是最后一次发生的蔓延全国的大规模瘟疫。临晋县在崇祯八年（1635）也发生了瘟疫。崇祯十年（1637）、十四年（1641）、十七年（1644），山西北部的大同府相继发生三次瘟疫。与万历年间山西瘟疫相比，崇祯时期山西瘟疫初发地区较多，分布较为零散。在此后的蔓延中，万历年间两个疫情重点爆发地区大同和潞安，仍然是瘟疫的中心地区，又显示出历史的延续性。

崇祯九年（1636），陕西开始发生瘟疫。当年五月，榆林府发生大疫。崇祯十三年（1640），凤翔大疫。崇祯十三年（1640），北直隶顺德府、河间府也发生了瘟疫。张剑光指出同年二府南部的内黄县也发生了瘟疫，死者过半。崇祯十四年（1641）以后，北直隶大名府、广平府、真定府、顺天府、通州相继发生瘟疫。

崇祯年间瘟疫大流行中，河南发生大规模瘟疫的时间相对较晚，直到崇祯十三年（1640）之后，疫情才开始在河南北部发生。怀庆府崇祯十三年（1640）、十四年（1641）接连发生瘟疫。彰德府在崇祯十三年（1640）、十五年（1642）接连分别发生瘟疫。接下来开封府、河南府、归德府也发生了瘟疫。可见，河南瘟疫的流传，先是在河南西北部、靠近山西的地区，即怀庆府、彰德府发生，此后才在河南北部普遍爆发。

崇祯年间瘟疫大流行中，山东首次发生的瘟疫是崇祯八年（1635）的山海关瘟疫。崇祯十年（1637）再次发生瘟疫。之后一直到崇祯十二年（1639），才又发生大规模瘟疫。崇祯十二年（1639）到十五年（1642），历城、齐河、海丰、德州、泰安、青州和济南接连发生瘟疫。山东此次瘟疫，主要集中在山东西部地区，显示出与北直隶、河南瘟疫具有相当的关系。

《明史》重点记述了崇祯十三年（1640）至十六年（1643）北方地区的瘟疫流行，由此可以看出当时的惨状。"所在门庭昼掩，磷火夜青。又鱼台至南阳民之疫死者，淤积水涯，河不为流。"死的人太多了，白天家家户户都关着门，到了晚上，尸体发出的磷火，随处可见。有的地方把尸体直接扔在河里，堵塞了河道，河水阻塞。

与万历时期的瘟疫相比，崇祯时期的瘟疫发病更快，死亡率更高。比如在山西兴县，有发病一天便死亡者。"天行瘟疫，朝发夕死，至一夜之内，一家尽死子遗。"（康熙《辽州志》卷七《祥异》）在山西灵邱，死亡率超过了一半。而在北直隶大名府与河南阳武，地方志甚至记载死亡率达到了80%以上。"瘟疫传染，人死八九。"（《古今图书集成·职方典》卷一四八《大名府部纪事（三）》）"瘟疫大作，死者十九，灭绝者无数。"（康熙（阳武县志）卷八《灾祥志》）甚至有一户死绝，无人收殓的，比如在通州，"比屋传染，有阖家丧亡竟无收殓者。"（康熙《通州志》卷一一《灾祥》）在河南的商水县，最开始还用棺材装殓尸体，后来用草席裹尸，最后只能露天抛尸，漫天都是食腐的苍蝇。恐怖的氛围，弥漫在广大北方地区，甚至有"黄昏鬼行市上，或啸语人家"的谣言在普遍流传。

如果与万历年间瘟疫进行比较的话，崇祯年间的瘟疫具有新的特点。首先，瘟疫传染更快，死亡率更高，危害更大。"人死十之五六"，

"死者十九，灭绝者无数"，"十室九空，甚至户丁尽绝"之类记载，屡见不鲜。第二，蔓延地域更广，传播至陕西境内。第三，虽然与万历年间相似，山西仍然是瘟疫的原发地带，且是疫情的重点区域，尤其是大同和潞安，两个万历年间的重疫区仍然是瘟疫的多发中心地带，但很明显，其他地区的疫情也呈现加重的趋势，如河南瘟疫突然爆发，死亡率甚高，北直隶传染之烈，危害之巨，甚至超过了山西本地疫情。最后，崇祯年间的瘟疫种类，与万历时期有所不同，普遍流行的"探头瘟""瓜瓤瘟""羊毛瘟"，以及潞安瘟疫，都具有相似的症状，应属同一种瘟疫。

瘟疫种类与死亡数字

万历前期流行的瘟疫主要是"大头瘟"，在一些地区又被称作"大头风"。所谓"大头瘟"，主要症状是"肿脖""肿项"或"头项肿"，即头、脖子肿大。据顺治《潞安府志》记载："万历九年四月初一，郡城北门自阖。是岁大疫，肿项，善染。病者不敢问，死者不敢吊。"据康熙《武强县志》记载："万历十年春亢旱，瘟疫大作，人有肿脖者，三日即死，亲友不敢吊，吊遂传染，有灭绝其门者，号为大头瘟。"据乾隆《沁州志》记载："（万历）十四年大疫，头项肿，死亡相望。""大头瘟"在一些地方又被称为"大头风"。据康熙《沁州志》记载："万历十年，天疫流行，俗名大头风，有一家全没者。"明代著名医学家吴有性在《瘟疫论》一书中，记载了"大头瘟"的症状。"或时众人发颐，或时众人头面浮肿，俗名为大头瘟是也。"感染"大头瘟"者，有时会面颊变红，肩膀和背上长起肿胀斑点，像虾蟆一样，因此又被称为"虾蟆瘟"。明代医学家张介宾也指出："大头瘟者，以天行邪毒，客于三阳之经，所以憎寒发热，头目、颈项或咽喉俱肿，甚至腮面红赤，肩背斑肿，状如虾蟆，故又名为虾蟆瘟，大都此症多属风热，然亦有表里虚实之辨。"（《景岳全书》卷一三《大头瘟证治》）

他还指出由于咽喉肿痛，虾蟆瘟有时会导致声音嘶哑。

"喉痹瘟"是万历后期流行的一种瘟疫，发病很快，据乾隆《大同府志》，"一二日辄死"。而据万历《山西通志》的记载，太原府爆发的"喉痹瘟"，同样是"一二日辄死，死者无数"，治疗好的病人，"俱发斑疮退皮"。"喉痹瘟"感染率很高，"十家而八九，十人而六七"。

崇祯末年，除了潞安"腋下、股间生一核"的瘟疫在流行之外，其他地区还流行着其他瘟疫。北京流传着"疙瘩病"，又称"疙瘩瘟"。据（康熙）《通州志》记载："崇祯十六年癸未七月大疫，名曰疙瘩病，比屋传染，有阖家丧亡竟无收殓者。"据《古今图书集成》记载："十六年大疫，名曰'疙瘩病'，见则死，至有灭门者。"可见，"疙瘩瘟"是一种死亡率很高的瘟疫，甚至导致阖门俱灭。之所以有"疙瘩瘟"这个名字，明清之际的医学家徐树丕指出是由于得此病者，身体上都有血块凸起。邓海伦、张剑光指出这一时期，还普遍流行"瓜瓤瘟""探头瘟""羊毛瘟"。

关于晚明瘟疫造成的死亡人口，曹树基依据万历《新乐县志》"万历十年春夏大头瘟疫，民死者十分之四"的记载，进行了大体的估算，指出包括山西、河北、河南在内的华北，死亡人口超过了一千万。

事实上，虽然在地方志的记载中，万历瘟疫有很高的死亡比例，但在中央编纂的《明神宗实录》中，尽管并未记载死亡数字，可当时颇为平淡的记载，以及对救治成果的肯定，却反映出当时死亡率并不高。万历十五年（1587），北京"大头瘟"大规模爆发，明朝为此派遣太医，在全城范围之内散药救治。据礼部奏报，一万多患者领取了药品。据太医院委官御医张一龙等造册呈报，有十万余患者获得了诊治，瘟疫最终得到了有效控制。"疫渐消减，人遂安宁。"（《明神宗实录》卷一八七）因此，保守估计，万历十五年（1587）感染"大头瘟"的人数在十万以上。

与之相比，崇祯时期的瘟疫，要严重得多。清代王士雄甚至记载死了数百万。"崇祯十六年，有疙瘩瘟、羊毛瘟等疫，呼病即亡，不留片刻，八、九两月，死者数百万。"所记虽有夸张，但仍反映出崇祯瘟疫死亡率极高的特征。《崇祯实录》也指出，崇祯十六年（1643）爆发的瘟疫死亡率惊人，仅在北京，从二月到七月的半年间，"死亡日以万计"。（《崇祯实录》卷一六）作为官方实录，《崇祯实录》是依据奏疏、邸报编纂而成，较为客观与真实。事实上，瘟疫从崇祯六年（1633）就开始爆发了，在明朝灭亡之后，在全国范围内，仍在流传。大规模爆发的瘟疫，也直接影响了明朝京师的防卫，为李自成军队顺利攻破北京，提供了有利条件，清初成书的《明史纪事本末》，就指出由于"京营兵疫"的缘故，北京城的防卫被严重削弱了。

邓海伦认为"大头瘟"具有较强的传染性和较高的死亡率，死亡率为40%，但并不是鼠疫，原因是"大头瘟"虽然发生季节并不完全固定，但一般多在春季或者春、夏之交，这对于将腺鼠疫由鼠传染至人的最主要的传播者亚洲鼠蚤来说，实在是太热了。从"大头瘟"畏寒、发热，头、颈和咽喉肿的症状来看，可能属于脑积水性脑脊膜炎。

邓海伦指出"喉痹瘟"与潞安瘟疫相似，有突然吐血的症状，其他地区发生的名称多样的瘟疫——"疙瘩病""探头瘟""羊毛瘟"，也都有这一症状，从而倾向于将崇祯末年的瘟疫，定性为肺鼠疫。但另一方面，以上瘟疫都发生在春季，而肺鼠疫的流行季节是冬季，在季节上并不吻合。不仅如此，按照一般规律，鼠疫首先在鼠间爆发，接着才传播至人间，而在以上记载中，并未有死鼠的相关记述。因此，通过多方面的综合考察，邓海伦审慎地指出崇祯末年可能是肺鼠疫，并未得出终论。

与邓海伦的观点不同，曹树基认为万历、崇祯时期的瘟疫，都是鼠疫。鼠疫是由鼠疫菌所致的烈性传染病，传染性极强，病死率极高，对于人类社会造成的危害极大。公元6世纪、14世纪、19世纪发生的三次世界性瘟疫，都曾造成数千万乃至上亿人口的死亡，给世界历史带来了深刻影响。而这三次世界鼠疫大流行，都与中国有关。鼠疫与天花、霍乱一起，构成了三大烈性传染病。霍乱 19 世纪中叶才开始传入中国，天花死亡率在 20%—40% 之间。而在急性传染病中，以伤寒的死亡率最高，为 10%—47%。而晚明瘟疫的死亡率超过了一半，因此晚明瘟疫只能是鼠疫。

不仅如此，在曹树基看来，"大头瘟""疙瘩瘟""喉痹瘟"都符合鼠疫的症状。前二者符合腺鼠疫的症状，腺鼠疫的显著特征之一是淋巴结肿痛，虽然在腺鼠疫引起的淋巴肿大中，头、颈部位的淋巴腺肿大所占比例并不很大，但与其他部分的淋巴腺肿大相比，由于外露而特别引人注目。民国以来学者在研究云南鼠疫时，便将头或颈部淋巴腺肿大，作为第一位的参考标准。而崇祯末年的"疙瘩病"同样表现出淋巴结肿大的症状，也属于腺鼠疫。

至于"喉痹瘟"，曹树基的观点与邓海伦一致，认为属于肺鼠疫。"所谓的'喉痹'在临床上表现为气管及支气管黏膜极度充血，造成血管与淋巴管内皮细胞的损害及急性出血性、坏死性变化，并导致患者的迅速死亡，这是肺鼠疫的临床症状。其他疾病患者的死亡不可能有如此迅速。"

2003 年，浅川对曹树基的观点提出了质疑。他利用多种传统医学典籍，指出"大头瘟"可能对应现代四种传染病，鼠疫只是其中一种。事实上，"大头瘟"与鼠疫多不相符。"明清时期，大头瘟多能有效治疗，尤其在初发之时，普济消毒饮治之甚为有效。反之，普济消毒饮对鼠疫治疗则不然。"并认为地方志对于染病死亡人数，不过是泛述、虚饰之词，而官方史籍便不见相似记载。

2013 年，单联喆结合宋元以来中医理论，指出"大头瘟"与鼠疫有五项区别。一、在发病条件与流行方式上，"大头瘟"为时疫，与气候季节有明显关系，春夏多发，气候干旱，多地区同时流行；而鼠疫与季节无明显关系。二、在临床症状上，"大头瘟"患者发冷、头颈肿大、咽喉肿痛、精神恍惚。鼠疫分腺鼠疫、肺鼠疫和败血症鼠疫：腺鼠疫主要症状是发热、全身毒血症、急性淋巴结炎，表现为淋巴结肿大、红肿、疼痛；肺鼠疫可原发或继发于腺鼠疫，典型症状是高热、全身毒血症、咳嗽吐血，临终前患者全身皮肤呈现出紫黑色，故有"黑死病"之称；败血症鼠疫多继发于肺鼠疫或腺鼠疫，是最凶险的一种，发病快、高热、昏迷，进而引发感染性休克、皮肤出血。三、在病理机制上，中医认为"大头瘟"以热毒为主，鼠疫主要以热毒血瘀致病。四、在治疗方法上，"大头瘟"不离三阳之法，以解表发汗、清热解毒为主，李杲的普济消毒饮是治疗"大头瘟"的名方；鼠疫的治疗方法则以活血解毒养阴为主。五、在死亡率上，二者的死亡率都很高，"大头瘟""不速救，死十之八九"。"古代疫病死亡率不可与现代等同看待，由于民众缺乏隔离意识，地方缺医少药，没有国家医疗介入，更重要的是灾荒饥馁引起身体免疫力很低，现代《传染病防治法》所讲的普通乙类传染病在古代的死亡率是很高的。"因此，在单联喆看来，"大头瘟"并不一定就是鼠疫，但也并非脑积水性脑脊膜炎，因为脑积水主要表现为神经系统的症状，对应于中医中所讲的"痓瘟"，而非头颈红肿的热毒症状，而"大头瘟"事实上是中医所讲的颜面丹毒。

同样，单联喆从三方面展开分析，也不认为"喉痹瘟"是肺鼠疫。一、在症状描述上，"喉痹瘟"的症状是咽喉肿痛闭塞，但并没有淋巴结肿大、咳嗽咯血等鼠疫特征。二、在发病条件上，当时的旱灾容易造成呼吸道疾病，机体津液匮乏，加上饥饿导致的免疫力减弱，容易导致白喉的发生。白喉也是致死率很高的疾病，尤其喉白喉会引起窒息，在古代往往来不及救治。三、在流行特征上，鼠疫呈现由疫源地向周边传播，万历年间交通不太便利，不大可能一个月中在全省三个府区同时爆发，所谓"时疫"才会出现这种情况。虽然已有研究认为白喉是清代才开始传入中国，但中国明清地方志经常记载的这种传染性强、死亡率高、儿童易感的疫病，均符合白喉的流行特征，因此，

"喉痹瘟"应为白喉。

　　值得注意的是，明代医学家张介宾认为"喉痹瘟"与"大头瘟"属于同种疾病，只是症状轻重有所差异。"瘟毒喉痹，乃天行瘟疫之气，其证则咽痛、项肿，甚有颈、面、头、项俱肿者，北方尤多，此病俗人呼为虾蟆瘟，又名鸬鹚瘟，亦名大头瘟。此湿热壅盛，最凶之候。"（《景岳全书》卷二八《论治》）清代医学家周扬俊也认为"喉痹瘟"与"虾蟆瘟"属于同一种瘟疫。"所称虾蟆瘟者，喉痹失音，颈筋大者是也。""所称虾蟆瘟者，腹非不病也，特痹于喉耳。"这种瘟疫又叫"捻头瘟""鸬鹚瘟"。"捻头瘟者，喉痹失音，颈大腹胀，如虾蟆者是也。"（《湿热暑疫全书》卷四《大头瘟》）清代医学家雷丰描述了鸬鹚瘟的症状。"两腮肿胀，憎寒恶热者，为鸬鹚瘟。"（《时病论》卷八《温疫不同论》）

"大头瘟"的判定与诊治

　　最早命名、治疗"大头瘟"的医学家，是金元时期的李杲。在《东垣试效方》一书中，李杲记载最晚在金代，民间已经流传有"大头天行"的症名。泰和二年（1202）四月，"（济源）民多疫病，初觉憎寒体重，次传头面肿甚，目不能开，上喘，咽喉不利，舌干口燥，俗云大头天行，亲戚不相访问，如染之，多不救。"随着"大头瘟"医治经验的长期积累，到了明代，"大头瘟"治疗已经较为成熟。明代医学家龚廷贤曾在万历十四年（1586），客居开封的时候，救治过"大头瘟"，并记载了"大头瘟"的流行季节是在春夏之季。"此乃冬应寒而反热，人受不正之气，至春发为瘟疫，至夏发为热病，名曰大头瘟，大热之症也。"晚明医学家王肯堂指出"大头瘟"发作起来，十分严重，"其毒最酷急"。明代医学家周扬俊指出"大头瘟"会造成极高的死亡率，"十死八九"。清代医学家沈金鳌、林佩琴也都持相同的观点。虽然"大头瘟"与其他瘟疫在症状上类似，但由于症状明显，因此传统中医很少将其与其他瘟疫混淆。"惟疙瘩瘟之阖门暴发、暴死，大头瘟之骤涨热蒸，秽气遍充，不敢妄加名目也。"（《张氏医通》卷二《伤寒》）因此，传统医学对于大头瘟的判断，以及现代中医对于"大头瘟"的种类判定，应该也是基本可以确认的。

而通过《明神宗实录》的记载，也可以看出"大头瘟"作为一种传统的传染病，在已有较为成熟的诊疗方式下，已经是可以控制的一种瘟疫。

清末《鼠疫抉微》一书，集中体现了清末传统医学在借鉴现代鼠疫诊疗观念的基础上，对鼠疫全面系统的认知。该书对于中国古代瘟疫是否鼠疫的判定，就很有代表性。在《辨症浅说》一节中，余德壎指出至迟在清末，鼠疫有一个专门的传统名称——"核瘟"。之所以叫"核瘟"，是因为"是症之必见结核也"。结核的位置是在腋下或股间。鼠疫之所以会形成结核，余德壎指出："盖疫毒恶血，凝结成核，核痛甚剧。审是，则鼠疫之必夹核，核瘟之必夹瘀，益明矣。"余德壎指出在判断瘟疫是否属于鼠疫时，十分简单，那就是看它是否符合两项标准中的一项。"总之，有鼠无鼠，有核无核，界限分明。"即一是鉴于鼠疫首先在鼠间传播，因此是否发现死鼠是鼠疫的一项标准；二是鉴于鼠疫都会导致淋巴结肿痛而结核，因此结核是鼠疫的另一项标准。如果符合其中一项标准，便可以确定是鼠疫。"二者苟得其一，便是鼠疫之据。"余德壎之所以认为符合其中一项标准，便可确定是鼠疫，是因为鼠疫在发生时，有可能仅出现其中一项现象，或者虽有死鼠发现，但人类感染者尚未来得及结核——"然亦有鼠疫而核未即发现者"。或者人类感染者已经结核，但由于种种原因，死鼠尚未暴露出来——"核瘟而未即见死鼠者"。相应，如果不符合其中任何一项标准，那便应谨慎判定，以免误诊。"倘使医者不问病家之有无死鼠，不问病人之有无结核，辨证不得，其要必致非鼠疫，而误指其为鼠疫，是鼠疫而不知其为鼠疫，贻误良非鲜浅。"

崇祯末年的鼠疫

鼠疫是世界历史上传播最烈、致死率最高、影响最大的瘟疫。崇祯末年，包括"疙瘩瘟""瓜瓤瘟""探头瘟""羊毛瘟"与潞安瘟疫在内的众多瘟疫，都是鼠疫。明清医学家对于疙瘩瘟症状有详细记述。吴有性在《瘟疫论》中记载了疙瘩瘟的症状："或时众人瘿痎，俗名为疙瘩瘟是也。"清刘尚友著《定思小记》，记载："夏秋大疫，人偶生一赘肉隆起，数刻立死，谓之疙瘩瘟。都人患此者十四五。至春间又有呕血病，亦半日死，或一家数人并死。"周扬俊与雷丰对于疙瘩瘟的症状描述更为细致。"所称疙瘩瘟者，遍身红肿，发块如瘤者是也。""疙瘩瘟者，发块如瘤，遍身流走，且发夕死者是也。"（《湿热暑疫全书》卷四《疙瘩瘟》）"发块如瘤，遍身流走者，为疙瘩瘟。"（《时病论》卷八《温疫不同论》）从症状上看，疙瘩瘟与潞安瘟疫较为相似，所谓"发块如瘤"，是"核"的另一种描述形式。周扬俊也指出疙瘩瘟症状外露，与其他瘟疫有所不同。"所称疙瘩瘟者，内非不病也，特现于外耳。"（《湿热暑疫全书》卷四《疙瘩瘟》）因此潞安瘟疫、"疙瘩瘟"都是肺鼠疫。

清代医学家胡介祉著有《茨村咏史新乐府》一书，记载崇祯十六年（1643）还有西瓜瘟、探头瘟等瘟疫种类。"自后遂有疙瘩瘟、西瓜瘟、探头瘟等症，死亡不可胜计。""西瓜瘟"又名"瓜瓤瘟"，之所以有这个称谓，徐树丕指出，是因为"其人吐血一口，如西瓜状，立刻死"。（《识小录》卷四《甲申奇变》）瓜瓤瘟、探头瘟在症状上与潞安瘟疫相似，都有突然吐血的症状。《瘟疫论》指出："或时众人疟痢，或为痹气，或为痘疮，或为斑疹，或为疮疥疔肿，或时众人目赤肿痛，或时众人呕血暴下，俗名为瓜瓤瘟、探头瘟是也。"清代医学家周扬俊也指出："瓜瓤瘟者，胸高胁起，呕血如汁者是也。"（《湿热暑疫全书》卷四《瓜瓤瘟》）雷丰同样指出："胸高胁起，呕汁如血者，

为瓜瓤瘟。"（《时病论》卷八《温疫不同论》）

羊毛瘟与疙瘩瘟的症状一同出现，二者之间应该存在一定关系。羊毛瘟患者身上会长出来像羊毛一样的白毛，因此叫"羊毛瘟"。清代医学家郭志邃指出"此症胸前生羊毛数茎"。（《痧胀玉衡书》后卷《羊毛瘟痧》）但这并非是说皮肤上直接长毛，而是皮肤上长斑，将斑挑开，可以看到白毛。清代医学家魏之琇指出："其前后心间，有黑点数十如疙蚤斑，知为羊毛瘟也。用小针于黑处一挖，即出羊毛一茎。凡取数百茎乃少安。"（《续名医类案》卷三《疫》）。王士雄也指出："羊毛瘟者，病人心前背后，有黑点如虼蚤斑者是也。以小鍼于黑处挑之，即有毛出，须挑枚净尽乃愈。"由于"羊毛瘟"发病极快、死亡率高，于是逐渐演绎、附会出很多十分神奇的传说，但其实都并不是"羊毛瘟"之名的来源。清初吴伟业在《绥寇纪略》中记载到，传说在河北有一个小孩，看到人之后，身上就会长出白毛，如果有人追他，他就会跑到一个废弃的棺材中，打开棺材，白毛飞向天空，几乎布满整个天际。接下来，羊毛瘟就开始产生。后来，羊毛瘟逐渐传播到江南地区，老百姓之间流传着这样的劝诫，不能吃茄子，否则就会得羊毛瘟。有人不信，把茄子从中间断开，里面果然有羊毛。

瓜瓤瘟、探头瘟、羊毛瘟都有突然吐血的症状，"吐淡血而即死""呕血暴下""呕血如汁"，近似于鼠疫。而且"胸高肋起"的症状，反映出肺部出了问题，应该是肺鼠疫。而根据清代医学家王士雄在《温热经纬》一书中的观点，以上三种瘟疫可以确认为鼠疫：

> 曩崇祯十六年，自八月至十月，京城大疫，猝然而死，医祷不及。后有外省人员到京，能识此证，看膝弯后有筋肿起，紫色无救，红色速刺，出血可无患，以此救活多人，病亦渐息，是亦医者所当知也。盖血出则疫毒外泄，故得生也。

这条记载十分重要，直接指出了崇祯末年的瘟疫有两项重要症状，一项是"膝弯后有筋肿起"，另一项是皮肤呈现紫色。前者是股间结核的反映，而后者属于典型的黑死病症状。王士雄在另外一本名为《随息居重订霍乱论》的书中，也记载了相似的症状。"崇祯十六年，有疙瘩瘟、羊毛瘟等疫，呼病即亡，不留片刻，八、九两月，死者数百万。十月间，有闽人晓解病由，看膝弯后有筋突起，紫色无救，红则速刺，出血可活。至霜雪渐繁，势始渐杀。"（《随息居重订霍乱论》卷二《法治篇·刺法》）

不仅如此，虽然崇祯年间的羊毛瘟并未记载有死鼠现象，但清代道光年间，昆明发生羊毛瘟时，伴随着死鼠出现的现象，却可以作为旁证。永平知县桂馥记载道："甲子秋冬之际，昆明疫气大作，死者无数，鼠先人死。病人皮肤中生羊毛，蔬果亦生之，俗名羊子，即吴梅村《绥寇纪略》所谓羊毛瘟也。"（《未谷诗集》卷四《天灯》）许起也记载道："嘉庆甲子秋冬之际，昆明疫气大作，死者无数。鼠先人死，病人皮肤中生羊毛，蔬果亦生之，俗名羊子，即所谓羊毛瘟也。"当时流传着描写这一现象的诗句，同样反映了瘟疫先在鼠间爆发，而后蔓延至人间的现象。"当时有诗云：羊毛着物能生死，鼠鬼随人有后先之句。"（《珊瑚舌雕谈初笔》卷七《羊毛痧》）

此外，以上瘟疫发病极快，死亡率高，被认为是中国古代最酷烈的瘟疫。吴有性指出："至于瓜瓤瘟、疙瘩瘟，缓者朝发夕死，急者顷刻而亡，此又诸疫之最重者，幸而几百年来罕有之证，不可以常疫并论也。"（《瘟疫论》卷二下《杂气论》）相对于万历年间流行的"大头瘟"，具有压倒性的区别，可见二者并非同一种瘟疫。

综合以上症状来看，崇祯年间流行的瘟疫，是所有瘟疫之中，最为酷烈的肺鼠疫。

救治

瘟疫爆发后，晚明国家也采取了救治措施。不过，与中国古代国家在救荒中措施多力度大不同，由于中国古代医疗条件有限，瘟疫防治知识有所局限，在瘟疫救治中，官方发挥的作用较为有限。即使以首善之区的北京而言，晚明国家的救治力度也十分有限，主要是通过散药救治的方式。为保障民众的医疗，明朝延续宋元制度，设有惠民药局，惠民药局在瘟疫爆发时，成为收治患者、发放医药的核心机构。

对于万历年间北京的瘟疫救治，《明神宗实录》有多处记载。万历十年（1582）四月，顺天府奏报瘟疫流行，在内阁大臣张居正主持之下，明朝命令太医院，向感染瘟疫的民众施舍药物。万历十五年（1587）五月，内阁大臣申时行等鉴于瘟疫流行，请求派遣太医携带药物到惠民药局，治疗患者。而在发放医药的同时，万历朝廷有时还发放银两，进行赈济。在万历十年（1582）的瘟疫流行中，京军也未能幸免，为了救助士兵，明朝发放了 3,000 两白银，进行赈济。而在万历十五年（1587）的瘟疫中，明朝也给感染瘟疫的民众每家发放银 6分、钱 10 文。

明朝的瘟疫救治发挥了一定作用。万历十五年（1587）六月，礼部在奏疏中，指出接受指令之后，就开始在全京城散发药品，赈济百姓。太医院充分肯定了此次散药治疗的作用，"贫民得生"。

在地方上，朝廷也将瘟疫救治作为荒政措施的一环。万历二十二年（1594），光禄寺少卿兼河南道御史钟化民，接受万历朝廷的命令，前往河南赈饥，其中一项内容便是救治灾荒之后发生的瘟疫。"大荒之后，必有大疫，则施医药以疗之。"（《明神宗实录》卷二七七）不过，与北京相比，地方官府对于瘟疫的救治力度，限于财力与医疗水平，打了很大折扣。明朝虽然在全国各地普遍设置惠民药局，但却逐渐荒废，甚至作为陪都的南京，惠民药局也逐渐废止，在万历瘟疫之中，才重新复建。万历三十七年（1609），贵州巡抚郭子章称对于当地爆发的瘟疫无能为力。"黎平大疫二月，城内死六百人，兴黄、新龙之间，十室九死，臣不能药。"（《明神宗实录》卷三七四）而瘟疫发生之后，明朝有时候出于财政考虑，甚至并未采取减免赋税的做法。

而在瘟疫更为严重的崇祯时期，在《崇祯实录》中，虽然只出现了一次国家救治瘟疫的记载，但力度要比万历时期大很多。崇祯十六年（1643）七月，朝廷发下数千两白银，命太医院治疗病人；又出资 2 万两白银，用于收殓尸体。

值得注意的是，鉴于死亡人数甚多，"死亡昼夜相继，阖城惊悼"，崇祯十四年（1641）六月，明朝命当时官方道教正一教的教主张应京，为亡魂举行了集体超度仪式。（《崇祯实录》卷一四）瘟疫被视为灾异，为了挽回所谓的天意，崇祯朝廷采取了缓和社会矛盾的措施，释放罪行较轻的罪犯。

在瘟疫救治中，各地医生在第一线，发挥了直接作用。万历十四年（1586），龚廷贤客居开封时，发明了秘方"二圣救苦丸"，用于治疗"大头瘟"，效果很好。"一服即汗，一汗即愈，真仙方也。"

官方对瘟疫救治十分重视，但限于财政力量与医疗水平，救治力度有限，瘟疫爆发起来，民众在相当程度上，只能听天由命。瘟疫的恐怖、无助的心态，使民众在未知的不安中，形成了盲从的群体意识，且形成了期待神灵救助的心理。比如崇祯十七年（1644），在"瓜瓢瘟"流行的恐怖氛围中，当地流行巡游瘟神的宗教活动，不仅在繁华的街市举行盛大游行，场面甚至超过欢迎省级官员的总督、巡抚；而且斥巨资请来戏班，日夜用歌舞的形式祭祀神灵；甚至地方官也参与其中，向瘟神叩拜行礼。这种群体活动，不仅无助于消除瘟疫，反而耗费了大量资金，减少了救助的资金。而群体聚集活动，无疑进一步加剧了瘟疫的传播与爆发。

二

大变局前夜的新瘟疫：
嘉道之际霍乱大流行

余新忠　徐　旺

嘉庆二十五年（1820），似乎是中国漫长的王朝史上说不上有多特别的一年，不过事后看来，这个开局之年，则开启了在中国历史上留下深刻印记的新时代。这一年的夏末（9月1日，本文括号内的日期均为公历）当朝皇帝颙琰在热河突发疾病，于翌日去世，又二日，清宣宗旻宁顺利继承大统，成为清入关后的第6位君主，年号道光。在接下来迎接道光时代来临的日子，上天似乎颇为给力，全国大部分地区风调雨顺，丰乐祥和，显现出一派岁月静好的景象。然而不曾料想到的是，一场该朝历史上从未有过的大瘟疫却悄然登场。在此后的数年中，这一据称自闽广地区由海路传入的疫病，迅速在江南地区蔓延，并继续向西、向北流传，酿成了一场几乎波及大半个中国的大灾难。真性霍乱在中国长达一个多世纪的周期性流行序幕就此拉开。

背景

作为具有较强流行性的传染病——瘟疫古已有之，在清朝更为常见，平均起来差不多两三年就有一次瘟疫发生。不过人常言："大灾之后，必有大疫。""大病之后，必有大疫。"这些灾祸实与当时无关，当时整体上社会稳定，民情祥怡。人们实在很难预料到一场巨大的灾难已经悄然在海外酝酿并日趋逼近。显然，当时的人们大概也不太会意识到，随着国际贸易的快速发展和海外交往的日趋增多，中国已渐渐成为世界体系的一部分。

1817 年，远在南亚次大陆的加尔各答腹地爆发了一场严重的霍乱。在印度，霍乱是一种古老的地方性传染病，长期在恒河流域流行，只是在此前一直未引起世界的特别关注。何以这一地方病在 1817 年时忽然变得空前严重，迄今仍是一个有待探讨的问题。

当时，离一般所谓的近代开埠虽然还有些时日，但在中国沿海，"舳舻相衔，帆樯比栉"，颇有一派繁荣景象。今人一直以来抱有清朝实行闭关锁国政策的观念，对清前期海外贸易与海上交往多有忽视。然而近一二十年的研究越来越多地揭示，清前期的海外交往较宋明时期已有较大的发展。特别是乾隆中期以来，对外贸易额呈持续增长态势。以主要外贸口岸的粤海关为例，乾隆二十三年至三十二年（1758—1767）的贸易总值为 288,045,650 两，乾隆五十八年至嘉庆二年（1788—1797）增加到 512,903,300 两，嘉庆二十三年至道光七年（1818—1827）又增加到 721,050,150 两，分别比第一个十年增加了 1.78 和 2.59 倍（黄启臣根据梁廷楠《粤海关志》卷 10 的数字计算而得）。海关货物无疑多是通过海上运输的，进入 19 世纪，尽管中国的远洋帆船航运业已出现衰败之势，但外国来华船只则明显增加。根据樊百川等人的研究，乾隆中期，平均每年 28.9 艘，而到嘉庆二十三年（1818），仅英国进入广州的东印度公司船和散商船就达 54 艘。可见，随着海外贸易特别是英国通过东印度公司对外贸易的增长，中国沿海与印度以及东南亚之间的联系加强了。不仅如此，"清代的国内帆船航运业，特别是沿海的帆船航运业，在 19 世纪中叶以前长达一百余年的时间内，一直维持着持续发展的趋势。"长江、大运河等内河航运亦长期繁荣。据估计，鸦片战争以前，中国沿海商船总数约在 9,000—10,000 艘之间，总吨位在 150 万吨左右。其中江南地区的上海港，每年的进出船只不下 300 万吨（包括内河航运），已发展为全国第一大港。另外宁波港也相当繁忙，1840 年前，每年来往海船约有一千数百艘。

从表面上看，这些现象之间并没有什么直接的关联，然而嘉道之际这场突如其来的大疫却使它们的联系得以呈现。英国的殖民统治以及气候突然变化使得印度的霍乱变得空前严重：英国殖民统治下更密集的耕种滋养了霍乱弧菌；这段时期活火山的运动扰乱了全球的气温形态，促进了霍乱在印度的大流行。并且，借助当时日渐频繁的海上交往，霍乱快速突破原有流行区域来到了中国，并借由中国近海乃至内陆繁忙的交通首先在中国沿海进而在内地迅速蔓延。

古已有之抑或外源性新疫？

这场即将到来的大疫，我们一般称之为霍乱，是中国第一次真性霍乱大流行。现代医学中，霍乱（cholera）是指由霍乱弧菌引起的急性肠道传染病，主要通过被含有该细菌的人类粪便污染的水和食物进行传播，临床症状为剧烈水泻、呕吐及肌肉抽搐等。严重的腹泻会造成脱水及电解质失衡，继而导致眼窝凹陷、皮肤湿冷缺乏弹性、手脚出现皱纹等，若抢救不及时或不得当，患者可于发病后数小时至十多个小时内死亡，是一种致命性极强的疾病。霍乱弧菌包括古典型（classical biotype）和埃尔托型（El Tor biotype）两种生物型。由古典生物型霍乱弧菌引起的疾病称为霍乱（真性霍乱），由埃尔托生物型霍乱弧菌引起的疾病称为副霍乱（paracholera）。20 世纪 60 年代，国际上已将这两种生物型引起的疾病统称为霍乱。

不过，"霍乱"在中国的文献中并不是一个新病，早在《黄帝素问》中就有"土郁之发，民病霍乱"和"太阴所至，为中满，霍乱吐下"等记载。明代的张景岳则注释说："挥霍撩乱，上吐下泻。"另外，文献中又有干霍乱的称呼，主要用来指称霍乱中症状严重紧急的病症："更有吐泻无物，亦有上下关闭，竟不吐泻者，为干霍乱。惟心腹绞痛，令人立毙"。（周扬俊：《温热暑疫全书》卷3）

这类疾病在传统的典籍中非常常见，一些医书还将其作为一个疾病的门类，不过这类疾病似乎与今天我们熟知的作为烈性传染病之一的霍乱不太一样，文献中几乎没有论及其传染性。今人一般认为，嘉庆二十五年之前，中国所谓的霍乱是指多发于夏秋二季的急性胃肠炎或细菌性食物中毒。而现代医学所指的由霍乱弧菌引起的烈性传染病，系嘉庆二十五年时从印度由海路传入。这样的说法并非没有疑问，争议的焦点主要集中在以下两个方面：一是这场大疫之霍乱与中国旧有的霍乱相较，究竟是一种新的疾病，还是原本就有的霍乱的一种变形；二是这是不是真性霍乱的首度传入中国。

关于前者，从疫病发生后不久，就开始存在争议。比如当时的温病大家王士雄，将其研究这一疫病的著作名之为《霍乱论》，认为嘉庆季年出现的所谓新疾病（民间常称之为"吊脚痧""麻脚痧""瘪螺痧"）不过是霍乱的变种"霍乱转筋"。而稍后另一位医学家徐子默则不同意这一说法，认为吊脚痧并非霍乱。另外，根据程恺礼的研究，雒魏林（Lockhart，1862）、德贞（Dudgeon，1872）和汤姆森（Thomson，1890）等当时在中国的西方医学传教士也认为是同一种疾病，他们在仔细阅读资料后，认为"霍乱"确实是霍乱，而且它自"古早"即存在于中国。"对他们来说，在医学古籍中关于这个疾病的临床描述是莫大的确证，即使没有提到这种疾病的传染本质。他们坚持说，霍乱真正的性质可以进一步由中医明显的关心得到证明，他们自古代就对这个疾病开出许多处方并建议治疗的方法。这些治疗法如果不很有用（通常和他们自己的疗法相似），至少值得更深入的考察。"

那么，它究竟和传统所谓的霍乱究竟是不是同一种疾病呢？最终的确认恐怕还待医学界进一步深入探究。就我们已有的认识来看，它们应该不是同一种疾病。上述西方医学传教士所指出的两条理由——古代医籍对霍乱症状的重视和记载以及治法类似，其实并不足以说明问题，古代医籍虽然对霍乱多有记载，但显然有两点与真霍乱不符，一是它的传染性不明显，二是伴有腹痛。至于说治法类似，这并不奇怪，当时一些明确指出吊脚痧为一种新疾病的医生所提出的治法也与传统治法类似。就是现代医学，对这两种疾病的治疗所用的药物也基本一致。至于中国医生的认识，根据陈方之对王士雄《霍乱论》所列医案的研究，王所经验的 48 例，其中有 38 例陈认为是真霍乱，其他 10 例见腹痛者，王自己也断为非霍乱证。这就是说，虽然王对吊脚痧与霍乱在名称上不加分别，但它在实际临床治疗中所指的霍乱其实就是真霍乱。王以后一些医生认为它并不是一种新疾病，显然与中国遵经法古的传统有关，诸如莫枚士这样的泥古遵经人士的意见并不完全足以为据。何况，从大历史观来看，确认一种疾病过去是否存在，不应仅仅拘泥于个别症状的比较和确认，特别是像霍乱这种危害重大的传染病，更需要将其置于广阔的历史背景中，从某一地区自然社会环境状况和社会反应等多方面加以综合考察。从之前文献中并无有关霍乱大流行的记载而此后却记载不断这一点来看，两者应该不是一种疫病。

关于第二个争议焦点，著名的医史学家范行准根据涂绅《百代医宗》中的有关嘉靖甲子（1564）的记载，指出真性霍乱"在十六世纪中，已由海舶或从印度、安南等处传入"。对此，单丽通过更多相关史料的搜集和分析，认为这种说法并不成立。西蒙斯（D. B. Simmons）则认为真霍乱第一次造访中国是在 1669 年，由马六甲经海传来，第二次则在 1769 年，由南亚传入。不过，程恺礼（Kerrie L. MacPherson）

认为西蒙斯的证据并不充足，然而对西蒙斯所说的第二次传入，倒有一则医籍中的资料与此有关，一位称为觉因的道人在咸丰元年（1851）仲秋记载：

> 乾隆年间，黔中人多感异症。病发则立死。方书不载治法。有人于丹平山得神授奇方，分四十九痧，全活甚众。后此方传至关中，以治诸怪异急症。无不奇验。道光壬午（二年，1822）年，粤东奇症，多有相似者，偶得此方试之立效。当经刊布。今岁夏秋之间，浙中时疫俗名吊脚痧，亦颇类此。爰急重梓，以广流传。

在这段话中，道光二年的奇症和咸丰元年名之曰吊脚痧的时疫显系真霍乱，因此乾隆年间贵州的异症从文意上看，应该也有真霍乱的可能，而且贵州离南亚和东南亚较近，真霍乱也有可能自这些地区从陆路传入。但是在缺乏证据的情况下，贸然如此推论，显然也存在巨大的风险，何况我们不清楚文献中所说的"异症"究竟症状如何。单丽较近的研究也对此进行了分析，认为两者不见得是同一种疾病，更可能是"鼠疫"。由此可见，这次大疫之前，古典型真性霍乱已经传入中国的可能性其实并不大，即便退一步说，已经有零星出现，那也由于缺乏适宜的条件并没有造成大范围的流行甚至自生自灭了。

就此，可以说，嘉庆末登场的真性霍乱大流行，对于当时的中国来说，无疑是一场外源性新疫病。

疫情

对于这次疫情的起源，美国医学传教士西蒙斯在一篇专论中这样写道：

这一特殊的流行病发源于印度斯坦的东岸，从那里它在英缅战争中被英国军队带到缅甸，然后由曼谷至广州。

1842年，米尔恩教士（Rev. W. C. Milne）受英国陆军及海军当局之托，调查亚洲霍乱是否曾经造访过中国。他通过采访宁波一位著名的针灸医生，生动记录了1820年霍乱疫情的传播路线。在这名张姓医生的记忆中，一艘来自暹罗（泰国）的帆船将霍乱带到了中国东南沿海，并在此处借助内河及海洋航运蔓延至江浙地区：

> 这一严重的霍乱在当朝皇帝第一年（1820）的第三个月首先爆发，它是由一艘福建帆船由暹罗带回福建，从那一省它移动到广州，然后由那里进入江西和浙江，向北直到直隶，不过，在那里它并未造成广泛的破坏。据说江西和浙江两省受到最严重的肆虐。

虽然我们不能从上述两则叙述性的史料中获得一些确切的信息，也无法肯定疫情的传入时间与爆发源头，这些记载却为我们简单勾勒出了霍乱借助当时日渐频繁的海上交往快速突破原有流行区域来到中国，并借由中国近海乃至内陆繁忙的交通首先在中国沿海，进而在内地迅速蔓延的可能性。或许谁也不曾想到，在某个寂静的港口中停泊的一艘商船，会在接下来的几年时间内在清帝国的内部掀起一场惊涛骇浪。

对这次大疫传入和流传的情况，已有不少研究者根据各自掌握的材料做了探索。其中程恺礼曾主要根据井村哮全从地方志中搜集的防疫资料，制成"1820—1822年全国霍乱流行图"，虽然资料并不完整，但可以让我们对这场大疫在全国的流行情况有一个大体而直观的印象。

从下图可以看到，这场大疫主要分布在东部沿海地带，同时在黄河流域、长江流域和运河沿线流行。

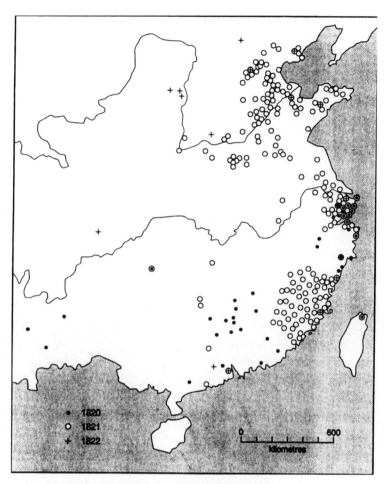

1820—1822 年全国霍乱流行图

瘟疫首先从广东登陆，据光绪《海阳县志》记述，嘉庆二十五年的春夏时节，广东潮州府海阳县即有霍乱流布：

> 六七月间各处有瘟疫传染之症，先是二三月时有老人贴药与街路牌坊间，谓可治疫，大约用贯众、苍术、大黄等物。其近海滨一带最剧，其症之初起云自暹罗海船来，据此则先几之言多不可忽。

综合现存的相关资料可见，霍乱于 1820 年除了侵入广州、澳门等珠江口地区外，同时也侵入潮汕地区的澄海、海阳、揭阳等地，造成严重流行。这应该源于当地与海外的密切商业往来。此地向来缺粮。"本省虽系产米，所出之米不敷民食为数匪少，殊有乏食之虞。""本地所产之米，即中稔之年，仍不敷本省之食。"故常需从外省和泰国、越南运米接济。广州是对外交往的重要门户，潮汕地区人多地少，粮食匮乏，不仅需要输入粮食而且还有大量的人口前往泰国等地谋生，因而与珠江口地区同时成为霍乱最早的传入地和易被海外流行波及的地区。根据李永宸、赖文的研究，海运大港是霍乱流行集中之地，依次为：以广州、澳门、香港为代表的珠江口地区，以澄海为代表的汕头地区，以琼山为代表的海口港地区，及以合浦为代表的北海港地区。

至当年秋冬两季，与粤北接壤的湖南、江西、福建南部府县接连出现疫情，大有区域爆发的特性。同时，霍乱还在江浙等沿海登陆，在当年的秋天，宁波府的鄞县、慈溪、定海和象山，太仓州的镇洋、嘉定，松江府所属各县以及苏州府的昆山、新阳等地开始出现流行。此外，山东青州府、河南陕州等内河航运沿线也有零星疫情的流行。

第二年，即道光元年，入夏后，疫情卷土重来，并迅速蔓延，进入高峰。先是福建近乎全省霍乱流行，涉及福州府、泉州府、建宁府、兴化府、漳州府等处，进而，同期的浙江、江苏两省再次大规模爆发，史书记载：

> 道光辛巳六七月间，江浙大疫，初起足麻不能伸，名为脚麻痧又名吊脚痧，患此者或吐或泻，骤如霍乱，甚至顷刻殒命者，日数人。[①]

不仅如此，该年山东、直隶地区霍乱疫情也极为严重，地方志中广泛出现了对霍乱流行及其高致死率的描述。当年山东的霍乱首先在济南府、武定府流行后，由陆路传至东三府（青州府、登州府、莱州

---

① 费善庆：《垂虹识小录》卷7，《中国地方志集成·江苏府县志辑》，南京：江苏古籍出版社，1991年，第23本，第477页。

府），而后借助运河及陆路双重渠道传至河北，继而在七月中开始在北京肆虐并向东北作线状传播。另外，霍乱向内陆转移的趋势愈加明显，受江淮、直隶疫情影响，河南、山西乃至陕西多地均出现了较严重的霍乱流行。道光二年，霍乱强度相对减弱，但并未完全结束，南方沿海地区依然较为严重，即便到了道光三、四两年，各地仍有时疫散发。

这次瘟疫的传播，大致由广东、福建通过海上交通北上，首先到达宁波和上海沿着运河、长江和黄河等的交通线，迅速向北蔓延，几乎传遍了大半个中国。为更细致地观察这一疫情传播情况，我们不妨以疫情相对严重的江南地区为例，来作一说明。

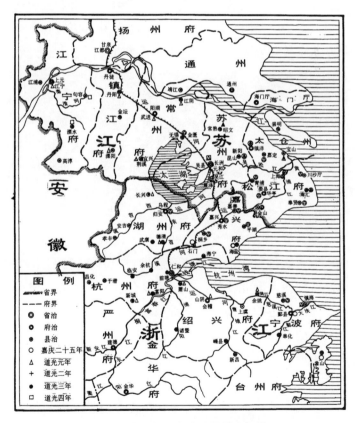

1820—1824 年江南地区霍乱流行图

由上图可见，霍乱病菌在广东和福建登陆并继续北上，于嘉庆二十五年（1820）在宁波和上海同时登陆，然后各自沿交通线向内地传播。在宁波，嘉庆季年，霍乱弧菌首先在定海、象山、慈溪和鄞县四地出现，定海为孤立岛屿，象山与其它地区也有较多屏障，在这两地，疫情基本各自独立发生，在定海，病菌上岸后，在该地停留了三年，而象山之疫病从石浦港出现后不久就停止了流行。在慈溪和鄞县两地，疫情可能同时出现，也可能在其中的一地上岸，波及另一地，不过从慈溪没有比较重要的海港这一点来看，很有可能由鄞县传至慈溪。但是鄞县的疫情在第二年并没有重新发作，而慈溪的疫情却更加严重，并向东波及镇海，向西沿姚江传至余姚，再由余姚沿浙东运河向西渐次延及上虞、会稽、山阴、萧山，然后可能由萧山传布到杭州，从杭州经钱塘江水系传至富阳和新城，也有可能直接由萧山通过钱塘江水系波及富阳和新城。

在松太地区，病菌首先在当时国内最大的港口上海登陆，利用当地便利的水陆交通线向北、西、南三个方向蔓延，向西传至青浦、华亭等地，西北方向传入嘉定、镇洋、昆山、新阳等地（唯紧邻上海的宝山似乎幸免于难），并跳跃式地延及无锡和金匮，向南则流传到川沙、南汇、奉贤、娄县、金山等县，并于初冬开始在嘉兴全府及湖州的乌程和归安流行。

第二年夏，瘟疫在以上地区重新发作，同时地处染疫诸县包围之中的宝山未能再次逃过此劫。并继续通过长江、运河、太湖等水路及陆路交通路线向西、向北流传，苏州府属各县无一幸免，其他运河和长江沿线、太湖周边的各县也基本都被波及。到这一年初冬，疫情基本结束，此后的二三年中，只有少数地区仍有零星流行。

这次大疫前后延续五年，波及江南所有十府一州的50余个县，是清代江南持续时间较长、影响最为广泛的一次瘟疫。疫情基本以近程传播的方式向外扩散，疫区大多集中在沿海及内地一些重要交通线上或周围，浙西西部、浙东南部、宁镇地区南部等山地丘陵地区的大多数县均未受到影响。病菌登陆后，内河航线成为主要的传播途径。在受波及地区，危害程度也不尽一致，在人多地狭、交通便利的松太地区，霍乱弧菌一旦上岸，便四处蔓延，而在相对闭塞的象山县，不久就停止了流行。在沿海地区，这一凶猛无比的疫疠曾令时人瞠目不已，而在离登陆地点较远的江宁，其危害似还远不如 11 年后发生的那场有可能是伤寒的大疫。

嘉道之后霍乱肆虐

自 1917 年在印度大流行并向外流传后，霍乱这一冷面杀手就在世界各地开始了长达一个多世纪的肆虐。现在一般认为，在此后的一百多年中，出现了六七次世界性的霍乱大流行：伍连德认为出现了 7 次（1817—1823，1826—1837，1846—1862，1864—1875，1883—1887，1892—1895，1910—1925），上官悟尘则列举了 6 次，前 4 次与伍相同，后两次为 1883—1896 年和 1902 年。很明显，上官实际上是把伍的第 5 和第 6 次合并为第 5 次，真正的区别只在于最后一次，伍没有注意到 1902 年（光绪二十八年）的情况，而上官对清末以后的情况没有顾及。程恺礼的研究则对此做了详细的表述，自 1820 年第一次霍乱大流行传入中国且第一次有记录保存下来，直到 1932 年总共有四十六次强度不同的霍乱入侵。根据伍连德有关 1932 年中国霍乱流行病的报告，在四十六次入侵当中，有十次，即在 1822 年、1824 年、1826—1827 年、1840 年、1862 年、1883 年、1902 年、1909 年、1919 年、1926 年及 1932 年，波及范围较广，向北传至满洲，向南远至广州，向西远达湖南、湖北及四川。在 1932 年，霍乱侵袭了 23 省，312 个大城市，有十万个被报道的病例及三万四千人死亡。而最新李孜沫的一项研究表明，从霍乱传入至清末，共有 1662 个县次爆发了霍乱，其中流传较广的年份有 1820 年、1862 年、1888 年、1895 年、1901—1902 年、1904 年。整体上，霍乱自 1820 年左右传入中国后，迅速完成了"在地化"过程，在清代的流行频度为 77%，对整个清代疫灾流行广度的贡献率约为 21.32%。霍乱多流行于夏秋季，集中了清代 73.53% 的霍乱之年和 94.87% 的霍乱之县。它在中国的适生范围极广，但以东部沿海为最佳适生区；中国不同区域霍乱流行的危险等级差异显著，且呈现出自东向西递减、南方高于北方的总体特征。这是就中国整体而言的，具体到各地区，又有所差异，其中水网密布、温暖潮湿而社会经济发展水平又相对较高的江南和岭南地区，霍乱的影响最为严重。

在江南，霍乱的流行与上述流行时间虽有相合之处，但似乎更为密集。除嘉道之际的这次疫情外，自道光十七年（1837）至宣统三年（1911）的 75 年中，有 23 年有霍乱流行记录，涉及范围较广或比较严重的就达 10 次之多：道光十七年（1837）至二十四年（1844）在浙东和浙西有零星流行；咸丰元年（1851）至六年（1856 年）也在浙江局部地区流行；咸丰十一年（1861）至同治三年（1864）伴随着战乱，出现了全区域性的大流行；光绪三年（1877）至八年（1882）在上海、苏州和宁波等地有小范围的流行；光绪十一年（1885）至十四年（1888）又一次出现全区域性的大流行，特别在浙东为害尤烈；光绪十六年（1890）至十七年（1991）在苏南出现较大范围的流行；光绪二十一年（1895）在苏州、松江和宁波府出现疫情；光绪二十五年（1899），杭州城有霍乱流行；光绪二十八年（1902）在苏州、松江、嘉兴、绍兴等地有较为严重的霍乱流行，而且与疫喉痧相伴随；光绪三十三年（1908）在上海、南京和宁波等地流行霍乱。其中有三次特别严重的流行高潮：咸同之际（1861—1864）、光绪中期（1885—1895）和光绪二十八年。进入民国后，这一流行趋势亦未停止，根据苏州市区比较确切的统计，民国期间，苏州市共爆发有明确疫病名称的瘟疫 25 次，其中 10 次为霍乱，另有 2 次包括霍乱。

根据李永宸、赖文的研究，在岭南地区，1820—1911 年有记录的霍乱流行共 34 年次，68 县次。《万州志》记载，道光三年（1823）夏瘟疫，人病吐泻，顷刻不救，伤人很多。定安县，道光三十年（1850）大疫；琼山县，道光二十九年（1849）大疫，三十年复疫，郡城海口尤甚；澄迈县道光庚戌年（1850）及咸丰戊午年（1858），天灾流行，人民疫亡者众，总在澄迈海滨地区，同治三年（1864）甲子，又见疫流行，医药罔功。同年儋县也有疫情发生，伤者甚众。上述疫、瘟疫、大疫、疫痢均为霍乱。合浦县，光绪二十八年（1902）7—10 月霍乱流行，附城亡数百丁口；光绪三十三年（1907）秋 7 月疴疫；宣统二年（1910）年春夏大疫，6 月疴疫。在当地方言中"疴疫"是"腹泻"之意，"府城亡二千余丁口"之"疴疫"，发生于农历六至七月，正是霍乱流行季节。因此确认 1902 年、1907 年、1910 年合浦县流行霍乱。另外，1850 年琼山、定安、澄迈流行霍乱，1881 年、1882 年琼山流行霍乱。

霍乱在此后的中国频繁流行，这种情形的出现，首先应该跟疫区江南、华南沿海各大港口城市、华北等地稠密的人口有关。当时的江南地区，人口之繁密无疑为全国之冠，据统计，嘉庆二十五年该地区人口每平方公里多达 596 人，大约是全国平均密度 86 人的 7 倍。而人口密度是影响瘟疫分布最为关键的因素。清代名医王士雄说："人烟稠密之区，疫疠时行，以气既热，晦气亦盛也。"上海的毛祥麟也说："年来此症（霍乱转筋）大行，我邑地窄人稠，互相传染，甚有一家数人而同时告毙者，深可畏也。"其次，也与自然生态环境以及有关生活习俗密切相关。霍乱等肠道传染病大都爆发流行于夏秋湿热季节，主要通过食物、水和接触传染，江南、华南温暖湿润的气候，密布的水网，以及当地人长期以来养成的某些生活和用水习惯，非常有利于病毒滋生流行。此外，随着 18 世纪以来的人口的急剧膨胀，嘉道以后，环境不断恶化可能也是一个不容忽视的因素，比如巨大的人口压力所导致的对山林的滥垦，在人口密集之地过量的生活垃圾和手工业、工业废物对环境的污染，等等。

"丰都地狱"：应对与恐怖记忆

到了清代，人们已经积累了比较丰富的经验和举措来应对瘟疫，有效与否尚属未知，但不至于扰乱统治秩序，所以一般不会成为朝廷宵旰忧勤的对象。对待水旱蝗雹等自然灾害，朝廷为了防止灾民揭竿而起，展现自己统治的合法性，从勘灾到赈济会有一系列严格的救济举措，但对于瘟疫，从朝廷到地方官府，均没有针对救疗制定法规制度。不过，瘟疫既属灾异，发生之后，朝廷和地方官府往往都会在"仁政"的名义下采取一定的举措，比如设（医）局延医诊治、制送成药、建醮祈禳、刊布和施送医方、掩埋尸体、设置留养和隔离病人的场所，以及局部的检疫隔离等。此外，还往往会倡导和鼓励民间社会力量来承担瘟疫的防治任务，借助比较丰富的地方医疗资源和日渐兴盛的慈善力量和组织，开展了形式多样的疫病救疗活动，其举措主要包括：施送医药、刊刻散发医方、恳请官府开展救疗、建立留养所、利用宗族义庄或行业公所等组织开展制度化的救治、创设医药局等专门的慈善机构进行疫病救治等。

从当时的文献，可以看到民众的惊恐和无措，比如，《寒圩小志》载：

> 道光元年，疫大作，似霍乱而实异，病初起忽吐泻，手足拘挛，六脉俱伏，名转筋霍乱。有一二日而死、有一二时而死者。好善求方施药，有服参桂姜附者，有服西瓜冷水者，有用针出墨血者，有用姜苏盐酒擦手足心者，然皆有效，皆有不效。

天津的医生寇兰皋在《痧症传信方·自序》中记录下了他的亲身经历：

> 道光元年七月初六日，津门痧症大作，先传言有瘟疫自南而北，其势甚盛，无论人之老幼强弱，但遭之者死，触之者亡。余未之信，越数日，果见有一二时而死者，有一二日而死者，最迟

在三五日之内。人心惶惶，各不自保，余甚恐，谢绝世事，焚名香，嗅香药，闭户二十余日，仅乃得免。至月余后，统计吾邑之死者，已数万人矣。

从这些记载中，我们可以看出当时社会的惊恐和慌乱，人们虽会采取种种自救的举措，但似乎只是应急自保或病急乱投医而已。

这样的大疫所造成的严重后果是不难想见的。首先是人口的大量死亡，据估计，在这次瘟疫中，灾情严重地区的死亡人口占总人口数在8%左右，而一般地区则在5%以下。它与当时霍乱在世界其他地区造成的人口死亡率也是基本一致的，根据麦克尼尔（William H. McNeil）的说法："1831年，当这种病第一次侵袭开罗时，该城死亡人数约占总人口的百分之十三。但是这种情况并不常见，而且在欧洲城市，霍乱所造的人口损失从来没有这么大。"实际上，就是这样的死亡率造成的死亡人口已相当可观，仅受灾比较严重的苏州、松江和太仓地区，疫死人数就至少有50万。除了损害人口外，瘟疫对社会生产的破坏也是显而易见的。疾病缠染，为了疗救，时人或祈神禳疫，或延医诊治，或买药自救，无疑都会耗费大量的人力物力。大量的人口，特别是成年人患病乃至死亡，必然会影响当时的经济生产，甚至可能导致生产停滞、市面萧条。比如，疫情爆发后，在宝山的罗店，"市中禁屠，过午即闭门罢市"。

霍乱对人们心理也造成巨大冲击。民众的疑惑在于，这次大疫发生在承平丰乐之年。而且在时人的经验中，疫疠"所行之地，远不过数百里，从无延及各省者"，然而这回，"瘟疫流行，几遍天下"。该疫发病之暴烈、症状之奇特也令时人甚感恐惑不解。在当时的记载中，像"顷刻殒命""即刻毙命""不逾时而死"之类的用语随处可见。对霍乱发作时，手足痉挛，两脚麻木，特别是泄泻一如无肛门收束、身体顿然形销骨立等症状，时人更是困惑不已，常熟的郑光祖曾在《一斑录》中感叹说：

凡染此病者，类无六脉，其死不过一两日，不死即瘥，偶有病至十数日死者。其泄泻一如无肛门收束，粪直下，色白略同米汤，泄两日，虽肥人必瘦，筋收则四肢拘挛，手足各指，倩人扯拔。如不胜死，则膀肚肉欠过腿挛，手臂肉欠过腋下，肋骨条条冈起，周身之肉不知消归何所。

柳树芳也在描述这次瘟疫的诗中云："肠胃先已伤，肌肉登时削。往往一饭顷，便不可救药。人言鬼作祟，纵疫为击缚。"

在瘟疫传染过程中出现的一些奇特现象也让时人产生种种猜疑，而当时又缺乏有针对性的可靠解释，于是流言飞舞。有传言，"每每破瓜，其中辄藏毒物"（孙兆溎：《花笺录》卷 17）。甚至见到"惟是西瓜中切出蚰蜒"（张畇：《琐事闲录》卷上），"食西瓜者即死，故西瓜贱甚"（王士雄：《随息居霍乱论》卷上）。西瓜与霍乱虽然没有直接关系，不过，在夏秋季节，苍蝇飞扬，小贩往往会用已经污染的水喷洒没有及时售卖出去的西瓜以保持湿度，故西瓜成为传染媒介也是情理之中的事。

大量人口以快速而奇特的方式死亡，时人又对这一切不能做出合理可信的解释，再加上传统的救疗方式很难取效，不可避免地让当时的社会充斥着人人自危、惊恐无状的恐怖气氛。当时之社会，"传闻已甚一时，竟视为丰都地狱"，"啸樑啖室，草木皆兵"，甚至有人"因疫甚恐怖竟至自经"（郑光祖：《一斑录·杂述二》）。这种气氛迅速扩散，弥漫着整个大江南北。嘉庆季年，疫病虽未传至江北，但有关瘟鬼将至的传言早已在病菌到达之前捷足先登了，如在河南，"前半年已有谣言云：自龙虎山传来符咒，将有鬼夜半叫门，应之即吐血而亡，须遵书符咒避之，乃免。……当时人人恐惧，讹言四起，千奇百怪，不可备述"（张畇：《琐事闲录》卷上）。陕西西安也"人情汹汹，流言四起"（孙兆溎：《花笺录》卷 17）。

对医药卫生事业的推动

瘟疫是人类的灾害，也往往是历史的推手。霍乱的世界性流行，所到之处，生灵涂炭，经济凋敝，给人类带来的无尽的痛苦和灾难。面对这一新出现的瘟疫，各地在经历了最初的惊恐和无措后，开始努力去认识和控制它。在欧洲，广泛流行的霍乱，不仅引起了医学界瘴气学派和接触传染学派的论争，催生了新式卫生保健法的陆续出炉，还直接促成了英国新下水道系统的建立，对于现代公共卫生机制的创立和发展，起到了积极的推动作用。19世纪的欧洲，是一个充满生机，生产技术突飞猛进的社会，那么，古老而被认为衰败的中国情况又是如何呢？

霍乱刚刚出现时，社会一时出现手忙脚乱、不知所措的景象。即便如此，深厚的文化积淀还是使时人留下了不少对疫病症状颇为准确的描述，比如一些地方志中的记载以及郑光祖的描述，疫灾过后，医学界很快做出了反应，一些医家便纷纷开始积极探索这一疾病原理和疗法。寓居京城的名医王清任在道光十年（1830）出版的《医林改错》中，将其称为"瘟毒吐泻"，认为该病在不同阶段有寒热之分，关键在于解毒，解毒则以活血为要，可采取针刺放血或服用解毒活血汤等治疗方法。两年后，天津的寇兰皋有感于这个疫病的新奇凶险，现有的医书不适用，"采择古书所载及今人所传之方，并刮痧、放痧诸法，皆已经效验者，汇为一册"，撰成《痧症传信方》。他认为该症属于阴毒寒症，多主张采用辛温芳香之剂加以治疗，不过他并没有对该病的性质进行探讨。

稍后，当时江南的温病学大家王士雄，于道光十九年（1839）刊行了我国第一部关于霍乱的专著——《霍乱论》，二十余年后，经过修订，同治元年于姑苏再梓，更名为《随息居霍乱论》。此后，相继出现比较重要的专著还有徐子默《吊脚痧方论》（咸丰十年，1860）、

江曲春《霍乱论》（光绪十四年，1888）、许起《霍乱燃犀说》（1888）、
田宗汉《伏阴论》（1888）、连文冲《霍乱审证举要》（光绪二十五年，
1899）、姚训恭《霍乱新论》（光绪二十八年，1902）、陈虬《瘟疫霍乱
答问》（1902）等。这些的著作的撰成，无疑与当时霍乱的凶猛和不时
流行有关，比如，苏州许起自述其著述源起曰："是症也，每于夏秋之
间，甚则流人似疫，合境皆然，而莫甚于去年，往往有灭门之染。谓
非暑、湿、热三气所酿，兼之医药之害，抑何至于斯极乎？余目击病
霍乱，而疫者之丁附姜桂，服之无不含冤而毙。每一念及，辄为心痛。
兹姑缕述钱仁之名论若干，……"钱塘的连文冲之撰书缘由则为：
"目下霍乱盛行，同人悯之，鸠资为施药举，……故不分寒热，胡乱
施治，爱人之心，转为杀人之事。……爰发秘籍，撷群书，猎菁华而
荟萃之，……遂撰《霍乱审证举要》。"①

即使从以上表面化的列举，我们已可以部分看到医学上对霍乱认
识的推进，为更好地说明这一点，我们将深入到具体的疫病认识和治
疗层面作进一步探讨。道光十九年，王士雄出版了《霍乱论》。虽然王
著并没有把真霍乱与传统的霍乱作区分，但他在论著中提出霍乱有
"热霍乱"与"寒霍乱"之别。寒霍乱说法实际已部分表明了真霍乱
的特性，民国年间鄞县的曹炳章在编纂《中国医学大成》时对《随息
居霍乱论》所作的提要指出：

> 霍乱本有因寒因热之分，而属热属湿者多，寒者俗名吊脚痧，
> 西医谓真性霍乱，死亡甚速。此书对于属寒属热属湿，俱各分析
> 详明，实为治霍乱之最完备之书也。

继王之后，山阴田雪帆著《时行霍乱指迷辩证》一书，对真霍乱
作了更为准确的描述，并提出颇见成效的治疗方法。陆以湉在《冷庐
医话》中转述：

---

① 连文冲：《霍乱审证举要·序》，见《医学大成》，第4册，第714页。

世俗所称吊脚痧一症，以为此真寒直中厥阳肝经，即霍乱转筋是也。初起先腹痛，或不痛，泻利清水，顷刻数十次，少者十余次，未几即手筋抽掣，呕逆，口渴恣饮，手足厥逆，脉微欲绝，甚则声嘶舌短，目眶陷，目上视，手足青紫色，或遍身青筋硬凸知索，汗出脉绝，急者旦发夕死，夕发旦死，缓着二三日或五六日死。世医认为暑湿，妄投凉泻；或认为痧气，妄投香散（十香九、卧龙丹之类），鲜有不毙。宜用当归四逆加吴茱萸生姜汤（当归二钱、炒白芍钱半、桂枝钱半、炙草一钱、通草一线、吴萸钱半、细辛八分、生姜三片、黑枣三枚，水煎冷服），轻者二、三剂（一日中须频进二三剂）即愈，重者多服数剂，立可回生，百治百效，其神方也。

有人认为徐子默是中国对真霍乱作出典型和准确描述的第一人，不过从以上的描述来看，这一荣誉似乎应归于田雪帆。而且田所用的四逆汤也确实有效，据章太炎在其《论医集》中的回忆：

余十六岁时，尝见一方数百里中，病者吐利厥冷，四肢挛急，脉微欲绝，老医以四逆汤与之，十活八九。三十岁后，又见是证，老医举四逆汤吴茱萸汤与之，亦十活八九。此皆目击，非虚言也。

此后，嘉兴徐子默在《吊脚痧方论》中不仅再次对真霍乱（即其所说的吊脚痧）做出典型、准确的描述，并进一步对真霍乱和类霍乱（即其所说的霍乱）作了比较。他说：

古无吊脚痧之名，自道光辛巳夏秋间，忽起此病，其症或吐或泻，或吐泻并作，有腹痛者，亦有不痛者。吐泻数次后，即两腿抽搐，或手足并皆弯挛，痛愈甚，抽亦愈甚，顷刻肌肉近削，渐觉气短声嘶，眼窠落馅。渴欲饮，冷周身，冷汗如冰，六脉渐无，或半日即死，或夕发旦死，或旦发夕死，甚至行路之人，忽然跌倒，或侍疾之人，传染先死。医以霍乱之法治之，百不救一。……余创为温经通阳之法，遇所见信者，必苦言相劝，或候其服药，坐守片刻，治之未有不生者。

霍乱之症，吐泻者为轻，不吐泻者为重，或取嚏，或引吐，或攻下，或外治挑刮，或内服痧药。因其病，由于热闭，嚏则开其肺气，吐则开其胃气，下则开其脾气，挑刮开其皮毛经络之气，痧药开其脏腑之气，总取其通，通则气行热亦泻矣。从无愈吐愈重，愈下愈剧者，此吊脚痧之不同于霍乱也。盖霍乱为病发于阳，吊脚痧为病发于阴，霍乱为热，霍乱为热一语，似未尽然，盖霍乱尚有寒热之分，若吊脚痧则未有不因寒者。读者勿以辞害意可也。吊脚痧为寒。霍乱初起，心中不爽，不吐不泻，必须引吐引泻，使其热毒一出，中脘即松，则四肢必温；吊脚痧初起，心中不爽，非吐即泻，必须治吐治泻，倘阴寒不散，中脘关住，四肢渐冷。更惨之病机外象，何致涉于疑似哉。

同治元年，王士雄重订《霍乱论》，虽然仍将类霍乱和真霍乱混称为霍乱，不过他在原有基础上，根据自身的经历和思考，增加了不少的新内容，特别是有关"寒霍乱"的内容。比如，他说：

如风寒暑湿，皆可以为霍乱，则冬寒内伏，至春夏不为温热病，亦可以为霍乱也，特不多见。故从来无人道及。今年（同治元年）春夏之交，余在濮院，即有是证。未交芒种薄游海上，则沿门阖户，已成大疫。盖去冬积雪久冻，伤寒者较深，而流离失所，斗米千余，精神之不藏者既多，中气之不馁者亦罕。且今春过冷，入夏甚凉，殆肃杀之气未消，发生之机不畅，故伏邪不能因升发之令外泄以为温，久伏深藏，如奸匪潜匿，毫无觉定。或其人起居饮食之失调，或外感稍侵而引动，遂得乘机卒发，直犯中枢而为霍乱，故多无腹痛之兼证，而愈后辄有余波。与向来夏秋所行因于暑湿为患者，证候则一，病情迥殊也。治法亦稍有不同。

这里王显然已准确地认识了当时所流行瘟疫的性质，而且还以自己深厚的温病学理论素养，对此做出了理论阐释。

从嘉庆季年到同治建元，不过四十余年的时间，医学人士已初步完成对真霍乱这一新疾病的医理和疗法的探索。不仅如此，霍乱还促进了一些新的卫生观念的形成。我们知道，清人对瘟疫的认识基本是建立在吴有性"戾气说"的基础上，对空气传播以外的疫病传染途径一直缺乏理论上的认识。虽然人们很早就对污泥秽水抱有本能的排斥，却几乎没有人将疫病的传染与水质的污染、蚊蝇的叮咬等直接加以联系。但自真霍乱传入后，这样的认识便开始出现了，比如汪期莲在《瘟疫汇编》一书中提出：

> 忆昔年入夏，瘟疫大行，有红头青蝇千百为群，凡入人家，必有患瘟疫而亡者。

该书首刊于道光八年（1828），嘉道之际的大疫刚刚过去。汪为安徽旌阳人，不过道光元年他似乎在南京亲眼看到霍乱（他称之为脚麻瘟）的流行，因此，他所谓的昔年入夏之疫很有可能指的就是这场瘟疫。若如此，则显然是霍乱流行促发他观察到了苍蝇能传播瘟疫，并进而提出了驱蝇避疫的新思想。此后不久，王士雄根据他对现实的观察与思考，明确指出了环境污染与疫病的关系。他说："今夏余避地来游，适霍乱、臭毒、番痧诸证盛行。而臭毒二字，切中此地病因。"并针对这种情况，对居所环境和用水卫生提出了要求：

> 一、人烟稠密之区，疫疠时行，以地气既热秽气亦盛也。必湖池广而水清。井泉多而甘冽，可藉以消弭几分，否则必成燎原之势，故为民上及有心有力之人，平日即宜留意。或疏浚河道，毋须积污，或广凿井泉，毋须饮浊，直可登民寿域，不仅默消疫疠也。

> 一、当此流离播越之时，卜居最直审慎，住房不论大小，必要开爽通气，扫除洁净。设不得已而居市廛湫隘之区，亦可以人

工斡旋几分，稍留余地，以为活路，毋使略无退步，甘于霉时受湿，暑令受热，平日受秽，此人人可守之险也。

一、食井中每交夏令宜入白矾、雄黄之整块者，解水毒而辟蛇虺也。水缸内宜浸石菖蒲根、降香。

无论是对新疫病的认知和治疗的探索，还是对由此引起的相关问题的观察和思考，传统的社会和医学文化资源都显现了相当能动的应变能力。

小结

随着交通工具的不断改进和国际交流的日趋频繁，各种地方性的传染病就愈易越过原有的地理界域而远播各地，人类共享同一个"疾病库"的程度也便越发加深。在人类社会重要的烈性或急性传染病中，真性霍乱乃是较晚加入世界性疫病行列的成员。尽管这场发生在嘉道之际的大疫在人类疫病史上，不过是一个普通的个案，但它显著地体现着国际交流日趋加强的时代背景，亦是疫病国际化进程序列中不可忽视的一环。

自鸦片战争的炮声打响以后，中国人民便开始经历一段灾难深重的历史，对民众来说，除了西方的影响外，还遭受了更为严重的太平天国战乱。霍乱似乎提前向中国预警了一个新时代的来临。时人用传统方式展开有效或无效的应对，也以自己的方式，积极推动对这一新瘟疫的认识和防治。虽然这足以让我们看到中国传统社会并非完全是个停滞没落的社会，而始终在以自己的方式积极应对各种不断出现的社会问题，具有相当的活力。然而世界另一方的欧美，正在以更有效的现代理念和方法来应对这一新疫病的冲击，并最终推动了卫生防疫机制的重大发展，进而通过公共卫生机制将世界更紧密地联系了起来。

真性霍乱借由工业革命的车轮滚滚而流播四海，最终又因现代医疗技术的改进和公共卫生制度的确立而逐步淡出历史舞台。在这一社会经济发展、科学技术进步同传染病恣肆传播相互竞逐的典型案例中，王朝尽管不是完全无所作为，但却没有做出决定性的贡献，这显然是不争的事实。对此，我们自然不能昧于事实而自以为是，而必须深刻省思何以我们的努力落后了，同时也应该对先人的努力持以温情和敬意，不仅应以"同情之理解"去看待他们的作为，也应以科学和理性去思考这些努力的意义。我们应意识到，瘟疫带来的不仅仅是身体的健康问题，同样还有社会的健康问题，在瘟疫的应对中需要看到社会文化的力量，仅仅依靠现代的医学和卫生是远远不够的。

以现代眼光看，我们可能从百余年前的疫病中无法获得超越当前的、先进的治疗经验和防疫经验，但个案历史的呈现却使我们更好地反思人类与病菌的共生共存及疫病侵袭下的应对逻辑。我们习惯于将疫病带来的恐惧深埋心头，但恐惧却在努力地帮助民众和社会构建起卫生防疫的意识，潜移默化地促动着卫生事业的建立，竭力扶持着国家卫生防疫机制的形成。

瘟疫与人类同在，我们谁也无法预料下一次它会何时出现，又会以怎样的方式登场。我们就此展开反思，希望在下次疫情到来之际不会显得混乱茫然、紧张不安，也不会手足无措、孤立无援。希望通过人类更有效的应对，尽力把个体在社会风险面前受伤害的可能性与程度降到最低，让社会逐步建立起自我批判与修补错误的意识。在疫病面前，任何人都不能做到置身事外，或许当下次风险来临，我们不再以一个慌张的姿态，而是从容地戒备与应对。就此而言，或许我们也应该转过身，谦虚地对这些疫病说一声"谢谢"，然后再继续向前。这既是对自然的心存敬畏，亦是对历史的温情感激。

三

千年未有之变局：清末鼠疫

杜丽红

鼠疫与人类如影随形，对世界历史进程产生了重大影响。爆发于公元 540 年拜占庭帝国国王查士丁尼一世（Justinian the Great）统治时期的第一次大鼠疫，被命名为查士丁尼大瘟疫。这场鼠疫先后持续了60 年，估计造成 1 亿人死亡。第二次世界性大鼠疫发生在中世纪，被称为黑死病，造成了欧洲 1/4—1/2 人口的死亡，1345—1350 年间即有4,283.6 万人死亡。

清末鼠疫是第三次世界大鼠疫的一部分。云南自 18 世纪开始就有鼠疫发生，经由贸易路线传到广东和福建地区，逐渐在地方上扩散开来。1894 年鼠疫在香港爆发，1895 年到达澳门和福州，1896 年抵达新加坡和孟买。据 1908 年美国公共卫生署报告：该病爆发 6 年后，也就是在 1900 年，已经蔓延到每个大陆，涉及 51 个国家。第三次世界大鼠疫引起了全球性恐慌，到 1950 年最终导致 1,500 万人死亡。19 世纪末20 世纪初，在中国先后爆发了三次鼠疫，即香港鼠疫、营口鼠疫和东北大鼠疫。彼时，中国社会恰逢千年未有之变局，鼠疫疫情在很多方面都呈现出时代带来的不同于传统的景象，若从社会发展的视角对其进行审视，似可挖掘出蕴含其间的各种变化。

温床：近代城市的兴起

鼠疫频发的 1894—1911 年间，正好是清末社会大变革的时代，涌现出来很多新事物，对疫情的传播方式和蔓延范围产生了不同的影响。铁路、轮船等现代交通工具逐渐普及，远距离交通更加快速便捷，大大促进了地区间物资和人员的流通，鼠疫亦随着贸易线路流动。贸易的发展推动了区域流通中心的产生，促成了一批新兴贸易城市的诞生，也带动传统城市出现了一些新气象。清末鼠疫恰好爆发在这些新兴城市中，究其原因则在于，无论是居住条件恶劣的劳工聚居区，还是作为城市必备品的报纸舆论，都是疫情滋生的温床。

鼠疫沿着海运和陆运交通线扩散，往往会在人口密集处加速传播。清末鼠疫基本爆发在新兴的交通中心城市，如1894年爆发在中国南方航运中心城市香港，1899年爆发在东北航运贸易中心城市营口，1910年爆发在铁路交通和内河航运枢纽城市哈尔滨。上述城市都是近代交通方式和经济发展的产物，作为贸易和人口流动的中心，极大地助长了鼠疫在当地的扩散和流行。

鼠疫自云南传入广东之后，从19世纪60年代开始，在广东省南部地区相继流行，1893年传入珠三角的顺德和广州。1894年3月，广州已经开始流行腺鼠疫，但直到5月香港鼠疫爆发后，才真正引起了沿海各港口的恐慌，其原因就在于香港是与世界紧密相连的重要港口城市。1869年，苏伊士运河开通后，香港成为中国联结世界的航运中心，内联中国内河、内海，外联世界重要港口，轮船可以到达世界任何角落。作为远东最大的转口贸易中心和粤闽地区向海外移民的中转站，每年大批商人、海员、游客经香港过境，1893年时总人数达到228万。以香港为中心的贸易网络，密切联系着上海、厦门、日本、新加坡、菲律宾、泰国等地，因此香港鼠疫随时可能发展为有国际影响的事件。的确如斯，鼠疫随着英国汽轮沿着海洋贸易线路在几年内迅速传遍各个大陆，传播到世界各个角落。

1858年，中英《天津条约》规定，牛庄开埠为通商口岸。1861年，牛庄正式成为东北地区的通商口岸。此后，贸易额快速增长，从1865年的3,828,573海关两，增至1910年的53,012,200海关两，增长了13.85倍，在全国贸易中所占的比重亦从3.49%增至6.28%。贸易的快速增长带来了地方社会的发展。1899年的营口吸引了来自海内外的客商和劳工，城内人口已有6万左右，外国人150多名，成为一个新兴的繁荣港口城市。作为东北地区对外贸易的重要口岸，来自世界各地的人和物在此流动，营口已成为世界贸易网络的一部分。此外，营口与烟台、天津、龙口、上海等港口开通航线，不仅成为直隶、山东人前往东北谋生的中转站，而且是东北农产品销往南方的重要贸易中心。每年春季开河至11月上冻期间，很多直隶、山东劳力乘坐轮船或帆船前往营口，再北上谋生。繁忙的海岸线不仅是物资和人员流动的要道，也成为鼠疫进入东北的通道。1899年鼠疫正是通过海运线路到达了营口。

1890年前后，傅家甸附近开始形成居民点，仅有两三百户。直到1898年，田家烧锅周围仅两百多户人家，秦家岗仍是一片荒野，埠头本是低洼的江滩，人烟稀少。1897年到1903年，全长2,660.60公里的东清铁路修筑完成，哈尔滨正好位于这条全长2,489公里的"丁"字形铁路的中心。1906年，该铁路先后与乌苏里江铁路和国际铁路联运，哈尔滨一跃成为东北北部的商贸中心，北连海参崴，南接旅顺、大连、天津、北京等重要城市，西通欧洲。欧洲商品由此输入到中国，大豆、小麦和面粉亦由此输往欧亚各地。1910年，其进出口贸易额达4,787,200元。随着商业贸易的发展，哈尔滨成为区域性大城市，也是东北北部的中心城市，城市人口激增，1911年初有12万余人，其中俄人和华人的比例约为3：7。

在近代中国城市发展过程中，大量外来人口涌入其中，多数人居住条件非常恶劣，成为鼠疫滋生的温床。香港殖民政府采取避免华洋杂居的政策，出现了外国人聚居地和中国人聚居地。由于人口迅速膨胀，住房的需求增长过快，房租亦相应上涨。中国内地到香港来谋生者，特别是单身男性，一般没有固定住所，只能在市郊临时搭盖的棚寮中栖生，居住条件非常恶劣。房屋的卫生条件更是极度恶劣，通风不畅，室内光照不足，没有排水系统，垃圾山积。华人聚居区狭窄、简陋的房屋提供了老鼠繁殖的理想环境，成为了香港的"疫病温床"。考察华人聚居区的外国医生认为："若不熟知中国苦力糟糕的住所，没有人能够相信在香港穷人如何生活，或可以想像他们的日常生活如何因鼠疫而更加恐怖。"

外来劳工聚居的地方时常发现染疫者，因而被视为疫区，受到严格消毒和隔离。当哈尔滨鼠疫逐步蔓延开来，各工厂开始出现染疫者。道里俄国人组织的防疫队将工厂关闭，全体工人被送入调验所查验。松花江磨厂有华人一名染疫，江沿防疫所马上派医生 3 名、卫生队一排到该厂按人查验。该厂三百余名工人全部送到调验所集中隔离。急救队在中国大街秋林洋行确诊有华人染疫，立即将沿江面粉厂关闭，所有工人均送至调验所集中查验。随着疫情恶化，俄国人采取了更为恶劣的措施，在俄国人管辖的道里全面驱逐华人。道里防疫局带人到华人聚居的街道，每家仅留一人看门兼清理房舍，其余全部送入莫斯科兵营查验数日。据俄人统计，其界内隔离的华人甚多，"三十二所房内竟有华人 3,800 余人，莫斯科兵营 1,500 余人"。

近代城市的特别之处还在于其文化事业的发达，拥有形式多样的新闻媒体。这些媒体及时报道眼下发生的事情，使事件突破空间限制，在更大范围内传播，从而产生广泛的社会影响。在传统城市和乡村，由于没有新闻媒体，即使爆发了鼠疫，信息传播范围有限，也难以获得相应的关注。近代城市以报纸为主的媒体纷纷对疫情展开报道，将鼠疫疫情公之于众，使鼠疫成为一个公共话题，不仅促进了中西医学知识的传播，而且公开讨论应对的策略。香港的疫情不单受到当地英文报纸的报道，还吸引了来自上海《申报》的连续报道，记录下了1894 年鼠疫流行的全过程。《申报》记者对于疫区的新闻报道覆盖面大，上自政府官员，下至贩夫走卒，都涵括在内。最初为了吸引眼球和增加发行量，相关报道更多地着眼于猎奇，以花边新闻为主。然而，在 5 月 13 日之后，由于得知鼠疫可能传播到沪，《申报》的态度发生变化，开始对鼠疫防治表达自己的立场，并公开讨论上海应该如何应对鼠疫的蔓延。在某种程度上，城市舆情有如瘟疫的温床，各种信息经其发酵和放大，从个别事件变为公共事务，从地方性事件演化为全国性事件。

东北由于地缘政治复杂，日俄势力的侵入是全方位的，尤其注重舆论宣传，各自主办了具有影响力的报纸。在日俄影响之下，中国人也在各地兴办了报纸。在鼠疫期间，东北地方上已经有了不同立场的报纸，大家不再是简单报道新闻而已，而是阐述各自立场，引发了中外之间的舆论战。哈尔滨第一家中文报纸《远东报》，直接由中东铁路创办于 1906 年 3 月 14 日，华俄道胜银行每年拨款 5 万元资助，其主笔均由中国人担任，以《远东报》为代表的俄人报纸宣传积极防疫，揭露和反对华人的反俄情绪。以《盛京时报》为代表的日本主办的报纸，一方面宣传防疫知识，一方面参与讨论如何防疫，总体站在俄人一边。以华人团体和报纸为代表的舆论与西方防疫观点针锋相对，多从干涉内政维护主权的角度反对防疫。例如，周浩所创办的《东陲公报》就坚决抵制《远东报》的报道，反对用西法防疫，并拒绝和俄人商办防疫问题。因此，该报被俄国人视作眼中钉，后者以"登载俄兵边事多不确实"为由给清政府施压，使之查禁《东陲公报》，从而引发了全国各报业团体的激愤，纷纷声讨俄人的霸道行径。

舞台：中西医学的竞技

面对鼠疫，中西医学有着不同的应对之道，但在早期其实两者也有某些相通之处。中医内部有伤寒派和温病派之别，两者对鼠疫认识非常不同。伤寒派医家通过探查身体内"气"的不平衡，包括体内正气的不足和外部的影响，对鼠疫做出解释；在诊断和治疗过程中，强调仔细、密切地检查每个病人，强调个人卫生，而不太注意周围的社会环境。温病派医家则是把污染的环境和广泛传播的疾病联系在一起。

其代表作《鼠疫汇编》一书认为，鼠疫源自于土地里的"浊气"，鼠先染疫而死，然后传染给人。鼠疫一旦开始就"无法治疗"，最好的预防方法就是打扫房屋、谨防老鼠，常开窗户，让清风驱散所有戾气。温病派还提倡人们离开城市到乡村去，远离城市里的不洁空气。因此，老百姓发现死鼠或病人出现时，就迁移外地，或搬家逃避，直到秋末才敢返回原地。此外，中医想尽种种办法，除内服解毒活血汤外，还有外敷疗法，用刀割、针刺排除脓毒，或用蚂蟥吸出脓血，用药物敷于淋巴腺。但治疗效果并不乐观。后来，随着民众清晰地认识到老鼠在鼠疫传播中的作用，用火焚烧，及烧檀香、硫黄、艾叶等辟疫方法也逐渐流行。

温病派的鼠疫地气论与现代西方的传染病环境主义理论非常近似。19世纪中叶以后，欧美各国大多信奉传染病的环境主义理论，认为环境恶劣导致了传染病的流行与传播。19世纪80年代，许多研究人员都赞同鼠疫与环境密切相关。直到1890年代，西方科学家才开始了解鼠疫的病原学。1894年，科学家们在香港鼠疫中识别出了鼠疫的致病菌，但是并未确定传播模式和抗击手段。事实上，西方医学有关鼠疫的知识是在清末鼠疫爆发的过程中取得长足增长的。

香港的疫情引起国际医学界的关注。为研究鼠疫病菌、传播状况及防治办法，有关国家向香港派遣了细菌学家和医学家。法属越南殖民地长官派出探险家兼科学家亚历山大·耶尔森（Alexandre Yersin）前往香港调查。他先在爱丽斯纪念医院偷偷解剖鼠疫死者尸体，后来获准接触病人及病理学的资料。不久，耶尔森在尸体中分离出首尾圆形、轻微着色的鼠疫杆状物，同时解剖疫鼠尸，证明它们带有同一种细菌。7周后，他发表论文，指出鼠疫是一种接触传染和可接种的疾病，老鼠很可能是传播的主要媒介。

与此同时，日本政府派出的日本传染病研究所微生物学家北里柴三郎教授率队到达香港。在香港卫生局支持下，他在肯尼地医院设立实验室，开始对鼠疫展开科学研究。不久，北里发表论文，宣布发现鼠疫杆状物。后来，德国专家在印度，东京帝国大学在台湾，先后证明了耶尔森发现的杆状物与鼠疫杆状菌特征完全符合。这些病原学上的发现，只是鼠疫研究的起步。科学家们在世界各地发现的鼠疫中开展科学研究，逐步加深了对该病的认识，获得病菌状况、传播途径及治疗方法的知识。

东北大鼠疫也成为国际医学界深化对鼠疫认知的重要机会。1911年4月3—26日，来自中、英、美、俄、德、法、奥、意、荷、日、印、墨等12国的代表，在奉天召开"万国鼠疫大会"，对刚刚发生的东北鼠疫进行考察，并研讨防治方法，会后发表了《1911年国际鼠疫会议报告》，达成了一些共识。科学家们基本确认了旱獭是东北鼠疫的传染源，自1905年前后散发。鼠疫传播的途径是铁路和轮船航路，人口聚集、迁移以及不卫生的居住条件等是促成疫情爆发的因素。对抗鼠疫需要多管齐下：政府必须采取隔离和管制交通，切断传播途径避免疫情扩大；政府和个人必须注意环境卫生，及时进行消毒；个人预防最重要的措施是戴口罩；此时采用的抗毒血清等效果不稳定，需要改进。

虽然19世纪末20世纪初，微生物学和免疫学取得了巨大突破，但是此时鼠疫仍是一个待解之谜。鼠疫的科学实验取得了一些突破，却仍未找到预防与治疗的法门。事实上，西医治疗鼠疫的特效药直到20世纪三四十年代才发明出来，即注射或服用抗生素（链霉素、四环素、氯霉素、磺胺类药物），或注射抗鼠疫血清。因此，在面对1894—1911年间鼠疫时，西方医学无论是在检疫隔离，甚至是治疗病人方面，并不比他们的前现代、前细菌理论时代的先人们更高明。诸如焚烧房屋、隔离、消毒此类的鼠疫防控行动，部分来自旧欧洲公共卫生手段，同时也出于东方主义者和种族主义想象的殖民主题。

英属印度政府针对第三次鼠疫的认识以及采取的措施，基本反映了英国人应对鼠疫的主要策略。鼠疫被视作是一种与肮脏、黑暗和通风条件恶劣相关的疾病，因为糟糕的空气和肮脏的环境增加了细菌的毒性，并被视作人类受袭的媒介。印度卫生当局相信鼠疫是一种接触传染的疾病，鼠疫病菌由老鼠、人和其他动物排出或发出，传到空气、食物、衣物和其他物件上。当人们吸入或吞咽空气和环境中的鼠疫病菌时，疾病就会发作。因此，他们采取的主要措施包括：医院强制收治患者，隔离接触者，消毒染疫房屋，疏散疫区，检查行人和扣押疑似患者，停止海外朝圣交通。这些措施多半是无效的，因为消毒只能驱赶某些啮齿类动物，有时还会使疾病扩散到更远的地方。隔离患者的价值有限，因为他们在症状出现前已经有了传染性。印度人民对此感到担心和厌恶，并尝试避免这些措施，直接反对医院收治和隔离，甚至与当局发生暴力冲突。

对中国人民来讲，西法防疫并不比中国医学有效，反而与固有的文化传统相违背，故而常常集体反抗。最初，西法防疫的采纳依靠的是西方强权政治，通过交涉迫使官府镇压社会的反抗，强制推行西法。然而，随着西方医学对鼠疫认知逐步深入，医生们也逐渐摸索出一套可资应用的方法，能够快速地判断疫情，采取措施，抑制疫情的蔓延。在东北鼠疫过程中，中西医学所引发的对抗，以及西法防疫的有效都得到了体现。由此，清政府任命西医出任医官，官员们也开始赞同西方医学的防疫观念和方法。

东北鼠疫中，民间纷传俄人将调重兵围守傅家甸，并摊派医士协同俄警赴傅家甸查验。以防疫会为代表的绅商势力，坚决反对俄人干涉中国内政，甚至不惜断绝道内外交通来阻止俄方的干涉。自治、商务两会人员表示傅家甸是中国内地，中国自有行政权，毋容俄人干预。防疫会坚决反对俄医前往检疫，并禀请道台："傅家甸防疫自有主权，毋容西医干预，至断绝道里道外交通一说，无足轻重，惟欲干涉华人防疫之事，决不承认。"

华人报纸《东陲公报》不断发表文章，表示"坚意反对取用西法防疫，并拒绝俄人商办防疫问题"。他们主张，中国社会的习惯是中国人有病用中国医生医治，勿须俄医干预。俄人亦深知中国社会的民族主义情绪弥漫，在中方拒绝俄方干涉防疫的要求后，并未采取过激措施，而是将道里和道外隔离开来，彼此实行不同的防疫手段。

这种冲突的背后是中俄双方对鼠疫有着不同的认识和判断。中医认为鼠疫并非不可治愈，或服药，或针灸，而俄医则认为无法医治，只能采取防疫办法，阻止其传播。傅家甸绅商认可施针之说，认为患疫者经剃发匠施针就可治愈。报纸介绍了施针治疗的方式，医家认为此症系气血过行，需使其血气流通，即可治愈。故而，采用针刺其两肋或血管，出血就可痊愈，无论是紫血，还是黑血。如果不出血的话，则表示难以治疗。滨江防疫会会长禀请滨江关道，"电请精于针法医士来哈襄理防疫"。不止于此，绅商借机大力提倡中医研究。傅家甸议事会以中医与西医隔阂甚多为由，设立了医学研究所和卫生医院，专门研究中医。这种施针疗疫方式在接受现代医学的俄人看来非常可笑，《远东报》编辑对此评论道："姑无论此等剃发匠本未受有医学之教育，又未有医家之考验，不能胜如此防疫之重任，即令有一二获生者，亦可谓之幸免而究不能使剃发匠贪天功也。"

当剑桥大学医学博士伍连德来到哈尔滨后，防疫会也试图拒绝伍连德等人的指导，独自办理防疫。他们认为奉天、北洋派来的医生拟定的防疫办法与商民习惯不同。用石炭熏洗染病的人，或用药水洒扫染疫房屋，都是俄人防疫办法，非常不方便。某日，有老人因戒烟腹泻，消毒队用药水医治不愈，引起市民恐慌。傅家甸自治会、商会以此为借口，另组医院，办理商民防疫。实际上，该院医士大都不知医术，不解瘟疫的危险，惟知针灸而已，"用此等无教育、无意识之针医，殊不知不传染之害，至于胡底也"。对防疫会与伍连德等医生之间的矛盾，于驷兴仅表示希望西学医生从权办理，"不得操之过急，以致人民视为畏途"。

伍连德并不在意地方官和防疫会的抵制，他知道自己的使命所在。伍连德是由外务部右丞施肇基推荐前往哈尔滨的。他得到了北京的强有力支持，可与施肇基直接电报联系，其背后则是外务部尚书那桐。来自北京最高层的特许权，帮助毫无地方经验的伍连德，得以按照自己的想法行事。但真正要做到这点，离不开东北地方官的鼎力支持。为此，外务部与东北地方官员就伍连德的职责进行反复交涉。

伍连德直接致电外务部指出，采用中医治疗疫症并无成效，傅家甸防疫的所有事宜都是由不明卫生医术的人在管理，而他只不过是担任顾问，没有管辖权。外务部致电锡良，希望其饬令地方官对伍连德所办各事尽情相助。之后，锡良电令吉江两省巡抚和西北路道切实整顿，对于绅商的阻挠，不妨严办。此外，锡良特派谭兆梁前往傅家甸帮同于道切实整顿，并将原拟派往墨尔根、三姓两处的医生派往哈尔滨，协同办理防疫。锡良还专电训斥防疫会排斥官派医生的做法，以及于驷兴似是而非的态度。

与此同时，伍连德在完成医学试验后，直接向施肇基报告："1. 从临床和细菌学已经确认了傅家甸是肺鼠疫；2. 该疫情是人人传播，暂时排除了鼠类传播，应集中控制人的活动与行为；3. 必须严格控制铁路交通，中国政府需同俄国当局合作；4. 应组织巡逻队控制道路和结冰河流的人流；5. 应命令傅家甸地方官修建更多的医院容纳病人，更多的隔离所容纳疑似病人；6. 应从南方招集更多的医生和助手；7. 地方道台应提供足够的财政支持；8. 应监视北京到满洲的卫生状况，若发生疫情，应采取强硬的防疫措施，包括建立防疫医院和隔离所；9. 寻求日本南满铁路当局合作。"该项报告后来成为东北防疫的指导计划，它打消了之前外务部对伍连德的存疑，亦得到各国的认可。伍因此获得了来自外务部的全力支持，被提名为防疫总医官。

在东北防疫中，中西之法在哈尔滨有过短暂的冲突后，官方很快就认可和采取了西方医学防疫方式，并对中国传统医学产生了怀疑。官方认同西医学界鼠疫"极易传染，动辄夺人生命，无药可治"的认识，提出"疫病必不治，治愈者必非疫。于是通饬各属不得谎报"。从中央到地方官府招聘的多是接受过现代医学教育的医生，而非中医。此外，对于中医提出的建议多予排斥。东三省总督在户部允许聘请医生的费用事后报销后，为缓解缺少西医的状况，在天津、上海、广东、北京等地聘请中外西医到东北帮助防疫。官府与医生之间签订 3 个月的短期合同，约定 300 两左右的月薪。更重要的是，除约定薪水外，双方还约定保险金或抚恤金的金额，为在防疫过程中意外染疫身亡的医生家属提供一定的经济补偿，带有一种抚恤的性质。

人们开始反思中国医学的问题，认为："中国医术上向来没有单纯地论各种症候，都是参见在各处的，向来没单提过鼠疫这件事。要是东拉一条西扯一句，凑合成现在所传染的病况，抄几个方子当秘诀。不但误人，还要误己。"经历过鼠疫之后，政府的态度基本已经完全偏向了西医，而一般民众则提出要中体西用，对传统医学进行改革："以内难两经为根底，以泰西各医书为参考，凡所谓人体化学，一切有关于医之新法，删其复杂，撮其精华，不拘成见，务求实效。"

旧习：传统的被动变革

中国传统将疫情视为灾异，主要靠地方社会组织救济。清代，瘟疫很少作为灾荒上报。浙江人袁一相曾指出地方官员不报疫灾的积习："查疾之作，外不由于六气之所感，内不由七情之所伤，系天灾流行，疹病为祟，沿乡传染，阖门同疾……谨案入告之章，言灾异不言祥瑞，止于地震、涝等类，而不及瘟疫。"就实际状况而言，当时并无治疫良方，朝廷所能做的不过是蠲免或赈济而已，并无控制或扑灭疾病流行的能力。在面对瘟疫时，地方官府虽无卫生方面的职责，但地方官可能出于个人意愿，采取若干措施，为灾民提供一些力所能及的帮助，例如象征性地参与防疫、设局治疗病患等。《申报》曾总结过华人防疫的方法：

> 或在城厢市镇分设施医局，以便患病者就近诊治，或选上等药料，制备红灵丹、行军散、辟瘟丹、蝉酥丸等，施送与人。其所以为治疫，计者如是焉而已。倘药饵无灵，传染不已，则惟有

乞灵于神祇。官府在城隍庙设坛祈祷，为民请命，而地方士庶或更举土偶出巡，幡幢夹道，鼓乐喧天，藉以驱逐疫鬼，或扎成龙灯、狮灯、象灯，昼夜出巡，或听方士、巫觋之言，为祈福、镇压之举，徒事张皇，毫无实际。

士绅一直是此类地方事务的组织和领导者。他们不仅会积极筹办各种迎神驱疫的活动，而且会筹建各类善堂赠医施药。广州社会组织在此类事务上颇具代表性。1871 年，广州爱育善堂的开办，激起了绅士大规模参与兴办善堂的热情，"自是而后，城乡各善堂接踵而起"。广州周围各善堂都有赠医施药之举，如顺德寿仁善堂就有"赠医施药、施茶、施棺、赈饥诸善举"。鼠疫期间，遍布各处的善堂还为疫死者施出棺材，"每日善堂施棺收殓，如在山阴道上应接不暇"，爱育善堂为此曾在 3 个月内施出数千具棺木。

鼠疫流行之时，士绅们一方面延医治病，一方面宣传推广有效的治疗方法。听闻"李操术甚神，施以刀圭，其病若失"，广州城西四庙赠医局的一些士绅，就立即花重金延请医术高明的李某在局施医，"一时远近闻风而至"，更甚者，传出李有救回已死之人的本领。油栏门外广济医院的绅董，也聘得名医二人，分在南关无字码头和西关娲州庙，设厂施医。此外，有些士绅还开设"方便所"，为病人提供医疗，如刘学询就曾在西关黄沙倡建施医养病所，受到官府嘉奖：该医厂纵横数十丈，"本极宽广，奈就医者纷至沓来，大有人满之患"，故该绅见"时症未息，为日方长，恐后至者无地容留，或有为善不终之憾。又招雇之匠添构数十间，务使贫病之人咸欣得所"。不仅如此，士绅们也十分重视医学知识，将治疗效果较好的"良方"集中起来，汇编成册，传播医学知识。罗芝园的《鼠疫汇编》是现存最早的专治鼠疫的医书，被证明有较好疗效后，广为流传。从这些例子中，我们可以看到广州的士绅是对抗瘟疫的主要组织者和参与者，他们多以设厂施药、施医等传统的慈善方式参与防疫。

广州的地方官们除了建醮祈禳外，很少参与防疫事务，表达自己的看法。直到香港防疫造成广州城政治动荡，城内出现白帖，声称"如再烧香港民房，即焚省城、沙面以图报复"时，才吸引到地方官的注意，最终引起了两广总督的关注。两广总督电知北洋大臣，"港官焚民房逐疫，省城骚动，欲与洋人为难"。后者除电告粤督留意防护外，另电告军机处。而后，两广总督便密饬文武员弁严拿造谣之人，禁止白帖，并添派兵勇保护租界，以期无事。由此可以看出，这些官员担心的并非疫情本身，而是由疫情引起的社会骚乱。

1894 年 3—6 月，广州约有 4 万人死于腺鼠疫。5 月，疫情传到香港。港英政府确认和统计的患者达 2679 人，死者达 2552 人。实际数据可能更多。1894 年 5 月 10 日，出现第一例鼠疫病例后，港英政府就宣布香港为疫埠。根据治疫章程，洁净局帮办谢文率人负责逐户查疫区房屋，转移患者去医船或医所，由高陆专门负责对疫区清洁消毒。当时，无论是报纸舆论，还是地方官员，都认为这种做法残酷可笑。《申报》记载了时人对此的描述："港中疫症之盛，与夫医治疫症之奇，实属可笑，凡染病者载至海船，先以白兰地酒十二两冲药水少许灌之，旋用雪水六磅重压头上，其胸前手足等处。又以雪水一磅压之。一经落船十人无一生者、另饬人入屋搜查，如白日偃仰者，疑是生病，牵至海船，照前法治之，死者不计其数。"两广总督在给军机处的电报中亦指出，"香港以洋法将华人闭入船内，饮以药酒，洒冰块薰以硫磺"，"不许亲属往看，不许华医诊视，死后以灰验埋，不许亲属取回棺验，三二百人群聚屋内，席地而坐，来而待毙，以致死者甚多"。挨家挨户喷洒消毒药水和粉剂，尤其受到华人的抵制，妇女们还选出代表向港英当局请求变通，"虽系为卫生起见，究竟与我妇女廉耻有关"。严格的强制检疫隔离冲击了中国人原有的生活习惯和道德价值观念，迫使大量中国居民逃离香港，其中约有 8 万人逃往广州。

广州地方政府没有选择介入防疫事务，没有采取控制瘟疫传染的措施，基本上是无为而治。组织的少数几次祈神活动也不过是求得心安而已，反倒是地方绅士聘医施治，设厂施药，提供了力所能及的帮助，走的是传统慈善救济的路子。相较之下，近在咫尺的香港殖民政府采用现代国家的卫生行政，带来了与广州不同的结果：广州死亡人数高达 6 万时，香港死亡人数还不到 3,000 人。这种强烈的对比在当时的广州还是产生了一些影响，促使人们开始反思中国传统防疫的方式，正视如何应对瘟疫来袭的问题，就如费克光指出的那样："中医业者已经证明自己无法有效的对抗此病。1894 年启开了中国与瘟疫搏斗的新纪元。"

在上海，地方官组织各处善堂施医给药、分发辟疫丸散，甚至还采取了检疫的方法。以往，租界贫民因无力掩埋尸棺，往往弃之荒郊，而炎天毒日，秽气熏蒸，行人触之最易致疾，租界为此制定章程规定殡殓不得超过 24 小时，"人皆恪守，无敢或违"。然而，在租界外的各处义冢停棺不葬，依然是很大的卫生隐忧：上海东临黄浦，西南北三面平畴旷野，一望无垠；善堂购地以为义冢，停棺丛丛。善堂设义冢原为照顾那些客死他乡之人，准其暂时停柩于此，如有亲属者必函召前来，使之领棺归里早安，如无亲属则即代为掩埋。但是，棺材多由薄板钉成，经过长时间的风吹雨打，很容易出现裂缝，使得尸骸暴露于光天化日之下，恶臭污秽之气也随风远送，结果成为瘟疫之摇篮。这既是国人习俗所在，也是由于租界"只能尽其心于租界中，未能施其租界外也"，权力不能及的结果，对此，《申报》呼吁，租界内外各官相互呼应，辅工部局之所不及，造福百姓。于是，上海道台应工部局之请对各地运送棺材做了要求：镇江地方当局应立即妥为埋葬发往该地的棺材；发往上海的棺材应即交付其亲属，并在捕房督察长的监督之下埋葬于租界以外，且一年内不得迁动；不准华南运来的棺材在上海登岸。此外，道台还要求工部局向各轮船公司发布命令，不许他们的船只从香港或广州载运时疫死者的尸体。

在工部局的示范下，时人开始反思中西对待疫情的不同态度：一种相信是天命所为，自然采取的是求助于神灵，一种认为是人事未尽，想方设法地加以改进。

对西人的做法，中国人并不认同，清廷官员就曾认为海港检疫是无效的。"如西法封舱，禁人不许往来，势有不能止，可术医药饵以尽人力，别无他法。"但是，人们已开始认识到此举的政治含义，西人将防疫之事作为爱民之举，租界较之非租界"一秽一洁，已有上下之别"，中国官员不应将爱民之名让于西人，而应该迅速设法严防。

营口鼠疫爆发后，日本医生到营口采取了如下防疫措施：派医挨户查找病人，将患疫者送往在五台子养病院收容医治，其他病患送往普济医院医治，两院均免费提供药物、诊治、饮食和衣履；对患疫者房屋进行消毒，患病者家属租屋居住，由卫生局提供每日饮食和衣服；在土围各门派兵查验有无病人通过，患疫病愈者须有医生执照，始得放行；注意围内清洁，要求各义庄、义地的暴露棺木一律瘗埋，不准再厝，患疫死者只能经扬武门送五台子义地瘗埋，不准在围内及附近围墙埋葬死者，将围内粪厂迁到围外。

然而，中国官民普遍质疑卫生局的做法，一直消极对抗。商人消极应对卫生局的募捐。为筹集开办卫生局经费，华洋各官派高、张、吴三买办，勒令商民出资相助，但仅捐得洋银数百元。其次，营口的仁裕号等 10 家商铺联名禀请山海关道，历数西方防疫之害，表示卫生局防疫章程事关重大，难以遵守，呼吁官府听从舆情。海防厅刘朝钧及稽查局委员先后具报洋人防疫的问题，举人刘兴沛、王锦云和民人孙恭等四十余人，联名禀称卫生善举犹未尽善，恳请转详外人，以期尽归于善。

中外争执的焦点集中于将患疫者收纳到医院医治和将死者在义冢直接埋葬两项措施。营口卫生局雇用的医生在大街小巷挨户编号查询病人，并欲令病毙棺木均由扬武门一处抬出，使得商民纷纷疑惧，谣言四起。商人们表示，华洋风俗不同，不能轻委外人治理而招祸乱，反正中外都各有医院，不如各行各善，各防各瘟，我们中国人不需要外人查验。而且此时的营口已有许多慈善团体，足以预防瘟疫，资善堂、三江公所、百善社和山左公所均有华医施诊，可以相辅而治，让病人自行选择。因此，他们极力反对外国医生，主张华医施治。

俄国公使格尔思（M. N. de Giers）在致总理衙门的信函中转述了医士所指出的营口防疫的几个问题，基本代表了各国的态度。一是居民对疫情持避讳态度，"每遇其家属患此项恶瘟之事，往往严藏不报，亦不容医士往视"；一是牛庄有停枢习惯，"该医士在牛庄查获停枢四处，内存拟送回家乡之灵枢 2,000 口，其间亦有患恶瘟而故之尸灵"；一是地方官不认真办理防疫事务。与上述中国商人观点相对照，可看到大家的不满之处非常吻合。

其中，中外之间分歧最大的，很可能是上述所提及的埋葬寄存棺木的问题。在给道台的呈请中，商人们指出停枢之举事关民心所安："在营口谋生的人不下数万，外乡人来此贸易，我们要保证他们若是生病去世后能够得以尸棺归籍，这样才能使得民众心安，从而商运亨通，财源广进，而此次防疫举措使得众情惶惑，人言鼎沸，外乡人皆惊慌不已。"然而，疏于对中国传统文化了解的外国人并未意识到这一点，他们只认识到中国人这种处理死尸的办法事实上便利了鼠疫的扩散。英国人指出，"在牛庄的广东人，他们是鼠疫主要患者，希望他们的朋友能够埋葬距离此处有 2,500 英里海程的故乡。尸体放在棺材里，停放在地面，或者浅埋在地下，直到合适的机会将其运出。越来越多的棺材肯定会发生各种疫病，并直接有助于鼠疫的扩散。"俄国人则表示，"由于受世代传统风俗习惯的影响，病亡者入殓后，当地居民不是将其立即安葬，而是将敞开的棺材置于地面之上达数日之久。无疑，这为鼠疫病的流行大开方便之门，如此一来，公司所采取的防疫措施刚刚实施就前功尽弃。"因此，营口卫生局态度强硬，不仅埋葬新死者，而且将存放的棺材掩埋。这种在外人看来理所应当的措施，则被中国人视为扰乱人心，虽心有不甘却又不得不遵照执行。

后来，营口各商号为应付卫生局，就向山海关道提议仿照防疫章程，由中国人自行筹办防疫事务，并采取了两项举措。首先，商人们在扬武围门外极南地方和五台子村西南购置了义庄地，以备春后开工，准因他病死者暂寄一年，逾期由公所代理，患疫死者立即送往公置义地深坑掩埋，并立碑为记，以付尸亲至。其次，他们将旧山东寄骨寺改为山左公所，作为众商议事之处，待春暖开河时延请华医，再酌开诊日期及经费、章程。商人们决定待到春天来临后再办理防疫事务，与西法防疫的雷厉风行实有天渊之别。营口商人的应对之策，得到山海关道明保的认可，并以此呈请总理衙门批复，由此可见当时中国官民不愿遵照外人章程办理防疫的心态。

底线：政治胜于防疫

清末鼠疫与政治有着密切联系，一方面是因为疫情多发生在外国势力聚集的新兴贸易城市，往往引起中外交涉，另一方面是因为官府为控制疫情蔓延，不得不以政治事件处理之，直接动用财政、经济、军事等各种手段。尤其是在 19 世纪末，俄罗斯和日本两国对东北虎视眈眈，大肆侵夺中国主权之时，围绕东北大鼠疫必然充斥着日俄两国赤裸裸的外交威胁。因此，在防疫过程中各级官府不得不与之小心交涉斡旋，政治上高度重视，尽量采取措施处理好防疫事务，以免上升为干涉主权的外交事件。

东北地方官深知东北复杂的政治局面，强调防疫并非单纯的医学事务，而是对外交涉的大事，应由地方官统筹办理。对政治几无所知的伍连德到哈尔滨后不久，在与英、日、美领事会晤时，提出由中方先行派兵隔离。此事让锡良大为紧张，他一面电询哈尔滨道台于驷兴，为何伍连德径向外务部请派部队，一面电告外务部哈尔滨中俄杂处，派兵恐另生枝节，否定派兵之议。以此为契机，锡良提出应划分医官与地方官的权限。虽然外务部派伍连德全权负责，但锡督认为"查验、消毒事与民人有关，又兼对待外人"，必须与于道商办。因此，锡良提议伍连德专主医事，留诊、查验、消毒等事，由伍连德与于驷兴随时商明办理。最后外务部致电锡良，确认伍连德专办防疫事宜，交涉事则仍由于驷兴主持。至此，医官与地方官在防疫事务中的权限有了明确划分。

伍连德总医官在取得全权指导防疫的权力后，严格实施西法防疫。他指出，从临床和细菌学上已经确认这是肺性鼠疫，几乎完全是从人到人的传播，因此控制鼠疫的努力，应集中在人的行为和习惯上。他要求阻断傅家甸内外交通，严格控制甚至阻断铁路交通，分别隔离患病者、疑似病者和无病者。要做到这些，亟需各级政府的支持：若要阻断交通，则必须得到俄方的合作，才能断绝与哈尔滨往来的铁路交通，才能断绝道里道外的往来；若要隔离数以千计的直接接触鼠疫患者的家属、同事以及同居者，必须依靠警察及军队的帮助。因此，伍连德对防疫领导权的实现必要依赖于清政府从中央到地方在经济、军事和外交方面的全面支持。

铁路是鼠疫传播的重要途径，断绝交通为防疫第一要义。要做到这点，离不开地方官与东清铁路公司以及道里防疫局的交涉。鼠疫发生后，东清铁路公司一直没有停运火车，而仅仅颁布了关于华人乘坐火车的三条规定。1月7日，中俄双方商定，哈尔滨车站允许派华医查验，其他车站如有查验，也允派华医办理。但伍连德坚持认为鼠疫是人人传播，必须停运火车。1月6日，奉天发现疑似鼠疫患者，引起清政府高度重视。13日，京奉二三等客车停运。14日，南满铁道特发禁令，由长春车站开至双庙子的三等车不售华人车票，头二等车票须有特别执据，方准乘坐。在此背景下，锡良以"东清不停，将来长春必与哈埠无异，危险更甚"为由，电令吉林巡抚陈昭常交涉东清铁路停运事宜，同时电请外务部与俄使交涉，将东清铁路二三等客车即日一律停止。于是，陈昭常率同于驷兴以贺年为名到东清铁路公司，与总办霍尔瓦特商谈，敦促其先确定暂停售卖二三等火车票。霍答应暂停卖三等票，二等车则采用留验办法。16日，外务部向驻京各使声明，东清铁路应停止二三等客车，并同俄使面商此事。经过一再交涉，18

日东清铁路公司同意自 20 日起，一律停止售卖三四等票，二等车在哈尔滨留验 5 日，无病方予准行。不过，车站检验所尚须两三日方能开办，届时将由中国官府派华医会同查验。

火车停运后，断绝交通便成为防疫中的重要议题，而这必须得到国家武装力量的强力支持。俄方要求中方断绝傅家甸交通，清查陆路往来各处的骡马车辆，并要求不论有病无病，一律禁止往来。为防止患病者从陆路南行，地方官在哈尔滨南行大道扼要地方设卡，兼派医官查验。外务部认为东清火车停运后，彻底隔绝交通成为防疫的重要内容，故致电锡良，请其注意。奉此，锡良电令吉、黑巡抚，必须严格限制骤增的长路骡车，隔绝交通，遏制鼠疫的蔓延。月底之际，地方官员认为防疫当务之急在于断绝交通，而交通的断绝则需要警兵方可办到。为此，东北地方官员从各地抽调巡警到哈尔滨协助。不敷应用后，锡良与陆军部协商，从驻长春陆军第三镇抽调一千余名军人到哈，协助防疫。

伍连德到哈之初，就感到傅家甸巡警办理防疫不得力。防疫队仅有 100 名，加之居民不开通，必须借助武装力量，才能有效防疫。他向外部提议，派军队到哈协助防疫，锡良以"该埠中俄杂处，兵多固恐另生枝节，龌龊且更不免有传染之事"为由，加以反对。吉林巡抚陈昭常则借口，该省防军正在各处剿匪，拨不出兵员来，更担心忽增500 名士兵，恐与俄兵起冲突，后患不堪设想，否定调兵之请。

为满足伍连德要求，地方官员一面从外地调拨巡警到哈协助防疫，一面在傅家甸设法招募防疫巡警。1 月 7 日，于驷兴饬令双城府派巡警200 名到哈，并预备 100 名候调。10 日和 14 日，双城巡警各到哈 100名。后来，因鼠疫蔓延各处，续到巡警仅新城的 100 名，远远不敷应用。吉林巡抚请锡良咨商陆军部，电饬驻长春陆军第三镇曹锟选兵1,000 名，"择定稍明卫生，通晓事理之队官多名，预备来哈"。18日，陆军部致电锡良，告知如果办理防疫事务须军队襄理，可以临时遣派曹锟陆军第三镇。经过东三省总督与曹锟十余日的反复交涉，伍连德防疫所需的 1,000 名士兵陆续抵达傅家甸，参与隔离疫区和阻断交通。

铁路停运后，苦工因惧怕染疫身亡及防疫之严苛，纷纷徒步南下。锡良电令铁岭、开原、奉化和怀德等县令在各要道口截留步行南来的苦工，暂时安置在附近空旷房屋内，过 7 日后验明无病，方准放行。由各官府分给留验苦工口粮和煤火，以免冻饿致毙，其费用事后报销。锡良此时的办法并非完全阻止苦工流动，而是计划留验 7 日，无病放行。若采取此法，需各地统一行动才能见效。外务部和直隶总督不愿承担疫情蔓延到京师的风险，厉行完全遮断交通，禁止苦工入关。如此一来，不仅使遮断交通留验苦工措施难以执行，而且东北地区截留的苦工越积越多，给当地造成了很大麻烦。

如何安置截留的苦工成为了摆在东北地方官员面前的难题。在给军机处的报告中，锡良指出：各地乡屯鉴于鼠疫传染剧烈，自卫甚严，不许外来行人进村，若要留养截留苦工，各项供应都难以为继。留养苦工必须为其提供衣食和柴火，以保证其基本的生活需要，此项费用使得各地经济负担加重，均向锡良请示，希望在正款中拨用此费用，"据实报销"。为减少留养苦工的支出，各地采取了不同办法。有些地方，苦工留验 7 日后，无病者放行。有些地方则是折中办理留养苦工事项。据报载，小岗收容所收留了 190 余名苦工，均经检验无病。当地鼠疫虽已熄灭，理应及早开释，但官府担心"该等半属贫困无依，一经释放，入夜各处栖息奔窜，恐又酿成传染"，故每日仅提供晚饭，白天任其外出谋食。

雪上加霜的是，俄国以防疫为由大规模驱逐华人，先后有六千余人之多。爱珲七十六屯有三千余人，为了安置这些苦工，爱珲道台资遣出境，每屯拨米 5 石，由屯长给予一宿两餐，即令前行，由分卡巡警压送。自上游来者，由黑河每人给面 3 两，巡警接替押送。爱城防疫局领票至两颗屯给面 5 两，免致逗留滋事。再于大岭检验所设粥厂，食后令行每人给面包 5 个。讷河接纳黑爱南下的苦工日多，拟于厅境北界首站派警弹压，供给住宿饮食，给照下行，次站即验照供给宿食，以次各站递推照护出境，将能愿充作林工者安插留用，除供宿膳外并给日用费。

新制：卫生行政的诞生

鼠疫的冲击使国家不得不介入防疫中，在某种程度上催生了卫生行政。海港检疫始自15世纪欧洲对抗鼠疫的经历，后随着帝国殖民扩张推行到全球。香港作为英国的殖民地，是英帝国体系的重要部分，它严格遵照殖民医学的规则，严格执行海港检疫和疫情报告，并有一套相应的反应机制。作为近代中国最重要的城市，上海成了中外贸易网络的中心，最早建立起一套海港检疫体制。1862年，江海关税务司拟定检疫章程，呈请政府批准，并得到各国驻华外交使团同意，公布施行，由海关延聘医官，办理检疫事务。翌年，重新拟定了更详细章程，经领事团同意，由海关道公布施行。需检疫时，由海关当局与领事团随时商酌施行。上海的海港检疫由海关与外国领事官负责，他们决定是否需要检疫以及检疫时间的长短。但此时的海港检疫仅仅负责出入港口船只的检疫工作，其方式和程序都及其简单，也未建立起相关的医院和卫生站等基本设施。直到1894年香港鼠疫的爆发，中国才真正开始应对以检疫、隔离和消毒为主要形式的西法防疫的挑战。

香港鼠疫爆发之前，上海公共租界已建立起卫生行政机构。1889年，工部局下设由专业医师史坦莱领导的卫生处，按照西方模式专职办理卫生事务。不过，该处的职权范围仅限于公共租界，对界外的卫生事务无权插手。正是由于遵照西方医学原则进行卫生治理的只有租界当局，鼠疫来袭时它是最有危机感且最积极的。因为它明白，若无其他各方的配合，仅仅依靠自身，是无法有效进行防疫的。然而，上海租界当局所做的仅仅是要求上海道台采取消毒、禁运棺材、送染疫者去医院而已，未能促成本地卫生行政的建立。

受东北特殊地缘政治的影响，1899年爆发的营口鼠疫促成了卫生行政的建立。为防止鼠疫蔓延，各国驻营口领事反复交涉，营口道台不得不创设了卫生局，由各国派官员商办事情，并拟定了经费和人员的来源。虽然章程要求中国政府筹给卫生局支销，但经费实际由各方筹集，总理衙门拨给1万两经费，中东铁路局资助16,000两，各国驻营领事暨各洋行主捐款4,000两，先后集资3万两。此外，他们拟向中国官商募集2万两，以满足卫生局6个月的运营费用5万两。卫生局由10人组成的卫生委员会控制，包括3名中国人，3名英国人，2名日本人，俄国人和美国人各1人。日本领事田边熊三郎函请日本医生到营口担任卫生局雇员，包括退休警察医生冈崎祗照，医师村田升清、野口英世等，他们于10月27日抵达营口开始工作。此后又有4名日本医生到卫生局工作。

义和团运动爆发后，俄国人借口保护自身利益占领了东北。1900年8月5日，俄军占领营口，10月3日占领盛京，东三省处于俄军的军事占领之下。俄国人占领营口后，不顾各国抗议，制定《营口管理条例》，设置民政厅、警察局和司法机关，实行殖民统治。营口地处水陆交通枢纽，不但汇集各国及各地船只，而且有铁路可将瘟疫传染甚速甚远，对俄国影响尤甚。营口屡屡发生鼠疫和流行性霍乱，俄国人不得不在营口处理卫生事宜，民政厅下设卫生局，专司市内卫生，以防止营口成为传染病的发酵场，祸害东北地区。

日俄战争后，日本占领东北南部地区。1904年7月26日，日本设置军政署管理营口，卫生受到高度重视。营口军政署警务课下设卫生局，致力于改善当地卫生。卫生局设有医疗所、营口医院、疗病院、船舶及汽车检疫所、避病院和屠兽场等机构。《各军政署及军务署关于卫生勤务规定》明确军政署管辖的地方卫生事务包括：给水、排水、市街清洁法及污物废弃、屠兽、检疫、传染病预防及种痘等。较之俄国人的粗放式管理，日本人不仅拥有125人的卫生管理队伍，而且在清洁和消毒这些具体事务中，展现出事必躬亲、严谨认真的态度，极大完善了卫生局的管理体系。

在交还营口过程中，日本要求中国政府签订协议，保证保留其创立的包括卫生在内的市政制度。营口接收后，山海关道开办卫生总局，"诸般事务均仿日本旧例"。与此同时，清政府自上而下推行警察体系，日本人通过协议保留的卫生制度，也被纳入到这一体系。1905年4月18日，北洋派往东北6位官员，帮助新政官制改革。12月21日，奉天警察总局接办卫生事务，拟定卫生章程。徐世昌就任东三省总督后，完善规范警察制度，各地开办巡警，卫生股随之成立，负责"清道、防疫、检查食物、屠宰、考验医院等事"。1906年，营口设立巡警总局，卫生顺理成章成为其职能。

日本军政署为营口留下了四项遗产。一是经费保障。直隶总督和盛京将军会奏，在日本人交还的关税余款内酌量动拨经费。二是一所正规医院。日本人花费十五六万元修建了营口病院，作为公立病院，最初归军政署管理，后归由同仁会经营，经费亦由其支付，每年约4万元。三是营口卫生局的固定办公地点。日本人占领营口后，将旧有道衙改作疗病院。梁如浩接收后，将其作为办理卫生事宜的卫生总局办公地点。四是卫生局聘任了学习过传染病理的专业医务人员。该局招聘曾在日本知名传染病学者北里柴三郎博士的传染病研究所工作的冈田君担任教习。

综合当时报纸的报道，可总结出卫生总局的主要职能。首先，建立普遍清洁扫除制度。卫生总局招集苦力，由巡捕带领分段扫除。其次，巡捕肩负了卫生监理的职责。巡捕挨家提醒住户注意家中卫生，按时洒扫院屋，若有鼠穴则予以填堵，若不洁净则带局惩罚。再次，卫生总局不时出示卫生告示，提醒人们注意预防时疫。第四，卫生局仿照日人办法，以现金和彩票方式奖励捕鼠。第五，设陆路防疫院和水路检疫所，延聘中日医官认真查验进出口船只和客货。

然而，卫生局虽然成立了，但仍然举步维艰。在东北大鼠疫爆发前夕，奉天巡抚令下属削减警饷，营口道台周长龄以"该院无多事事"

为由，打算裁撤卫生总局施医院。造成这种的局面的原因，大致包括观念、人才和财政方面。从观念上讲，中国人虽然开始举办卫生行政，但并未意识到卫生的重要性。时任奉天巡警局医官的姚启元反思了中国在卫生行政事务上的问题所在。首先，他指出，"防疫乃保护恢复社会安宁秩序，增进人民幸福之最要事项"，各国都制定了完备的法规，有健全的卫生机关实地推行。但是，中国尚未有完全法规及机关，"数千年来之人情风俗又不能一朝打破"，结果难行理想的卫生防疫。其次，他认识到细菌检查的重要性，由于中国缺少细菌检查所，往往不能及时调查研究病毒传播情况，确定扑灭之策。对此，他建议防疫机构设立细菌检查所，同时研究细菌学，推进医学进步。第三，他认识到，中国社会普遍缺乏卫生思想，"不知传染病预防法及消毒法为何事者甚多"，行事非常困难。因此，他与防疫人员提议平时做好防疫准备工作。

从制度层面分析，营口卫生行政实践缺乏适合的制度环境，存在两大致命缺陷——人才和经费。由于科学医学教育的落后，中国缺乏能够主持卫生和防疫事务的医学人才，只能从日本聘用，这就形成一种依赖。随着科学医学的发展，西方卫生防疫体系越来越依赖于微生物学。在营口的实践中，英、俄、日都遵循科学医学的指导，严格按照医生指导办理防疫，完全排斥中国医生的参与，这样就将他们排挤在卫生行政体系之外，即使参与也只能作为日本人的助手。中国科学医学教育发展滞后，医学校多是外国教会创办，"此种医院之设立，固属慈善事业，但实则藉以传教"。由国家经营的医学校为袁世凯创立于1902 年的北洋军医学堂，"并非为新医学而办医学，乃为练新军而办军医"。该校在1911 年之前，共计毕业104 名学生，人数极为有限。据洛克菲勒基金会1914 年调查统计，全国各地医学校在1912 年之前在校医学生有465 名，毕业生125 名。如此数量的医学生对于偌大中国而言，只能是杯水车薪，不敷应用。

最关键的是，虽经新政改革，但地方社会仍未能形成一套适应现代治理的体系，地方财政缺乏来自当地社会的充足经费，必须依赖于中央与地方之间复杂的财政体系，很难保证作为公共事务的卫生防疫获取足够的经费。日本人占领时期，在营口建立了一套地方管理体系，截流山海关收入，有足够的财政经费拨给卫生机构。接管之后，这些经费不得不上缴给上级财政，只能倚靠部分拨款。

　　1894 年香港鼠疫爆发之后，逐渐蔓延到全国各地。屡次爆发的疫情如一面镜子，为我们提供了观察那个巨变时代的影子。追随着这缕光影，似乎捕捉到了鼠疫在城市、医学、社会、政治和卫生诸方面留下的点点印记。经济和社会发展形成的新兴城市，孕育着很多人的梦想，也成为鼠疫的温床。面对鼠疫，中西医学各展所长，在疫情中得到发展的科学医学，日渐对鼠疫有了更深刻的认知，已经能有效地应对疫情，从而在医学竞争中渐渐胜出。中西对疫情的不同应对方式，对传统方式造成了冲击，国家开始被迫介入到防疫中，传统社会组织的慈善事务甚至被视为有碍防疫而受到质疑。鼠疫的应对已经不是简单的医学事务，而是一项关乎外交、内政、经济的政治事件。更重要的是，鼠疫成为中国地方卫生行政诞生的催化剂。

四

黑死病：
不间断的欧洲史　14—19 世纪

辛　旭

瘟疫是人类社会不断遭遇的重大群体危险之一，而"黑死病"（bubonic plague）要算其中最知名的一个。* 从 14 世纪到 19 世纪，它在欧洲各地反复发作，肆虐长达五百年之久，每一次爆发都会夺走当地至少半数的人口，造成了巨大的社会破坏。各国政府与社会做出种种努力，以期有效应对其挑战。这些措施在遏制瘟疫肆虐的同时，也引发了一系列令人始料未及的连锁效应，深刻地改变了欧洲社会文化的诸多方面，影响深远，至今未歇。我们所熟知的诸多现代制度，都和这段历史有着密不可分的关系。在某种程度上，甚至可以说，黑死

---

*　正如本章第一部分所展示的，"黑死病"的名称在历史上几经演变，头绪繁多，名字本身的拼写方式也多有变化。下文将提到，史家认为人类历史上有三次"鼠疫大流行"，在英语中有时会将它们统称为"black death"；而今天瘟疫史研究中所说的"黑死病"，均特指其中的第二次，英语中写作"bubonic plague"。由于"black death"和"bubonic plague"在汉语中都被译为"黑死病"，二者很难从字面上做区分。如无特别说明，本章所说的"黑死病"主要取其狭义，也就是"bubonic plague"；对其他两次"black death"，一般称之以"第一次鼠疫大流行"和"第三次鼠疫大流行"。此外，为了大致区分英文中的不同表述，本文在第一部分追溯该病得名过程中，明确标出英文拼写方式，以利于理解当时的疾病名称和医学思想（比如，中世纪的人们对黑死病的爆发所做的星相学意义上的解释，我将其译为"黑死疫"），但全文只在约定俗成的意义上使用"黑死病"一词，不再明确区分该词使用的年代背景。

病和人类之间的战争，为我们探求"现代性"的起源提供了一个新视角。不过，我们必须回到历史情境之中，理解当事人对疾病的认识与救治逻辑，才能更好地理解这些历史面相。

命名

为疾病定名，就是人类试图对它们加以认识和控制的开始，而相关词汇数量的扩大和词义的变化，更进一步记录下人类在疾病世界中勘察探索的足迹。最近，《牛津英语词典》追踪了自新型冠状病毒爆发以来，在全球出现、使用和发展起来的新术语及其丰富内涵。这一工作也提示人们注意有关"瘟疫"的词汇在历史上的演变过程，其中就包括本章重点讨论的"黑死病"。这个来自欧洲的、有所特指的名词已经进入了汉语词汇表，在知识图谱中丰富了我们对疾病的隐喻和意象的认知。

"黑死病"这个称呼，传神而贴切描绘出了这种疾病所造成的死亡特征：最明显的体征是被感染者身体出现"黑色"的"小脓包斑疹"和"肿胀"，并且在耳后、腋下或者大腿和身体其他部位有灼烧感的红色或棕色腺瘤。医学史家塞缪尔·科恩（Samuel Cohen）以 15 世纪早期米兰瘟疫为案例展开细致研究，发现当时的瘟疫主要有三种不同类型的肿胀：腺体部位的肿胀（buboes）、身体其他部位的肿胀（carboni）和扁豆状的小斑点（petecchie），末期会变成黑、紫色。无论是哪种状况，在当时的医生看来，只要皮肤上出现这些黑紫色斑点，那它就不仅是瘟疫的症状，更是病人即将死亡的迹象。

不过，"黑死病"最早并不是一个专有名词，而这场瘟疫最初也并没有被冠以这样一个名称。这个词被发明、应用和固定下来的过程，标示出人们对瘟疫的病源、疾病症状和后果的认识不断深化的足迹。

"黑死病"一名可以追溯到古罗马哲学家小塞内加（Lucius Annaeus Seneca）为了描述传染病的可怕后果所发明的"mors atra"一词。12 世纪法国医生吉尔斯·德·科尔贝（Gilles de Corbeil）在其《疾病症状与病症》一书中借用了这个术语，用来描述"热疫症"（febris pestilentialis）。在黑死病爆发初期，并没有一个专门的词来描述这场悲剧。史家研究这一时期的幸存者证言和大量亡者遗嘱，发现时人用来描述这场疫病时，使用最多的表达是"普遍死亡"（general death）或"普遍瘟疫"（general pestilence）。"普遍"（general）在这里更多是指死亡和疾疫"无处不在"，不分年龄、性别和阶层乃至于地区——"它"具有普适性。再看有关这场疾疫的"专业"记录：意大利编年史家用"必死"（mortalitas）或者俗语"morta"来描述疫情；医生们在医学论文和报告里则用"瘟疫"（pestilential）、"毒血症"（epidemia），偶尔也会使用"病疫"（peste）。"瘟疫"（pestilence）或"致命的流行病或疾病"（a fatal epidemic or disease）则是大瘟疫发生最初几十年中出现频率最高的用语。这些词汇的使用者和使用场合都各不相同，但所着眼的现象都是大规模的人口死亡。

疫情到处可见，每个人都处在危险之中。被称为"人文主义之父"的意大利诗人弗朗西斯科·彼得拉克（Francesco Petrarca）在给朋友的信中写道："人们听过或在书中读到过'瘟疫'（plague）这个词；但是，一场扫平世间、让人世空空荡荡的世界性瘟疫（a universal plague）却从未出现，也从没有人听说过——而现在，它来到了我们身边。"彼得拉克使用了"universal"这个词来描述他所目睹的情形，强调的仍是疾疫的无所不在。（至于他用的"瘟疫"［plague］一词，来自古典传统，与他同时代的医学人士所用的术语"瘟疫"［pestilential］不同。后者来自古代医学传统。）

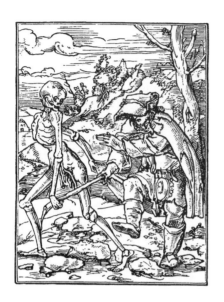

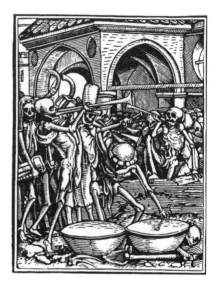

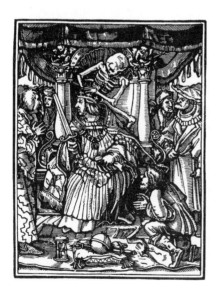

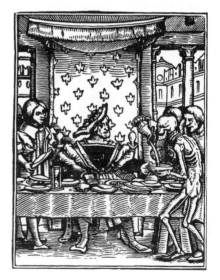

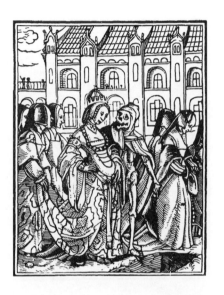
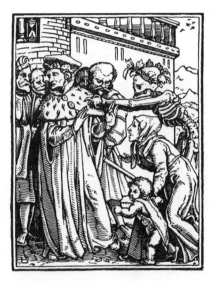

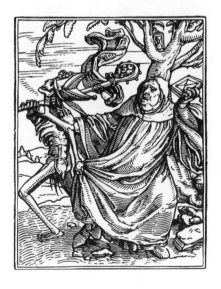
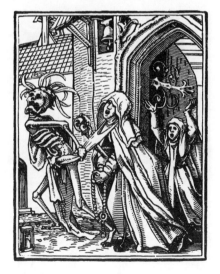

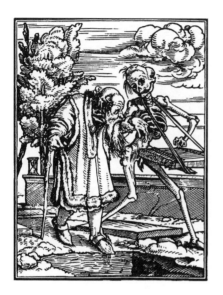

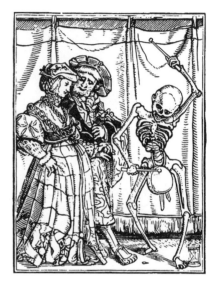

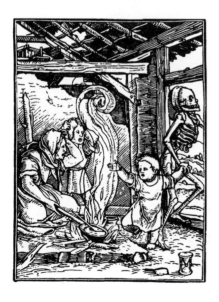

《死亡之舞》系列木刻版画，小荷尔拜因（Hans Holbein the Younger）

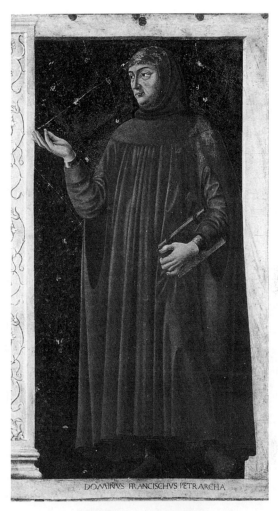

DOMINVS FRANCISCHVS PETRARCHA

弗朗西斯科·彼得拉克像

　　1350 年，比利时天文学家西蒙·德·库维诺（Simon de Couvin）在讨论大瘟疫的发生缘由时，借用了"黑死疫"（black plague）一词。他认为，这场瘟疫的发作源于"木星与土星的相遇"，所谓"黑死疫"是由于星象变动引起的"黑色死亡"。很明显，这个说法中"瘟疫"（plague）的表述虽已出现，却还不具有明确的医学含义。但从这时候起，"黑死疫"一词逐渐与 1347 年起出现的瘟疫联系在一起。到了 17 世纪，描述流行病的相关词汇也更加丰富和贴切。人们在过去"流行病"（epidemic）一词的基础上增加了"大流行病"（pandemic）这个用语；原本用来指涉星象后果的"黑死疫"，现在则因为疾病特征（感染瘟疫的患者皮肤会出现黑色脓包）而具有了更加鲜明的医学内涵。事实上，19 世纪末的历史学家弗朗西斯·加斯奎特（Francis A. Gasquet）提出，作为 14 世纪大瘟疫专有名称的"黑死疫"，是 1631 年首次出现在丹麦的史书中，随后才被广泛传播并接受下来的。而今天我们所熟知的"黑死病"（black death）一词，则要到 1755 年才被人们普遍使用，指代已经延续几百年的大瘟疫。

1894 年，现代细菌学先驱路易·巴斯德（Louis Pasteur）的学生亚历山大·耶尔森在对香港鼠疫的调查中发现了"鼠疫耶尔森氏菌"，并且证实这种杆菌存在于啮齿类动物身上，老鼠和跳蚤是其中间宿主，从而自医学和现代流行病学角度确定"鼠疫杆菌"是导致史上最严重危害大瘟疫的病原体。同年，加斯奎特写道：中世纪大瘟疫显然是某种东方"鼠疫"的形式。从此，"鼠疫杆菌"与"黑死病"紧密结合，"鼠疫"成为塑造我们对中世纪黑死病知识的现代基石，而作为疾病的"黑死病"正式得名，写成"bubonic plague"。这种连续折磨了欧洲人几个世纪之久的疾疫被界定为"鼠疫"（plague）。这一方面意味着人们对这一疾病的探讨已脱离神意或星象等宗教领域，另一方面更体现了瘟疫研究中医学知识的发展和实证观察导向的胜利。

"鼠疫的三次大流行"

根据今天多数历史学家的看法，鼠疫在历史上有三次大流行。它们有几个共同特点。一是爆发于小地方，流行于大区域。每一次瘟疫

大流行都是先在欧洲的某一地区爆发，继而蔓延至全欧洲，乃至世界
更广泛地区，造成大规模的人口死亡。二是反复发作，从未消失。即
便偶尔停歇一段时间（有些甚至达到几十年），但必会重来，或持续数
月，或持续几年。第三，季节性发作。它通常在万物萌生的春天开始
显露迹象，夏季达到高峰，伴随寒冷的冬天到来而稍稍平息。现今研
究者普遍认为，这几次大瘟疫都是由鼠疫耶尔森氏菌引发的，通过携
带病菌的跳蚤、老鼠传播，而温暖潮湿的天气和气候条件为其提供了
理想的生存环境。

　　鼠疫的第一次大流行爆发于公元541—542 年的东罗马帝国，持续
了两个世纪。其爆发时恰值查士丁尼大帝在位时期，故被称为"查士
丁尼大瘟疫"。当时帝国境内各地、首都君士坦丁堡，乃至波斯萨珊帝
国在整个地中海的港口城市都受到严重影响。就连查士丁尼本人也感
染了瘟疫，虽然最终得以死里逃生，但面对大量人口死亡、贸易停滞、
农业损毁、军队不振的悲惨图景，他不得不放弃复兴罗马帝国的宏伟
蓝图。

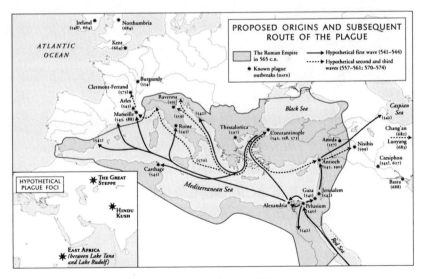

查士丁尼大瘟疫传播图

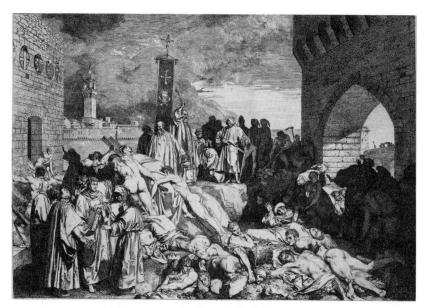

《薄伽丘所描述的佛罗伦萨瘟疫》（1801）

鼠疫的第三次大流行，主要是指 1855 年到 20 世纪 20 年代爆发于世界各地的鼠疫流行病。其中 1855—1859 年可以视作第一波流行期。这次疫情爆发于我国云南，逐渐蔓延到周边地区。印度是此波疫情最为严重的地区，死亡人数高达 1,000 万。此后，鼠疫又分别于 1894 年、1900—1908 年、1900—1925 年在香港、美国旧金山、澳大利亚等地多次爆发。

至于鼠疫的第二次大流行，也就是本章所要讲述的黑死病。它从 1347 年秋天开始，反复发作，一直到 19 世纪 30 年代才基本结束。

根据记载，黑死病的初次流行是从停泊在意大利西西里岛墨西拿港口的贸易商船上开始爆发，并迅速蔓延到全岛的。这些商船来自克里米亚卡法贸易站，共有 12 艘。1348 年 1 月，商船抵达热那亚和威尼斯。几周后，在比萨爆发了瘟疫。这里是通往意大利北部的关隘。不久，疫病就在整个意大利快速传播。据说，这批商船中的一艘被驱逐出意大利，之后驶往马赛，也将疾病带到了法国。1348 年 6 月之前，英国和葡萄牙也都经历了疫情的袭击。此后，瘟疫继续向北向东，到达欧洲绝大部分地区，只有部分异常偏远的村庄和高山幸免于难。直到 1351 年，疫情才稍有平息。因此，1347—1351 年也被称作黑死病疫情的"第一波"。

后来的历史学家认为，黑死病虽然从意大利爆发，但其源头是在遥远的中亚、西亚和东亚的草原地带。由于几个蒙古大帝国的建立，亚欧之间的辽阔地带得以长期维持和平，丝绸之路经过长期停顿后，也再次繁盛。随着人们频繁的商贸往来，生活在中亚、西亚和东亚草原地区的黑老鼠（包括土拨鼠）也由于气候的变化，一路向西，先于 1343 年到达克里米亚地区，之后又随着往来欧亚的商船，来到墨西拿，而它们身上所携带的极具感染力和致命性的传染病菌，也随之到达欧洲，在对其毫无抗体的欧洲人身上肆意作祟。

在今天看来，这个说法其实未必准确。不过，无论如何，黑死病一经现身，就在欧洲扎下根来，经久不散，并波及到地中海乃至非洲。据记载，1346—1671 年，几乎每年都会在某地有疫情的爆发。以英国为例，仅在 14 世纪就经受过 1361—1362 年、1369 年、1379—1383 年、1389—1393 年的多次瘟疫袭击。此后几个世纪里，瘟疫的出现也同样频繁。其中，1665—1666 年的伦敦大瘟疫，因为有著名作家丹尼尔·笛福（Daniel Defoe）的生花妙笔，留下一部脍炙人口的《瘟疫年纪事》，而为世人所熟知。

1629—1630 年，17 世纪欧洲最严重的一次瘟疫发生了。它最早开始于 1623 年的法国北部，随后传播至英格兰、德国、瑞士等国；到 1628—1629 年，来到北部意大利，并飞速发展，截至 1630 年春天，已重创了所有意大利北部的城市。数据显示，在意大利北部城市中，仅有 5% 的人口没有受到这次疫情的波及，而有 30%—35% 的人口死于瘟疫，死亡总人数达约 200 万。

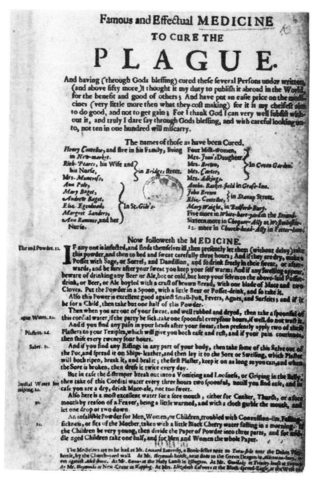

17 世纪伦敦地区一份号称能够治疗"瘟疫"的药物"广告"

1720—1722 年，法国马赛再次出现黑死病的身影。这是迄今所见记录中，西欧大陆最后一次爆发鼠疫。而在南欧，黑死病的踪迹是1743 年才消亡的。有意思的是，它们最后被发现的地点仍是墨西拿和西西里——欧洲的第二次鼠疫大流行从这里开始，又在这里结束，历史似乎通过这个巧合，为黑死病画了一个休止符。通常认为，在这之后，黑死病就在欧洲大地上绝迹了。不过，直到拿破仑东征，鼠疫仍然在地中海地区时有发现，但那主要是在奥斯曼帝国境内了。

直到今天，鼠疫仍然没有被彻底消灭，它仍会时不时出现于世界某地。最近一次鼠疫爆发于 2017 年的马达加斯加，造成数千人感染，数百人死亡。尽管人类已经与鼠疫搏斗一千多年，积累了丰富的历史经验和治疗方案，然而最近的情形依然让人担忧：科学家发现鼠疫病菌已经出现耐药性，微生物的强大有时超出科学的想象力。包括鼠疫在内的瘟疫仍是我们必须时时刻刻小心应对的难题。

诊疗与救治

西方历史上对于瘟疫的理解，一直存在着两个传统。一个是宗教传统。它认为疫病的流行是神意的体现，是对人类道德腐败的惩罚。因此，世人对于瘟疫只有求助于神祇的力量，通过忏悔、祈祷等手段获得解救。这被称作对瘟疫的"神正论"（或"神意论"）解释。根据《圣经》的说法，人类注定要经受"瘟疫"这一永恒的苦难，这是他们的祖先亚当与夏娃违背上帝的律令偷食禁果带来的报应。在《出埃及记》中，摩西和亚伦遵循上帝的旨意，要求埃及法老解除对以色列人的迫害，却被法老拒绝，于是上帝降下"恐怖十灾"以惩罚埃及。而《诗篇》第 91 篇明确指出，"瘟疫"就是上帝惩罚世人的手段，该诗篇也因而被称为"大瘟疫诗篇"。在古希腊，《伊利亚特》开篇讲述，在特洛伊战争中，阿波罗为惩戒迈锡尼国王阿伽门农的妄逞私欲且拒不认错，怒降"瘟疫"于希腊军队。"神正论"长期主导了人们对瘟疫的理解，在历史上具有深远的影响。

公元前 5 世纪，古希腊的伟大医生希波克拉底在其专著《流行病》中，提出了一种对"瘟疫"的新理解。希波克拉底并不完全反对瘟疫的"神正论"解释，但是，相对于对"神意"的窥测，他更重视的是，"瘟疫"具有传染性，而空气是主要的传染媒介。这样，他开启了瘟疫理论中的医药传统。在近代之前，特别是中世纪的欧洲，医药传统一直作为宗教传统的补充物存在。相当一部分专业医生也像希波克拉底一样，是在接受"神正论"的前提下展开医学实践的。不过，他们认为，即使瘟疫是天降的惩罚，仍是可以通过医学手段加以疗救的，而医疗本身并不违反上帝的意志。

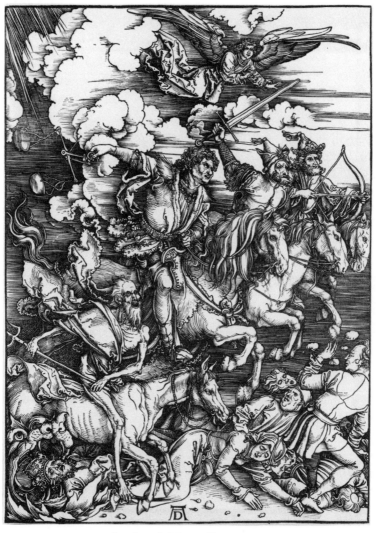

《天启四骑士》，丢勒（1498）

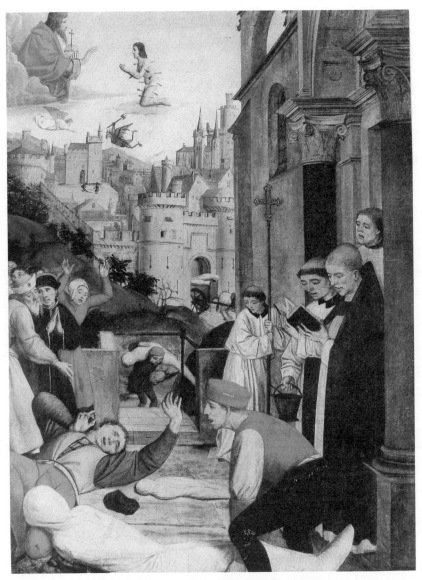

《圣塞巴斯蒂安为瘟疫区祈祷》，若斯·列菲林西
（Josse Lieferinxe）

（一）医药传统

1347 年爆发的黑死病剧烈而突然，人们在开始的几年中除了袖手迎接死亡之外，似乎一无可为。不过，在表面上的普遍无助之外，有心人并没有放弃希望。瘟疫发生之后，幸存者立即开始记录和检讨这场可怕的遭遇，试图找到补救之道。在他们遗留下来的文献中，无论是如乔凡尼·薄伽丘这一类世俗作家的描述，还是医学人士所撰写的疾病论著报告，都留下了这次瘟疫的一些重要特征，为后人辨识和处理相类事件提供了重要的参考依据。

首先是"普遍性"。正如前边引用的彼得拉克的描述，这是一次"普遍的死亡"。瘟疫面前，人人平等，没有年龄、性别、高低贵贱的区别，无论身居何地，谁都没有被豁免的权利。其次是迅捷性。瘟疫的传播和蔓延极为迅速，在很短的时间内就会广泛感染周边地区，而人一旦被感染，就难逃突然死亡的厄运。

正是这两样特征，使得疫情具有极强的传染性，且无法防御。目击者常常感到没有语言可以表达自己的恐惧之情和无助之感，而医生则陷入完全无能为力的困境。但即便悲怆无奈，人也不肯轻易束手就擒。雅克梅·达·阿格拉蒙特（Jacme d'Agramont）是当时的一位医生。他虽然认定这场"瘟疫是无与伦比的"，但仍然坚持从事医疗救助和研究工作，写下了迄今我们所发现的第一篇有关这场瘟疫的专业医学论文，被史家誉为"瘟疫第一人"。另一位值得被铭记的医生是秦梯利·达·福利尼奥（Gentile da Foligno）。他在论文中探讨了疾病发生的缘由，力证瘟疫爆发并非像有些人所说的，乃是"犹太人的阴谋"（有关这个谣言，参见下文）。可惜的是，这两位医生也没有能够逃脱死亡的魔爪，皆于 1348 年 6 月死亡。

必须承认，在当时医生们写作的医学论文中，对疾病的认识与分析仍然保留着早期中世纪的传统。他们没有对疾病的性质做出正确的分类，更没有认识到这场瘟疫的异质性。比如秦梯利就认为，"瘟疫跟他以前见过的或者读到过的"疾病类型是一样的。不过，这些医生对于症状的积极探索和描绘，仍然为医学事业积累了宝贵的知识和经验。

包括查士丁尼瘟疫在内的所有疾病记录中，"发烧"和"发热"是描述患者病症的关键词。1347年后的医学论文还描述了伴随瘟疫发生的其他各种症状，包括嗜睡、呼吸困难、出现幻觉、食欲不振、呕吐、舌头发黑、脉搏加快、尿液改变或头痛等。并不是每一个病人都会经历所有这些症状，但由于瘟疫在短期内多次发生，参与救助的医生们对疾病进行了更加深入和细致的观察，越来越多的症状被记录在案。保罗·贝林塔尼（Paolo Bellintani）根据他在布雷西亚、米兰和马赛等地工作的经验，记录了大量病人的瘟疫症状，留下了十个标志性案例。在这些案例中，病人感染瘟疫之后，会有发烧、头痛、呕吐和极度口渴、疼痛、肿胀、流鼻血、燥热、舌苔苍白等表现。

仅仅依靠上述症状，仍然无法将病患与普通瘟疫或其他疾病的受害者区分开来，这让当时的医生备受困扰。很快，在意大利以外的地区也发现了同样的病症，有关信息丰富起来。比如，英格兰医生威廉·布勒因（William Bullein）记录道："这种病态的……毒气的……黄颜色，饱受痛苦地……在肚子里肿胀……病人……出汗伴有泡沫。身体感到极冷，但体内却因受热而沸腾并燃烧……无法安静；鼻血喷涌……口腔变坏、变黑，脉搏加快……记忆力减退……"

在这些医案中，"肿块"（buboes）、"黑血"（black blood）开始成为高频词，并且在其他记录中也出现了相应的描述。比如见证疫情的意大利编年史家乔凡尼·维兰尼（Giovanni Villain）写道："听说热那亚传播的瘟疫在三天内就杀死了它的受害者，这些人胳膊下或'安圭纳亚'（腹股沟区）处出现了称为'疫瘤'（gavoccioli）的某些肿胀（buboes）。"薄伽丘也指出，瘟疫开始于腹股沟或腋窝下的"肿胀"，有些如"正常大小的苹果"，有些人的肿胀则如"鸡蛋大小"。对于这些肿块，"人们称之为'疫瘤'（gavoccioli）"。

在威尼斯圣玛丽亚·德拉·卡拉塔修道院（S. Maria della Carita）的回廊入口处，有一段 1348 年刻下的金色铭文，用威尼斯方言写就。其中有这样的字句："瘟疫开始四十天后，死亡方式变得多样：有人口喷鲜血而亡，有人的腹股沟或腋窝下长出腺体而死。"长长的碑文提到，瘟疫可以在人与人之间传播，蔓延很长时间，造成了极高的死亡率。

直到 14 世纪 60 年代，"腺体肿胀"（buboes）这个术语才统一了人们对这种疾病的认识。此后，编年史家、医生、人文主义者们才不再使用各种方言俗语来描述这场瘟疫特有的身体表现。

清晰的症状描述可以让人更加容易辨识疾病种类，采取针对性的治疗。人们虽然在瘟疫病案中发现许多跟古代世界记录不同的典型症状，比如"腺体肿胀"、"灰斑"扩散、"黑（紫）斑"致死等，但这些认识仍没有脱离古代知识的范畴。如前所述，维兰尼、薄伽丘等人就一再用"疫瘤"来称呼腹股沟或腋下的肿胀，而这个词是古代世界用来描述流行病症状的用语，可见旧的医学知识仍是人们认识黑死病时的参考基础。

在这样情形下，古代医疗传统也在黑死病救治过程中占据了主导地位。这一传统由希波克拉底开启，经由古罗马医生克劳迪亚斯·盖伦（Claudius Galenus）发展而来。希波克拉底奠定了传统医学的体液说基础。这一理论将人体与宇宙相类比，认为人体有如宇宙一般，由四大元素构成。元素各有物性，并按照一定规则运行。倘若其中某一元素的物性或运行法则不相协调，就会引发疾病。盖伦在四类"体液"平衡的基础上增加了"空气""锻炼""睡眠""饮食""消化""情绪"等六种"非自然物"，它们与四类体液共同协调作用于人体。

这种医学理论成为整个中世纪瘟疫治疗的思想资源。希波克拉底相信"自然的治愈力量"，认为让身体和自然环境处于"干燥"状态是有益的。他建议采用清洁干燥病体环境的方式来恢复病人的健康。在后来建立的"瘟疫医院"里，卫生署要求医院保持病患所处日常环境的清洁干燥，尤其要注意医院空间及周边的自然环境建设。另外，医生要求病患重视运动，保证睡眠充足，保持精神愉悦，不可令"情绪波动"以致健康恶化。为此，他们还使用香脂来舒缓放松患者的躁郁情绪，希望借此使得病患体内紊乱的四种体液回复平衡。

更重要的，希波克拉底认为，在瘟疫发作时期，人体发烧会导致体液过多，必须使用柳叶刀将其释放，才能重新恢复平衡。公元 2 世纪罗马军队遭到瘟疫袭击，盖伦作为主治医生注意到，患者发热，致使身体上的脓包腐烂，并伴随呕吐、咳嗽、溃疡等症状，直到周身都被黑色斑块覆盖，就将大限来临。针对这些症状，他在"平衡体液"的原则指导下，采用"放血"等方式，着重治疗患者身体的溃疡与肿块。这次瘟疫促使他基于临床观察发展并深化了希波克拉底以来的"体液说"。黑死病流行时期，医生们观察到的症状与盖伦对瘟疫患者的描述更加相似。他们普遍采纳了盖伦发展的瘟疫诊疗方案，采用了"放血""催吐""通便""灼烧肿块"甚至"蛤蟆皮吸毒"等各种千奇百怪的方式，以达到平衡患者体液的目的。

到了 16 世纪，瘟疫已经反复发作达两个世纪之久，死亡率仍然居高不下。基于"体液说"的希波克拉底—盖伦瘟疫医学方案难以解释同时期的大规模人口体液失衡这一现象。在这种状况下，医生们苦苦寻求病因的其他解释和救治之道，"瘴气"（bad air）理论成为此后几个世纪对于黑死病病因解释最令人信服的说法。"瘴气"的意思是被"污染"的有毒空气，其肉眼可见的形态为"蒸汽"或者"薄雾"，同时人也可以通过它散发的臭味感知它的存在。只要人所生活的自然环境出现了问题，比如水被污染和空气有毒等，人就会被它们感染，体液失衡，导致流行病发作。不仅黑死病的成因被置于这一理论框架内解释，其他许多种流行病包括疟疾、霍乱等，也都被理解为"瘴气"所致。

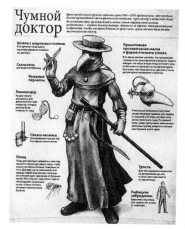

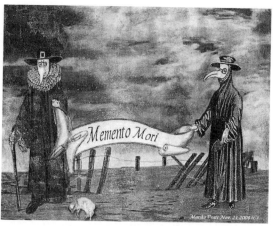

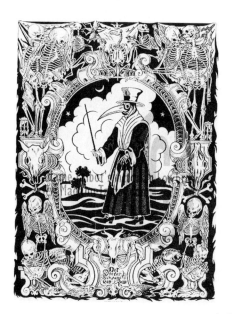

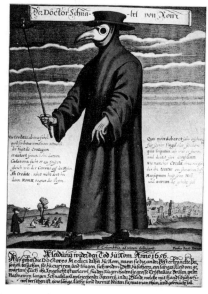

瘟疫医生

针对这种病因解释，医生们认为隔离有毒空气是有效的救治方式，因而发展出一些新的防治方案，比如"隔离病院"和"温泉洗浴"等，其中又以专门的"瘟疫医生"防护服的出现最为形象具体。17世纪30年代，美第奇家族的医生、法国国王的御医查理斯·德·拉莫（Charles de L'orme）为从事黑死病救助与死亡人口统计的"瘟疫医生"发明了防护服。它由一种外层上蜡、长及脚踝的罩袍和鸟喙状的特殊面罩组成。上蜡制服外层光滑，可以阻止不洁有毒的水汽、雾气侵袭人体；面罩鸟喙里填塞了香草、香脂和香料，为的是舒缓医生的情绪，同时起到净化吸入空气的作用。另外，瘟疫医生手里还会拿着一根拐杖，使他们不需要接触病人，就可以检查患者，指导治疗。

需要注意的是，解释黑死病的"瘴气"理论也没有完全脱离古代传统，它的思想源泉仍系于希波克拉底的医学理论之上。"瘴气"一词来自古希腊，意思是"污染"（pollution）。希波克拉底在其《圣病论》中将某些疾病发作的原因直接归咎于"空气污染"，中世纪的医生接受了这一思想，因而在黑死病的救助与防治上强调空气质量的重要性，并且进一步发展其理论，认为流行病是由腐烂物体散发出的黑色死亡瘴气引起的。事实上，直到19世纪现代医学诞生前，欧洲人尊重古代权威和医学传统的观念一直根深蒂固，也从来没有任何替代方案能够完全取代希波克拉底—盖伦的瘟疫医学。

（二）宗教传统：神意惩罚与世人应对

虽然历代医生在黑死病发生时身先士卒，但是黑死病的毒性和致命性仍然让医生们感到绝望。人们迫切需要理解这种疾病发生的原因，寻找应对之道。中世纪的人深受基督教影响，"神正论"也就成为解释黑死病的重要思维工具，它所带来的影响在某种程度上甚至超过了医学传统。

与医学传统一样，"神正论"也不是黑死病时期的独到发明，而有其自身的历史。尤其要注意的是，"神正论"对瘟疫的解释同样重视

"污染"的作用，但它所说的"污染"却与医学传统走着完全不同的路径。希波克拉底在《圣病论》一书中，讨论了在时人看来颇具神秘或者说神圣性的疾病，其主要表现为患者精神状态紊乱、胡言乱语、身体不受控制等。时人普遍认为这是"魔鬼"或"巫术"导致恶灵附体，使人受到"污染"所造成的疾病。但希波克拉底反对将一切无法认识的现象都归咎于神秘因素。他认为引起疾病的是自然原因，"神对人的污染"不过是无法救治时的一种托词。无论是古希腊时期还是基督教时期，"神意"惩罚导致瘟疫的解释被世人普遍接受，有着巨大的影响。在神正论里，"污染"的概念是在精神与道德层面而言的：无论是神话里的阿伽门农还是被逐出伊甸园的亚当与夏娃，皆因其道德堕落触犯神怒，才招致神或上帝的严厉惩戒。基督教教义中有一套严格的道德体系，规范着世人的日常行为，教会对它们具有绝对解释权，贪淫、欺骗、过度和非自然的性行为等都被归入道德败坏之列。根据瘟疫解释的宗教传统，只要人类努力寻找并驱逐那些败坏道德的认识，就能净化品行，将人从疫病中拯救出来。

在这一传统中，夏娃经不住撒旦的诱惑犯下滔天大罪，导致她和亚当一起被逐出伊甸园，象征着女性与生俱来的道德弱点。因此女性被认为是负有原罪并应承受天谴的首要群体，尤其是那些"有伤风化"和从事"异端"行为的人。每当疫病发生，第一要务便是查封关闭妓院，围捕妓女，把她们逐出城镇。另一重大事务是搜捕、审判女巫。当局依靠告密与检举的方式，找到隐藏在人群之中，与魔鬼进行交易以制造灾祸的人。一般说来，社会边缘女性更易被指控为女巫，比如寡妇、老妇、独居女子等，她们被怀疑可能与魔鬼发生性交易；还有一些不依赖男性而靠自己的手艺谋生的女性，如女医士、产婆、牙婆等，则因为拥有技能，"更易"从事魔鬼的事业。中世纪的宗教审判所发展出一系列残酷的审查技术，教导法官如何鉴别女巫，识别巫术。一旦遭到指控，很少有人能逃脱酷刑拷问，最后只有被迫招供，而遭受火刑处决。自黑死病以来，关于在猎巫运动中受难的人口数据，流传着许多不同的版本，但无论怎样统计，以行使巫术之名被处死的女性数量都是惊人的。

犹太人被视为引发黑死病的另一可能原因。1348年，从日内瓦奇隆传出谣言：犹太人使用毒药"污染井水"，或将它们涂抹在建筑物上来传播瘟疫，从而导致了黑死病。为了捣毁其阴谋，当地开始屠杀和驱逐犹太人。这个谣言和相关的处理措施很快就传遍全欧，从此，每当疫病发生，甚至仅仅听闻疫病即将发生，各地便纷纷开始对犹太人的攻击和迫害。一条16世纪的材料显示："在弗赖堡，所有被认出的犹太人都被赶进一个大木屋烧死。在斯特拉斯堡，有两千多人被吊死在犹太人墓地绞刑架上。"犹太人被归为罪魁祸首，既有深厚的宗教文化原因，也跟他们的生活方式有关：经商、放贷使许多犹太人获利甚丰，生活富裕，也为他们招来不少嫉妒和敌意。此外，他们不断移民，往往被当作一个社区里永远的"外人"。因而，每当灾难来临，他们也就很容易成为"替罪羊"。

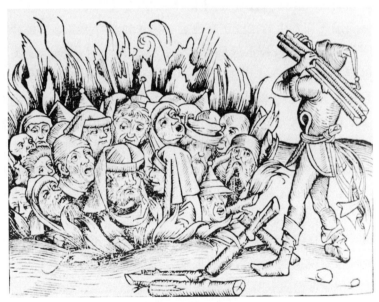

正在被施以火刑的犹太人

中世纪的人们对黑死病由"邪灵"（evil spirits）传播的说法深信不疑。在犹太人之外，同为社会边缘群体的吉普赛人、麻风病人等，也很难得到基督徒社群的认识和理解，同样成为宗教领袖口中"污染了空气"或者"呼出瘟疫般的气息"的罪恶之徒，而受到残酷迫害。

要使更广大人群从疫病中得救，找到受邪灵控制的"替罪羊"，将其驱逐、烧死或者绞死，只是第一步，接下来还要通过一系列针对性的措施清除邪灵影响。首先是大清洁。在基督教文化中，水象征着纯洁，具有举足轻重的地位。洗礼可以净化一个人的心灵，是其步入基督徒社群的通行证；用水冲洗城镇、村庄的街道、建筑，则相当于对物质空间进行洗礼。其次是要处理各种散发气味的场所，比如商铺、皮革加工地、屠宰场、垃圾堆以及墓地等，或加以关闭，或施行清理。最后是燃烧带松枝、硫黄等富含香味的木材、药物等。从今天科学的角度看，这些方式有助于环境卫生，但对于中世纪的人们来说，它的核心目标是祛除邪灵"污染"，净化神圣空气。

伴随黑死病发生的往往还有地震、星象异常等更多难以解释的现象，它们也都被纳入神正论解释体系：这些现象进一步"证实"人因为触犯神怒而招致"天谴"。教会对匡扶正义负有不可推卸的责任。自第一波黑死病爆发开始，教皇即下发训令，从神正论立场对病因做了阐释，要求各级教会通过虔敬悔罪方式防治和驱逐瘟疫。各地也都开展了由教会组织的虔诚游行、庄严诵祷等集会和仪式。为表虔敬和忏悔之心，教士们甚至采用赤足行进、鞭笞、禁食等苦修方式。同时，教会还在每日常规礼拜仪式中增加专为国王及民众特别祈祷的内容。

由于教会在中世纪欧洲社会的绝对主导地位，过去史家对黑死病的研究都很重视它在宗教精神层面的社会影响。不过，20 世纪 60 年代，史家伊丽莎白·卡朋特（Élisabeth Carpentier）在《年鉴》上发表长文讨论疾病与社会问题，提醒世人尤其要注意瘟疫期间对犹太人种族歧视和迫害所产生的一系列社会心理后果。近年讨论这一问题的学者意识到，植根于宗教与文化传统中对"边缘群体"根深蒂固的偏见和仇恨，造成了巨大的历史影响，也促使史家对过去的一些普遍结论做出重估。比如，从阶层或性别角度对犹太人的受迫害情况所做的更为细致的分析发现，从个体层面讲，个人的经济状况在所处社区影响力较大时，受到迫害的可能性较小。这些新的研究丰富了历史的面相。不过要强调的是，"替罪羊"群体的存在，依然是因黑死病而产生的社会后果。事实上，"替罪羊"理论的重要性就在于，将神正论对"神秘"疾病的病因解释转化为具体实践，也就是在现实生活中寻找道德与品行违背神意、触怒上帝的人，从而将"上帝圣怒"转嫁到目标更为清晰的"替罪羊"身上，亦将无法认知的疾病转化为"人造"的灾难。这种病因解释与疾病处理方式互为因果，密切交织。不过，我们同时也要注意到，通过人为的力量介入和阻断疾病发生的方式，也在某种程度上为医学预后和公共干预提供了思想源泉。

后果：人口、经济与空间安全

黑死病肆意横行五个世纪，对西方的政治与社会生活产生了极为深刻的影响，有些方面甚至远超我们过去的想象。近些年历史学家的悉心探索，大大刷新了我们对工业革命、民族国家诞生等近代历史进程中重大主题的认识。

从医学角度看，人们对黑死病症状的观察、病源的认识和治疗经验的积累，为判断和预防其他流行病设定了分类标准，提供了值得参考的医疗方案。自那之后，每当遇到大规模的疫症爆发，无论人们对其是否熟悉，总是习惯于从疾病特征、致命影响等各个方面将它跟黑死病加以比较。可以说，黑死病为瘟疫研究乃至整个近代医学的发展提供了一个重要的参照架构。

另一方面，黑死病也对欧洲社会造成了长期而持久的压力，改变了其人口结构、经济形态、宗教权威和社会心理等，其效应所及远远越出单纯的医疗领域。比如，在大众媒体中，我们时不时地可以看到"鼠疫归来""白色鼠疫"等耸人听闻的报道，尽管这些话语大都属于文学性质的描述，但还是恰如其分地传达出黑死病给社会心理带来的长期不安。在这个意义上，黑死病本身就成为改变人类历史进程的一个重要变量，并通过和其他历史变量的互动，全面参与了"现代性"的塑造工程。

（一）欧洲内部的人口、经济"大分流"

人口锐减是瘟疫发生之后最为直观的后果。14 世纪黑死病流行之后，整个欧洲大约有 1/3—1/2 的人口消减，其中大部分为青壮年。由此导致的劳动力严重短缺与通货膨胀、经济困难互相交织，带来更大的经济萧条，对农业生产率、城市化水平、国际贸易结构等都造成了严重破坏。但同时，它也带来一些为人们始料未及而更积极的社会影响。比如，由于青壮年男性劳动力的匮乏，女性也获得了进入劳动力市场的机会，从而使得她们参与社会建设的比例明显上升。不过，在这方面，欧洲内部也存在着地区性差异，西北欧女性的就业率就高出南欧，这也是因为经过黑死病冲击之后，西北欧地区人口的婚育年龄推迟，家庭观念相较过去有了变化所造成的。

为了繁荣经济，各国积极采取应对措施，鼓励新的劳动方式，如发展依靠市场的雇佣劳动者等。这些政策也带来了劳动观念的一些新变化。在西北欧，黑死病造成劳动者大量死亡，没有病死的人也纷纷逃亡，迫使地主不得不降低土地租金，减轻农民义务，吸引更多劳力，从而改变了农业制度安排，庄园经济解体，最终促成这一地区农业的商业化。一些头脑精明的人意识到，养羊业不如羊毛制品更有利润，出口制成品比起出口原料可以带来更多利润，这刺激他们积极投资于毛纺织业和制衣行业。随着这些新产业的兴起，纺织工、制衣工等新的社会阶层也迅速发展。随着工资的提高，土地租金和资本价格上涨，替代劳动力的需求日益迫切，促使行业内部的制度性改革。鼓励技术创新，降低劳力成本，也要求资本更加集中，进而造成了资本密集型产业。反过来，这些变化增加了劳动力的社会流动和技术扩散，迅速推进了欧洲的工业化进程，英国羊毛织业的兴起，就是其中重要的一环。

在工业化道路上，无论是制度的灵活性还是技术创新方面，地中海地区的步伐都迟滞于低地国家和英国。17 世纪的南欧，黑死病之后，资本反而离开城市和工厂，转向了农村和土地。史家认为，这可能是因为意大利的许多城市，如威尼斯、墨西拿等，自中世纪以来一直处在商贸中心，城市发达，人口密集，因而也饱受瘟疫袭击之苦，相较而言，农村则无论对个体健康还是劳动力削减状况而言，都更有保障，也更加有利可图。其次，城市中的行会制度已经僵化到无法面对劳动力短缺带来的一系列困难，工厂难以为继。经济史家圭多·阿尔法尼（Guido Alfani）和马洛克·佩拉科克（Marco Percoco）研究了黑死病以来的城市工人工资水平，发现黑死病之初，欧洲的总体情况大致相同，都出现了工资降低的现象；但 1450 年后，西北欧与南欧之间的工资开始出现明显差距，南欧国家的工资收入水平下降速度更快。一个世纪之后，当黑死病再次爆发时，西北欧国家不但保持着更慢的工资水平下降速度，而且更快地停止了下滑的趋势，维持了稳定。在城市化进程和生产力水平上，西北欧国家在 15 和 16 世纪也表现出更加迅猛的态势，到了 17 和 18 世纪，更是明显高于南欧。经济史家据此认为，黑死病是造成欧洲社会经济发展、城市化、工业化分裂的一个重要因素。

欧洲各国在瘟疫发生之后都要面对人口下降的问题，但由于文化和观念的差异、历史渊源和经验的不同，他们也各自采取了不尽相同的应对方式，最终造成了欧洲内部的一次"大分流"。中世纪末期，南欧和地中海地区是欧洲的商贸和制造业中心，经济发达程度和财富的积累明显领先于人口稀少、以农业和庄园经济为主的西北欧。但是，到了 19 世纪，双方的经济结构和贫富状况已经彻底逆转。同一场黑死病，给不同地区带来的后果却有天壤之殊。历史的变化每有令人瞠目结舌之处，但也绝非毫无理路可寻，要在史家细心抉出耳。

（二）公共卫生与安全

黑死病在欧洲造成了严重的社会危机。青壮年数量锐减，鳏寡孤独四散，家庭解体，惶恐不安的情绪到处弥漫，社会稳定的基石摇摇欲坠。为了更好地保护人口，维护稳定，控制疾病传播，人类历史上最早的公共卫生政策在欧洲诞生了。这些政策本身虽是出于防疫的压力，其目标却是要解决和整个社会有关的罪恶、污染和感染问题。它要求王朝和城市管理者不但要承担卫生医疗的责任，也要担负起规范道德、行为和整体社会环境的责任。

这种理路依然同时受到瘟疫防治中医学和宗教两种传统的影响。在这种思考背景下，神圣世界与自然世界紧密相连。疾病发生的首要原因虽然通过自然环境表现，归根结底却还是来自上帝对人之堕落的惩罚。对流行病的防治是在"地上"进行的，其目标是为"天上"负责。

虽然在终极目标和价值上受制于"神正论"的制约，但并不妨碍医学认知空间的扩展。时人认为，上帝降下的"污染"会败坏自然，毒化空气，人吸入这种空气后，就会造成体液失衡；环境"污染"和毒气的概念同时也意味着，疾病会在人和人之间"传染"。根据这一认识，16世纪一位意大利医生和作家吉罗拉莫·弗拉卡斯托罗（Girolamo Fracastoro）最早确定了三种主要的瘟疫传染形式：直接传染，通过受污染的商品传染以及近距离传播。他还在总结三种传播方式的基础上提出了"疾病种子"的概念，这在后来的流行病学和瘟疫隐喻中就被具体化为"弥散性微粒"。

中世纪的人们认为，被污染而带毒的"空气微粒"最易附着于衣物、织物、皮毛之类的物品上，因此，早期的卫生立法特别关注床上用品、衣服和织物等的进口。威尼斯是沟通东西的商道枢纽，也是地中海区域的商贸中心。黑死病爆发后，当局要求所有进港商船在瘟疫发生时，要特别注意对上述物品的"消毒"，具体措施包括：敞放；用盐水浸泡或冲洗；如果进港商船恰好有人出现发烧或有疾病传染迹象，船上装载的此类物品就必须焚烧清理，以断绝可能的污染源。由于经济和地理位置特殊，威尼斯一直处于黑死病威胁的风口浪尖，而与疾病正面交锋的迫切需要也使其在公共卫生发展方面扮演了极为重要的角色。

　　检验与隔离是阻断"疾病种子"的有效方式，因而成为公共卫生发展的首要形式和核心政策。"隔离"一词来源于意大利语中的"四十天"（quarantina giorni），从字面上看，意味着一次"隔离"需要四十天的时间——最初的防疫法的确是这样规定的。为什么是"四十天"？选择这个词并非偶然，"四十天"在基督教中具有非常重要的意义：《旧约》中的洪水期就是四十天；摩西在接受"十诫"之前去了西奈山，在那里待了四十天；耶稣在旷野被试探了四十天；等等。它也是《创世记》中规定的防腐、哀悼或忏悔、净化的时期。因此，"隔离"行动本身和四十天的隔离期具有重要的宗教象征意义，它鼓励虔信者接受检疫，让人把这段时间视作纯洁奉献的时段，从中获得安慰。不过，在实践中，人们并不一定死板地固守四十天的限定，而可以根据实际状况，将隔离时间定为八天到五十天不等。

　　通常认为，克罗地亚南部城市杜布罗夫尼克是检疫法的诞生地，而最早的检疫法规是何时制定的，长期没有得到确定。但克雷基奇（Bariša Krekić）的最新研究认为，实际上是威尼斯人在 1374 年发明了"隔离检疫"的方法，杜布罗夫尼克只是效仿了这种办法，并于 1377 年将之立法成文。

　　威尼斯完美的结合了为"天上"负责和在"地上"实行的理念，规划并完善了史上最早的"瘟疫医院"（"拉萨雷蒂"，lazaretti/lazaretto）制度。考古发掘和残存遗迹提供的信息，可以帮助我们了解瘟疫医院的大致情况。瘟疫医院的主要功能是用于隔离观察。当黑死病发生时，无论是疑似感染者还是疑似感染的物品，都要被送入医院进行隔离，同时，医院也要担负起对感染患者进行医疗救治的责任。即使在疫情平息之时，瘟疫医院仍要负起相应的职责，凡是经由海路或者陆路入境者，无论是为了经商、出使还是投亲访友，都需要先进入瘟疫医院隔离四十天，期满无恙才可以安全进入威尼斯境内。

瘟疫医院的建筑空间与自然环境的规划极为考究，但它们并不是为黑死病专门设计的，而是征用现有建筑物改造而成。在成为瘟疫医院之前，它们原本主要是建立在威尼斯境内潟湖或离岛上的修道院或军事站点。选择这些地方作为瘟疫医院，主要的考虑是和城市之间保持恰当距离：一方面，医院距离城市要足够远，才能最大限度地减少感染和疾病传播；另一方面，医院距离城市又要足够近，以便于物资运送和人员来往，节省时间和劳力。

流行病总是不期而至，在短期内突袭人类，因此瘟疫医院的空间结构和数量要求优先于对建筑物本身的质量要求：场地必须宽敞，以容纳较多人众；空间距离要大，以便让接受观察者保持隔离状态。很多瘟疫医院都可容纳超过150名患者。所有的拉萨雷蒂在建筑形制上都大同小异，由一个矩形结构围绕着一个大的开放式庭院组成，庭院两侧各有门廊。病房在门廊内，每个拱门对应一个房间。礼拜堂位于医院中心位置。院中被隔离墙划分为四个隔离区域，依建筑结构分为不同的行政管理空间，分别是"病房""花园""草地茂密的开放区域"以及"健康区域"。医院建筑中还包括了厨房、洗衣房、医务室、宿舍、仓库、水井、墓地，甚至葡萄园。病房内部设有壁炉和多个窗户，以满足防潮和空气流通的需要；其他区域也都要保证通风，因为时人认为，新鲜空气有助于维持和恢复健康。进入拉萨雷蒂的疑似病人每十天更换一次区域；在四十天隔离期结束后，只要已得到"净化"，就可以获得证书，返回城市。

尽管从建筑结构上已经区分出了隔离区域，但现实中许多疑似病人经常跨区域来往，造成疾病交叉感染，也常发生不被许可的两性交往，成为瘟疫医院最脆弱和危险的"软肋"。因此，到 17 世纪，威尼斯卫生办公室更改了医院的内部格局，在不同的区域间筑起高墙，使瘟疫医院内部的流动变得不再可能。

瘟疫医院院长总是以家庭为单位考虑资格人选，将夫妻二人一起任命，丈夫担任院长，被称为"父亲"，妻子担任"女院"，被称为"母亲"。这是一种特别的行政管理方式，实质是将瘟疫医院比做家户，院长就类似户主。因此，这一职位也成为"家族职位"，常被院长后人承袭，不过，在形式上仍需获得任命。城市卫生署有权审查候选人资格并任命新院长。卫生署办公地点在海关大楼对面，位于城市中心，它的负责人称为"书记"，是公共卫生官僚机构中的主角。他和公证人、专门运送前往隔离病院的交通船的船长、杂役、警卫和其他雇员共同负责城市卫生工作。

瘟疫医院建立后，成为城市内的常设机构。每当新的瘟疫降临，卫生署还需组成另一机构，即"三人（级）委员会"，负责在城市内识别病患，决定送往瘟疫医院隔离的人选。瘟疫流行期间，由户主向教区牧师汇报家庭成员的身体状况，教区牧师则向卫生署汇报本教区内的防疫情况，获取"健康通行证"发给教区住户，这种行政管理方式称为"三级管理"。城市卫生署会任命一位贵族和一位公民前往教区，和教区牧师一起组成"三人委员会"，协助行政管理，传达卫生署法令，汇编统计数据并制定法规。同时，卫生署还会向一些特定地区委派医生协助识别和诊断瘟疫。当某个人被认定为病患或疑似感染者时，上述机构会决定将其本人和家人送往拉萨雷蒂隔离。

这种结合教区结构的行政管理体制既实用又具有象征意义，反映了个人救赎与公共利益之间的关系，在防止黑死病的扩散与传播、救治病患方面发挥了重要作用。因此，威尼斯的做法很快在欧洲各地传开，各国都根据自己的条件兴建瘟疫医院，17 世纪荷兰莱顿的瘟疫医院甚至成为后世的建造典范。

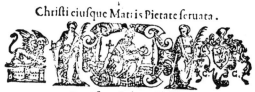

威尼斯附近的基奥贾（Chioggia）官员向 Marcantonio Zezza
颁发的"健康证"（1611）

各地在汲取威尼斯经验和灵感的基础上开发出的瘟疫医院，建筑设计更加突出公共卫生医院主导管理的观念。比如，莱顿瘟疫医院的主楼排列成一系列正方形，中间被一条水道分开。它用对称设计取代了意大利瘟疫医院中将教堂置于医院中心的布局，去掉建筑门廊，道路直通病房，房间内部设置了多个小窗和大烟囱。从外观看，整个医院建筑四周环绕护城河，两棵深植的古树森然如盖，掩映大门，给人以隔绝与遗世独立的印象。

建筑内部确定有序的体系结构给人以对称、简洁的审美感受，同时出于观察和控制患者的需要，能够决定照护的优先级，让中心病房和教堂为迫切需要医疗和精神护理的病患提供服务。在这种意义上，清洁、有序的环境意味着患者也在道德上过着优秀基督徒的生活。

莱顿医院的理念与18世纪的英国监狱改革运动活动家、慈善家约翰·霍华德（John Howard）的观念不谋而合。后者一直关注机构的空间设置，认为道德思想可以通过建筑设计反映出来，至于具体的体现方式，则与设计者对"传染"和"腐败"等概念的理解有关。比如，

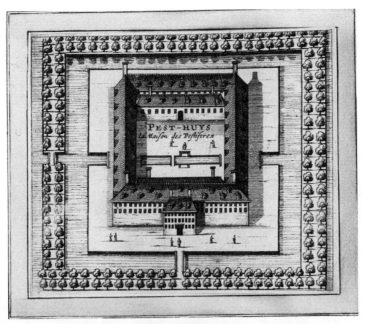

莱顿瘟疫医院鸟瞰图

当时的监狱建筑设计，由于缺乏"隔离"空间，反而造成了更多的道德腐败。他通过对瘟疫医院的考察研究认为，"理想的瘟疫医院"在视觉上要表达秩序与和谐的理念，在空间上要具有充分的暴露性，以免藏污纳垢（这里的"污垢"既是生理和自然意义上的，也是道德和社会意义上的）。因此，霍华德空间设置的理念，一方面强调清洁方式对整饬身心及自然环境的重要性，另一面也刻意强调机构场所建筑设计中的观察和监管功能。

　　"监控"功能的确是威尼斯建立拉萨雷蒂的原有之意。伴随着登记、汇报、识别、标记以及为防止逃离而调用军事力量运送病患前往瘟疫医院，公共卫生机构的职责和功能大为扩展，其权力也随之扩张。从瘟疫医院的建造选址开始，威尼斯卫生署官员就拥有最终决策权。它可以调用其他部门的力量，比如要求盐铁局出资、军械库和水务局（SEA）提供物资和场地；还有权组织和调度军队押送往来于瘟疫医院

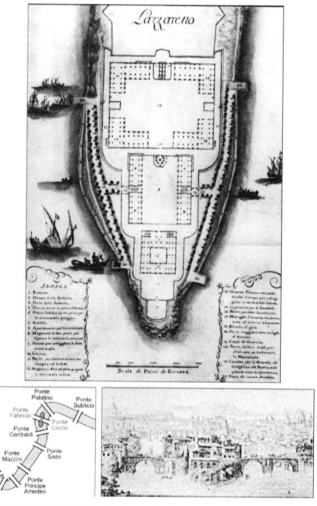

意大利的拉萨雷蒂；上方为韦内雷港，下方为罗马（1773）

与城市间的运输船，在边境设置警戒线。通过这一系列措施和治理技术，卫生署也重新调整和分配了城市空间，将其区分为安全地带和危险地带。空间的划分和人的行为准则高度相关，相异的空间中的行为规范亦有所差异。因此，安全区和危险区的划分，也意味着对人本身的管理的强化。

逃离瘟疫区是人为了自保而采取的本能性的应急措施，从黑死病时代直到今天，这个问题从来没有完全解决过。拉萨雷蒂一再教导世人纯洁奉献，遵守隔离期限，并且用高墙和警卫来保证相关措施的执行，可谓煞费苦心，但即使这样，依然难以避免隔离者的出逃问题。为此，从威尼斯的公共卫生政策里发展出"边界警戒"的概念，要求欧洲各国在其水、陆边境划出卫生警戒线，以防止逃离现象，保证公共卫生安全。

经教区认定、报由卫生局官员批准的"通行证"是唯一合法进入欧洲其他城市的官方许可证。但是，由于各城市缺乏认定通行证的统一标准，出于自保的需要、地域和文化偏见等原因，很多城市也会拒绝携带通行证者入境。这种状况下，只有加强军事力量才能守卫原来出于卫生和健康原则设置的检疫站和警戒线，边界控制的内涵进一步扩大。

18 世纪，黑死病来源于"东方"的概念在启蒙观念里得到强化。随着启蒙思想的传播，当时的欧洲人认定中世纪的黑死病来源于克里米亚卡法之战。由此，奥斯曼帝国和欧洲各国在敌对心态下，更加强了边境检疫。到 19 世纪，各国都认识到，瘟疫是对人口最大的"非军事威胁"，因此要求互相承诺签署文件，以隔离的方式进行边境管制，限制人口相互流动。奥斯曼帝国甚至在俄罗斯黑海边境建立了隔离检疫站制度，除了防疫之外，还负有监督人口流动、贸易、海关和情报收集等重要职能。

早在 15 世纪瘟疫医院建立之初，意大利人就将其比作"天堂"或"地狱"——这不仅是对隔离生活和病患精神状态的描述，更是一种"另类"空间的想象。规划和制作这个另类空间需要一系列配套技术，包括军事化行动等，而国境安全的理念也是在以瘟疫医院为基础的公共卫生事业上发展起来的。正是在这个意义上，以边境检疫、隔离为主要形式的公共卫生政策在现代化进程中扮演了极重要的角色，而这只是黑死病在塑造现代国家和国际体系过程中所起的一部分作用而已，更多的线索仍有待我们继续发现。

尾声

如同苏珊·桑塔格说的，瘟疫既是一种疾病，又是一个隐喻，它蕴含的意义已经超越了医学本身。黑死病这一名称尽管不能涵盖第二次瘟疫大流行的全部疾病特征，但依然形象地呈现了这一时期的疾病与社会状况。它是三次"鼠疫"中最引人注目的一次，给无数欧洲人带来肉体的折磨（乃至死亡）和心灵的创伤；而另一方面，它也在无意中成为现代文明产生的推手。

黑死病爆发初期，除了大量人口因疾病而死亡这个共同特征之外，时人的描述并没有给出更具体、更有针对性的解说。历史学家加布里埃尔·扎内拉（Gabriele Zanella）仔细研究了有关瘟疫的古典和中世纪文学传统，以及大量1348年疫情幸存者的叙述，发现在黑死病爆发初期，也就是1348年、1349年的各种论著中，很少有对疫情的持续思考。是那些伴随疫情而来的更大危机，比如饥荒、战争、地震和不断的流行病，才促使人做出更加严肃的考察。在"普遍的死亡"面前，人们意识到他们所经历的并不是一种传统的瘟疫，然而他们对它的理解还只能沿用过去的语言。

到那时为止，欧洲人对瘟疫的认识，长期被两种力量所塑造，一种是宗教的，一种是医学的。其中，宗教解释处于更强势的地位。直到19世纪细菌学理论产生之前，西方文化史上对瘟疫的理解都是由"神正论"主导的。但中世纪的医生在这一认识的基础上，也积极应用古希腊以来的希波克拉底—盖伦医药传统诊疗救治瘟疫患者，并且在与之长期搏斗的过程中，发展和深化了这一传统。16世纪出现了着装特殊的专业瘟疫医生，倡导人们注意身体的清洁和干燥，以平衡体液；同时在公共空间采取"隔离"、用水和盐冲洗街道建筑物等公共卫生措施。不过，这种自然化的瘟疫应对方式，并没有摆脱"神正论"的控制，它只是把天谴观念中的神圣元素比如"污染"等概念，从精神和道德层面转化为可以在尘世中操作的自然手段，而医药救治是人们积极悔过以实践"救赎"的途径之一。

以教会为主导的宗教实践在应对黑死病方面所做的努力也是不可忽视的。由于"神正论"认为瘟疫由人的堕落促成，因此每当瘟疫爆发，教会都以责无旁贷的态度领导人民虔敬悔罪。同时，时人认为妓女、女巫、犹太人等边缘人群在道德上具有先天的弱点，易受魔鬼引诱，更易感染瘟疫；在疫情爆发后，还可能通过投毒等手段，加速瘟疫传播。故教会有责任将各类堕落、不洁和腐败的人群区别出来，加以驱逐和消灭。这被当作驱散瘟疫的重要方式，导致了史上多次针对边缘群体的严重迫害。

现代公共卫生政策的雏形也是在应对黑死病过程中产生的。隔离、检疫和建立瘟疫医院等都立足于对神正论"传染"概念的理解之上。它们的本意是为了在"地上"实践神圣理念，以实现对"天上"的责任。但在具体实践过程中，有关措施和认识都逐渐向"自然化"方向转化，且为此发展出一整套更加精细的组织化的控制管理技术。伴随着现代国家的建立，它们逐渐转化成为实现空间安全的边界控制术。在这种意义上，黑死病及其引发的社会卫生防御机制也是催生欧洲"现代性"的一支重要力量。历史发展每有出人意料之处，或许就体现在这些地方。

在强调瘟疫医院为主体的防疫站体系对现代边界治理概念的推动作用时，我们也要注意它对现代慈善观念的激发。要知道，瘟疫医院并不受欢迎。一旦被识别出已经或者疑似感染瘟疫，就要被送进医院隔离，而在那时的人看来，这意味着一脚已经跨入了死亡之门。对于虔诚的基督教教徒来讲，死亡得有亲朋的陪伴和牧师的告解祝福。孤孤单单地死去，未经告解的灵魂不知所归，比死亡本身还要让人恐惧。卫生署官员敦促教区官员和医院管理者，要以慈善与尊重之心鼓励人们入院，一方面用教义教导安慰人们，使之把"隔离"理解为教义所讲的纯洁期，另一方面将医学和宗教实践切实结合。瘟疫医院配有专业医生，也有教堂和牧师，后者的作用不容忽视。教堂承担日常的礼拜仪式，为隔离期的新生儿洗礼，负责为死者举办庄严得体的葬礼。为了让自己的死亡和葬礼配得上一个"好基督徒"，那些面临死亡的人，会在牧师陪伴下，以利他精神为导向，写下遗嘱，将自己的资财悉数捐赠，用作公益。事实上，进入瘟疫医院要支付一定费用，而这对贫困之家无异于灭顶之灾。除了鼓励国家和教会承担部分费用外，那些死亡慈善捐赠也多用于救治黑死病的贫穷病患。这种资金募集和分配方式，保证了瘟疫医院的运转，也支持了隔离政策的实行。

伴随着防疫管理方式，还出现了许多新的观念或对旧观念的新思考，比如"消毒""清洁"等，有关疾病认识的"瘴气"理论也得到了深化。死亡和生命的意义更加触人心弦，对它们的思考留下了丰富的文化遗产，无论是文字再现还是视觉再现，皆是成果斐然。薄伽丘的《十日谈》只是其中最为出名的一部，而笛福的《瘟疫年纪事》描述了1665年伦敦大瘟疫，让我们看到人类在疾疫面前的无助感与能动性，以及他们对自身遭遇的理解，被视为疾病文学的经典。

而最能直接反映时人经验和给人省思警示的还是视觉艺术。黑死病发生后，"死亡"或者说死者与生者的互动，成为中世纪晚期之后艺术中的流行主题。这种在瘟疫年代产生的绘画，风格严峻而令人震惊，被称为"死亡艺术"。在此之前，基督教艺术的中心主题一直是人如何战败死亡，但面对黑死病造成的巨大破坏，欧洲人不再相信"不朽"的可能，不得不接受"死亡战胜生者"。"死亡艺术"是关于死亡普遍性的寓言，也让历代观者透过它们来重审黑死病的经验。

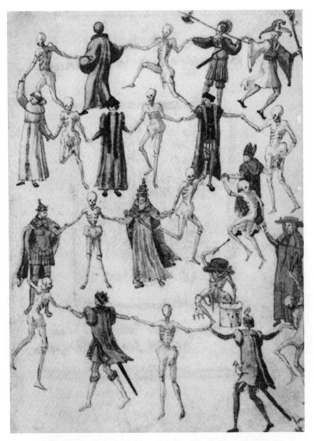

匿名艺术家：《死亡之舞》（约 1500—1600）

人类与疾病的纠缠是永恒的。今天的学者对黑死病的知识远迈前贤，但仍有许多方面需要省思，比如性别与流行病的关系。瘟疫医院不但有女院长负责日常管理，还有女洗衣工、女消毒工、厨娘等承担日常生活料理，女性神职人员从事医疗照顾。她们的故事是怎样的？我们还少有所知——而这只是诸多类似主题中的一个。有关黑死病的研究依然在路上。

（配图：邬烜彤 张家浩）

五

"天国之花"与美洲社会变迁

简天天　张勇安

　　1721年，是康熙在位的第六十个年头。这年三月初四，诸王、贝勒、满汉大臣、文武百官为庆贺康熙帝御极六十周年，联合上疏恭康熙帝二十字尊号：圣神文武钦明睿哲大孝弘仁体元寿世至圣皇帝。这位与天花有着不解之缘的皇帝一边接受着群臣的祝贺，一边也逐步走向生命的终结；国内朝野祥和，国力日盛。与此同时，遥远的大洋彼岸却在悄悄酝酿着一场瘟疫，一场天花犹如熊熊大火在英属北美殖民地蔓延。

　　这年4月21日，来自英国的一艘名为"海马号"的船从加勒比海的一处小岛驶入美国波士顿外港，它没有被施行检疫就停靠在港口的码头。船上有两名船员上岸后几天内被确诊患有严重的天花。波士顿当局措手不及，但还是迅速采取措施将病例隔离并追查同船人员，其他船员陆续确诊了天花。上岸的船员犹如行走的点点火种，将病毒在波士顿城的森林里到处播撒。几周后，一些波士顿人也感染了天花。人们已经意识到城镇处于危险之中，城镇会议敦促马萨诸塞总督舒特（Samuel Shute）任命一个特别委员会来警示危险，选民还雇用26名黑人男子清除街道上的污垢企图遏制天花传播。但到了6月中旬，天花还是入侵了大多数社区，人们不得不面对一个严峻的现实：天花的噩梦再次降临。6月底，舒特总督宣布斋戒与祈祷忏悔，希望得到上帝的饶恕和怜悯，但为时已晚，截至9月底，已经有2,757名波士顿人受到感染，203 人死亡，而疫情没有减缓的迹象。10 月份，情况继续恶化，411 人死亡。几乎所有家庭都在为亲友哀悼，丧钟整日长鸣，城镇商店关闭，会议暂停，人们为了生活物资发愁。

这一年对于波士顿来说是毁灭性的一年。5,759 人感染了天花，占疫情期间留在城里人数的一半以上，因天花致死者 844 人。这一年对于波士顿甚至美洲来说也是颇具转折意义的一年。是年，波士顿首次通过人痘接种来预防天花，这也是北美大陆上的第一次，几乎与欧洲同时发生，美洲也由此走上了天花防治的科学化和近代化道路。

那么，这个令康熙获得帝位且使美洲闻风丧胆、避之不及的疾病到底有何可怕之处？它又是如何远渡重洋在美洲落地生根的？

伊始：揭开天花的神秘面纱

除了少数亲历过天花侵扰的年长者之外，对于世界上绝大多数人来讲，天花似乎仅是遥远且陌生的他者"传说"。人们听到这种疾病的第一时间甚至会将它与幼时经历过的水痘相联系，尽管天花与水痘毫无关系，而且前者的恐怖程度远非后者能够比拟。天花（variola）一词最初由瑞士阿旺什（Avenches）主教马里厄斯（Marius）于公元 570 年引入，它来源于拉丁语中的"varus"，意思是"皮肤上的印记或斑点"，指的是在受感染者的脸上和身体上出现的隆起的脓包。现代医学研究表明，天花是由特定的天花病毒引起的烈性传染性疾病，这种病毒是一种 DNA 病毒，属于正痘病毒。目前，世界上还有猴痘和牛痘等几种正痘病毒可在人体内引起严重感染并产生皮肤损伤，但只有天花病毒容易在人与人之间传播。天花病毒的感染性非常强，主要通过飞沫吸入或直接接触传播，感染后死亡率高达 20%—30%，但一旦治愈后患者将获得终生免疫。我们已知的世界范围内的天花疾病大多都可

圖 皮 蛇

圖 錢 疊

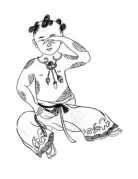

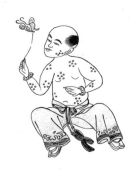

SMALLPOX IN THE SHAPE OF SERPENT'S SKIN

SMALLPOX IN THE SHAPE OF A HEAP OF COINS

中国记载的儿童手臂和躯干上的天花症状

归咎于两种类型的天花病毒：一是重症天花又称大天花（Variola major），毒性极强，另一种是轻症天花，又称小天花（Variola minor），在南美洲又称为类天花，毒性较弱。二者主要是在患者出现症状的程度和致死率上有一些区别。前者在未接种疫苗的人中病死率为20%—40%；后者则病情较轻，病死率为1%—2%。

一般来说，当人感染天花病毒后，有12天左右处于非传染性潜伏期。随后，患者开始出现明显症状，如高烧、头痛、背痛和呕吐等。大约3天以后，患者的脸、手臂和手上会出现特征性皮疹，随后皮疹会出现在躯干甚至遍布全身。这些皮疹开始时比较坚硬，随后渐渐变软并在皮肤表面渐渐隆起形成有透明液体的脓包，此时的传染性也最强。幸运的话，这些脓包在形成后2—3天逐渐干缩结痂，在一个月后脱落，在此过程中，传染性慢慢降低，直到最后一个痂掉落，天花患者康复。当然，这些描述还并不足以令人闻之色变。当人们患上重症天花时，身上的脓包十分密集甚至会连成一片，散发出恶心的气味，患者的身体甚至会随着这些脓包变大而不断肿胀，模样丑陋，浑身疼痛难言，此时的死亡率高达 60%。与此同时，部分患者还会出现并发症，如脑炎、肺炎、胸膜炎等，稍不注意，也会一命呜呼。一些极端的病例甚至会患上出血性天花（黑天花），其死亡率高达 90%（伊恩、珍妮弗·格雷恩：《天花的历史》）。天花的另一个长期影响是许多幸存者终身留下许多痘疤，因此，有时候人们又会称被天花感染的患者为"麻子脸"。据了解，大约 65%—80% 的天花幸存者都受到痘疤的影响。尤其是对于男性来说，毁容和失明让他们很难寻找伴侣，天花有时还会影响男性的生育能力。

天花的起源至今不明，人们既不知道它到底从何而来，也不知道它在何时何地开始感染人类，许多人猜测它和许多病毒一样来源于野生动物，在逐渐地进化和适应之后才成为了一种人类的疾病。人们认为，约 12,000 年前在最早的农业定居点出现时，它第一次感染了人类，但是，既有考古学证据表明，它的出现最早可追溯到 3,000 多年前的埃及，其显证即埃及法老拉美西斯五世的木乃伊上有明显天花样的皮疹。随后，天花传到雅典和波斯地区，并在公元 1 世纪传到中国；6 世纪，由于与中国和朝鲜贸易的增加，天花被引入到日本；10 世纪，天花传播到今天的土耳其小亚细亚，然后从土耳其扩展到巴尔干半岛以及北非和中东部分地区；11 世纪，十字军东征加速了天花在欧洲的传播；到 13 世纪天花又出现在北欧，15 世纪天花在欧洲已普遍存在。随着葡萄牙人对非洲的探险和贸易，天花进入西非地区。16 世纪，欧洲殖民者通过奴隶贸易将天花输入到加勒比及中南美洲；17 世纪，天花被欧洲殖民者带到了北美地区。至此，天花几乎完成了它在全世界的旅行，所到之处，哀鸿遍野。其间，战争、贸易、殖民活动、人口迁徙等都成为了天花在世界范围传播的助力器。

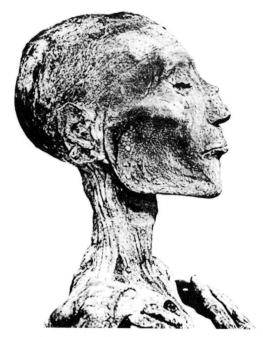

拉美西斯五世头上的天花疤痕

天花是人类共同的敌人，它在全世界耀武扬威，杀人如麻，但相较而言，它给美洲带来的冲击可以说是史无前例，美洲的天花也因此经常吸引全球的关注。唐纳德·亨德森（Donald A. Henderson）在他的《根除天花》一文中就提到，第一次大规模根除天花的努力是在1950年发起的，事实上，就是为了消灭美洲的天花，其结果令人鼓舞：到1959年，除阿根廷、巴西、哥伦比亚、厄瓜多尔和玻利维亚外，美洲其他国家都有效地消灭了天花。实际上，天花在美洲的历史还得从欧洲人踏上新大陆说起，毕竟，在此之前，美洲的原住民印第安人从未见识过这种骇人听闻的疾病，自然没有获得过半点免疫力。在旧大陆看来，天花是一种历史悠久的旧病，对于新大陆来说，却是一种闻所未闻的新病。正是欧洲人携带的这种新病，给美洲的历史增添了更多的悲剧色彩。

降临：天花的跨洋之旅

15 世纪，欧洲国家热衷于海外探险事业，尤其是伊比利亚半岛在完成内部扩张后转向了海外扩张以寻求更丰富的资源和更广阔的市场。1492 年 10 月，哥伦布一行人抵达了巴哈马，美洲大陆为欧洲人所发现。从此新旧大陆之间正式开始了长期的联系，也开启了东半球与西半球的"哥伦布大交换"。这是欧洲人拓殖的良机，也是印第安人不幸的开始。与欧洲小国林立不同，美洲还是一块没有被开发的处女地，这里土地广袤，物种多样，矿藏丰富。更重要的是，与拥有先进火药武器的欧洲人相比，美洲的印第安人手持长矛弓箭，仍处在落后的冷兵器时代。悬殊的武力和追求财富的心理刺激了欧洲人想要将美洲收于掌中的野心。于是，探险、传教、贸易种种方式开启了欧洲人对美洲的征服，他们开始在美洲建立殖民地。

1493 年，西班牙人在伊斯帕尼奥拉岛（加勒比海地区的第二大岛，又称海地岛）建立了欧洲人的第一个美洲殖民据点。1502 年，此岛正式成为西班牙的殖民地，被命名为"圣多明哥"。为解决岛上的劳动力不足问题，西班牙人开始贩运黑人奴隶到这里，1505 年，首批操西班牙语的黑人抵达该岛。此后，又有许多黑奴陆续被贩卖到加勒比地区。旧大陆的生物、宗教文化、生活方式随着欧洲人和非洲人的到来在此落地，当然，一同来到新大陆的还有许多当地居民始料未及的传染病——天花、麻疹、斑疹伤寒等。其中，首批抵达美洲，也最具有杀伤力的就是天花。

1507 年，伊斯帕尼奥拉岛首次出现天花疫情大爆发，很有可能是一位黑人奴隶携带天花到了此地，继而在殖民者和印第安人之间传播。由于美洲大陆经过长久以来的独立演化和隔绝，这些印第安人从未接触过旧世界的人，对旧大陆特有的传染病一无所知。他们不知道天花的相关知识，更加不知道如何护理病人和隔离传染源，而且这些原住民聚族而居，没有免疫力，这对天花来说仿佛是天然的"孵化场"，印第安人也只能任天花屠戮。据历史学者记载，伊斯帕尼奥拉岛上的印第安人几乎整个部落都因天花而灭绝。天花并没有阻挡殖民者的野心，圣多明哥周围的岛屿愈发激起了贪婪的殖民者的垂涎。1508 年，波多黎各开始被殖民；牙买加和古马也于 1509 年和 1511 年先后被殖民。西班牙拓殖者所到之地，天花病毒也随之而至。1518 年 12 月—1519 年 1 月，伊斯帕尼奥拉岛上第二次爆发天花疫情，几乎没有波及到西班牙人，但摧毁了印第安人，致使三分之一到一半的印第安人死亡。这次的天花还陆续蔓延到了古巴岛和波多黎各，导致了这些地方一半以上印第安人的死亡。此时，天花只是在西属加勒比海地区的几个重要岛屿上蔓延，但是，随着西班牙人在美洲探险的深入和其殖民地的不断拓展，天花大规模地在中部、南部美洲大陆爆发只是时间早晚的问题，更大的挑战在后面等待着印第安人。

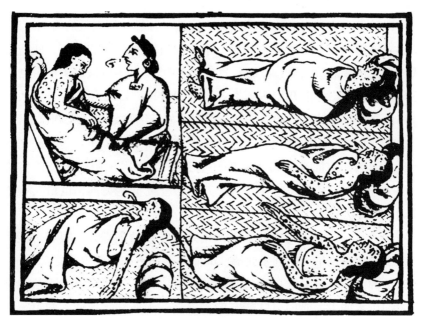

遭受天花折磨的印第安人

1518 年，天花传到古巴的同时，西班牙驻古巴总督任命一位来自西班牙的小贵族埃尔南·科尔特斯（Hernán Cortés）担任西班牙探险队的队长前往墨西哥，寻找传说中那个到处是黄金的国度——阿兹特克。阿兹特克是由三支最强的印第安部落组成的一个部落联盟，其疆域大致覆盖了今天的整个中美洲地区。西班牙殖民者到来时正值阿兹特克繁荣强盛之世，拥有大约 2,500 万人口，这对寻找新财富的西班牙人来说简直是天赐良机。

科尔特斯率领 508 名步兵、107 名水手、200 名古巴印第安士兵和 16 匹战马从古巴出发，乘船北上。1519 年 4 月，科尔特斯一行在墨西哥东部沿海的韦拉克鲁斯登陆，而后向着内陆探险。11 月，他们到达阿兹特克帝国的首府特诺奇蒂特兰并受到国王蒙特祖玛的热烈欢迎。进城后，西班牙人便露出丑恶的本来面目，他们利用阿兹特克人的热情，反客为主地挟持了国王并逼迫他们承认西班牙人的领导地位，这只是阿兹特克人悲剧的开始。1520 年 5 月，科尔特斯的部下趁印第安人举行一场宗教活动时对他们展开了屠杀，阿兹特克国王在混乱中死去，悲愤的阿兹特克人奋起反抗，将西班牙人包围。科尔特斯组织突围，双方进行了激烈的战斗并且都损失惨重。科尔特斯本人差点丢掉性命，仅仅带着几名翻译和部分印第安残余士兵仓皇逃出并退回到大本营，这一夜也被称作"悲痛之夜"。

阿兹特克人对西班牙人的反抗取得了初步的胜利，但是谁都无法料到那些战死或者被俘获的西班牙士兵身上携有天花病毒。阿兹特克人很快就被感染了。大批的阿兹特克人因为天花而病倒甚至死去，他们的战斗力遭到严重削弱。天花持续在这座城市肆虐，帝国的新任统治者和其他关键人物也不幸死于天花，使得帝国权力内部分化，其抵抗力量被大大削弱。与此同时，科尔特斯的大本营里的许多印第安同盟首领也因为天花死亡，他利用此次机会重新整顿兵力，确立了其领导地位。1521 年 5 月，西班牙人重整旗鼓，包围特诺奇蒂特兰，开始了长达两个多月的围城，战争、天花、饥饿导致了许多印第安人的死亡。据杰拉尔德·格罗布（Gerald N. Grob）在《致命的事实：美国疾病史》中的引述，时人记载了那场天花疫情：

> 一场大瘟疫爆发了并且持续了七十天，它出现在城市的任何地方，杀害了我们的大量人民。我们的脸、胸、腹都长了疮，从头到脚都长满了难受的疮。这种病太可怕了，没有人能走路或走动。病人完全无助，只能像尸体一样躺在床上，四肢甚至头都动不了。许多人死于这场瘟疫，还有许多人死于饥饿。他们起不来找食物，其他人都病得没法照顾他们，所以他们在床上饿死了。

8 月，特诺奇蒂特兰在外困内病中陷落。根据科尔特斯本人的记载，城市里的景象异常惨烈：街道、广场、房屋，到处都是尸体，几乎无法通行，甚至连科尔特斯本人也因扑面而来的腥臭而作呕。科尔特斯到达特诺奇蒂特时，这里的人口大约有 30 万，西班牙人与结盟的印第安人部落加起来的总人数也远远不敌，但是他们在短时间内攻下一个庞大帝国，令人震惊。这其中，天花是一个非常重要的因素，因为当天花袭击特诺奇蒂特兰时，那些患病的印第安人倒地不起，浑身流脓，臭气熏天，生者的意志被狠狠磋磨，而死者数量几乎达到了当地居民的一半。天花疫病成了西班牙征服阿兹特克的重要帮凶。

天花不仅向北蔓延到墨西哥，它还随着殖民者的扩张路径袭击了中美洲的尤卡坦和危地马拉地区。1524—1527 年前后，天花从美洲中部向南传到秘鲁，侵袭了印加帝国，造成了约 20 万印加人死亡，引起了帝国内部的混乱。当天花来袭时，印加帝国的第十一任国王瓦伊纳·卡帕克（Huayna Cápac）不幸染上天花死去，激起了印加人民的悲痛和恐慌。阿尔弗雷德·克罗斯比（Alfred W. Crosby）注意到天花对印第安帝国的打击，他认为，国王对于臣民来说是半人半神的太阳之子，失去国王是一种巨大的挫伤。然而因天花而死的不只有国王，还有印加的许多军事领袖和皇室成员，这使得帝国上层的权力结构受到影响，天花还打乱了帝国的王位继承秩序，卡帕克的两个儿子瓦斯卡（Huáscar）和阿塔瓦尔帕（Atahualpa）因为王位继承爆发冲突，印加帝国因为天花造成的王位更迭引起了长达 5 年之久的内战，帝国的实力被大大削弱，开始走向衰落，这为西班牙征服者提供了可乘之机。

1532 年，弗朗西斯科·皮萨罗（Francisco Pizarro）带领手下到达秘鲁，同年 11 月，皮萨罗带领几百人的西班牙军队向印加帝国的首都库斯科进攻，俘虏并处决了国王阿塔瓦尔帕，当印加人反应过来进行殊死抵抗时，西班牙军队力量已经增强。最终拥有百万人口、数十万军队的帝国还是被征服。如果不是在皮萨罗到来前印加帝国内部经历了天花在精神和实力上的双重打击，西班牙殖民者不会如此顺利征服他们，正是天花间接引起的帝国内战使西班牙人趁机攻入城中，皮萨罗也承认"瓦斯卡和阿塔瓦尔帕的对立使得帝国分裂成两半，不然哪能登进城门，夺下这片土地……"（阿尔弗雷德 W. 克罗斯比：《哥伦布大交换——1492 年以后的生物影响和文化冲击》）。西班牙人凭借着几百名士兵攻入了历史悠久、组织严密的阿兹特克帝国和印加帝国确实不可思议，除了归功于他们的枪炮、钢铁和马匹外，越来越多的人认为疾病，尤其是天花在西班牙人征服美洲的过程中立下了"汗马功劳"。

扩散：天花在新大陆的反复肆虐

加勒比的悲伤和两个古老印第安文明的毁灭既是西方殖民地征服新大陆的新开始，又是天花肆虐整个美洲的新阶段。在接下来的几个世纪，天花和西班牙殖民者一同在拉丁美洲的各个地区站稳了脚跟。随着西班牙、葡萄牙和法国等殖民者的进一步的征服，基多、利马、布宜诺斯艾利斯、里约热内卢等相继成为殖民地，天花也时时降临，几乎每一次的流行都让印第安人痛不欲生。唐纳德·霍普金斯（Donald Hopkins）在他的研究中概述了天花此后在拉美扩散的时空图：在墨西哥，从 16 世纪 30 年代到 16 世纪中叶，天花杀死了上百万印第安人，1576 年的天花爆发甚至夺取了 200 万墨西哥印第安人的生命，古巴也在 1530 年和 1572 年遭受天花的侵害。同样，厄瓜多尔、智利、秘鲁、哥伦比亚、巴西、委内瑞拉、阿根廷等地区也是天花侵袭的目标。厄瓜多尔从 1533 年至整个 16 世纪末的天花记录多达六七次；1544 年，天花第一次出现在智利，其流行大约持续了一年，使一个有着 1.2 万人口的地区只有不到 100 人幸存；秘鲁在 16 世纪上半叶常常遇到天花侵袭，在 1585 年还爆发严重的天花疫情，时人提到了当时的惨象：印第安人几十、几百地死去，村庄人口灭绝，尸体遍布在田野和房屋里，田地无人开垦，矿区无人劳作，食品价格飞涨，令许多人难以忍受，即使他们躲过了疾病，却又陷入了饥荒。哥伦比亚也在 16 世纪爆发了数次天花；1555 年，天花被法国人带进巴西，此后一段时间里，天花又多次在巴西流行。在葡萄牙建立里约热内卢殖民地之后，天花更是成为这里的常客。1580 年，葡萄牙人把天花带进了委内瑞拉，给周围的印第安部落造成了巨大伤亡；1603 年，天花被带到了阿根廷，此后在一个世纪里，阿根廷共发生 7 次天花流行。至此，天花基本上已经完成了对南部美洲的征服。

尔后，天花在拉丁美洲爆发的次数更加频繁，而且随着殖民者的脚步愈发深入内陆，印第安人承受的打击也愈发沉重。17 世纪，传教士深入亚马逊河地区向印第安人传教，1660 年天花爆发，杀死了流域附近的数万印第安人，传教事业也因天花的不断侵袭而被迫中断。巴西、智利、危地马拉在 17 世纪也多次流行天花，不仅造成人口死亡，还破坏了殖民地的经济。据统计，巴西的天花爆发次数较多，在整个 17 世纪不下六七次，其中，1665—1666 年的天花疫情非常严重，死亡率很高，许多家庭被击垮。17 世纪天花在厄瓜多尔流行了大约 7 次，其中，1680 年的那一次致使 6 万多人死亡。

在墨西哥以北的美洲，天花造成的悲剧重复上演，只不过时间稍晚而已。17 世纪初，英法和荷兰殖民者开始在北美的东部沿岸建立殖民地，天花也尾随而至。北美的印第安人未建立国家，居住相对分散，部落众多，但也时常像拉美的印第安人一样遭受天花打击。

1617—1619 年，据说是天花第一次降临在墨西哥以北的美洲，杀死了马萨诸塞沿岸十分之九的印第安人。此后两个世纪，天花一点点吞噬这片净土，让印第安人乃至欧洲殖民者苦不堪言。尤其是对印第安人来说，许多部族甚至在天花的打击下几近消亡。约翰·达菲（John Duffy）的《美国殖民地时期的传染病》一书详细介绍了美国早期发生在印第安部落中的天花疫情：1633 年，天花袭击了普利茅斯殖民地的印第安人；1636 年，安大略湖的休伦族也遭受了天花袭击，持续四年的天花流行不仅夺走了众多族人的生命，也使他们在与其他部落的争端中落于下风。即使是实力强大的易洛魁人也时常在天花的打击下一蹶不振，1649 年、1663 年和 1679 年，易洛魁部落中爆发了天花大流行，尤其是 1663 年的天花对他们产生了巨大的冲击，村庄遭到严重破坏，田地也只耕种了一半；1679 年的天花也让他们每日哀叹，无暇顾及其他事情。18 世纪初期，易洛魁又遭受了天花的几次折磨，使得他们原本正在恢复的人口又被大量削减，1717 年，天花终止了易洛魁人的探险。1698 年，南卡罗来纳出现了天花疫情，殖民者死伤惨重，但是印第安人的死亡率更高，殖民地附近的一个印第安人部落被彻底摧毁。

在法属北美和西属北美地区，印第安人承受着同样的残酷考验。1691 年的天花导致居住在伊利诺伊河口附近的伊利诺伊印第安人大量死亡、失明和毁容。几年后，天花也出现在阿肯色河和密西西比河上。1698 年 12 月，一支来自加拿大的法国传教士团体在阿肯色地区的河口发现，这里的部落村庄被战争和疾病几乎彻底摧毁，大部分人口死亡，村子里除了坟墓什么也看不见。人们还推测，这一时期整个密西西比河下游很有可能都受到了这种流行病的侵扰。

天花不仅在美洲印第安部落间频繁爆发，而且还经常袭击白人殖民者的城镇。英属北美殖民地的城镇规模比法属的殖民地更大，且这里与旧大陆的交流联系十分频繁，天花也源源不断被输入。而随着殖民运动的扩张，城市人口的增加和交流的密切使得天花爆发更加频繁且威力倍增。英属北美殖民的十三个殖民地都有天花的影子，北部的波士顿，中部的纽约、费城等港口城镇是重要的海港和商业中心，与天花流行地区有密切的贸易联系，是传染病的入境港。但天花在切萨皮克和南方的影响不大，因为南方人口相对分散，以农业经济为主，港口城镇的缺乏相应减少了流行病的传入和蔓延。但南卡罗来纳的查尔斯顿是个例外，它是南部最重要的港口，因此这里也是受天花困扰最严重的地区之一。查尔斯顿在 1697 年第一次出现天花流行，随后，1711—1760 年，该镇又爆发了几次天花，其中 1760 年的天花流行最严重，城镇总人口约 8,000 人，至少有 6,000 人受到感染，死亡人数估计在 730 人到 940 人之间，占据当年去世人口的 90% 以上（杰拉尔德·格罗布：《致命的事实：美国疾病史》）。中部的纽约也是天花频发的地区，其中 1731 年尤重，约一半的人口都感染了天花。费城也数次因天花疫情而名声大噪，1731—1773 年，每隔四五年就要受到周期性天花侵袭。本杰明·富兰克林本人的书信同样真实记录了费城天花疫情，他多次在信中提及天花在费城的肆虐导致生者寥寥无几，许多家庭因此分崩离析。

相较而言，受天花祸害最严重的殖民地当属新英格兰的波士顿，对于波士顿人来说，天花是一场永远不会消失的噩梦。1636—1698 年，这里不断遭受着天花侵袭。后来，天花甚至成了常客，每隔十几年就以令人沮丧的规律席卷整个城镇。其中 1721—1792 年，波士顿前后遭遇至少 7 次侵袭，1721 年的天花疫情更是给人留下了惨痛的记忆：它如一场熊熊大火，将所到之处化为一片狼藉，印第安人和殖民者都死伤惨重。

天花降临新大陆，尔后扩散至南北美洲、东西海岸，致使无数无辜者命丧黄泉，无数的家庭不复存在，古老的帝国分崩离析。面对如此惨境，坐以待毙向来不是人类应对瘟疫的正确方法，奋起反击才是印第安人和白人殖民者保卫家园的唯一途径。

抗衡：忍无可忍的反击

天花在美洲的"暴政"已经持续了两个多世纪，也激起了人们的猛烈反抗，印第安人和白人殖民者想尽办法企图与之抗衡。尽管印第安人对天花知之甚少，恐惧、无奈、自杀和逃跑是他们最初经常做出的反应，但是他们面对天花时也不全然只会坐以待毙。国内学者丁见民认为，在欧洲人到达之前，美洲印第安人之间就存在各种细菌、真菌或寄生虫引起的传染病和其他非传染性疾病，新世界并不是疾病全无的伊甸园（丁见民：《白人到来前北美印第安人社会的疾病生态及其意义》）。对于美洲印第安人来说，借助宗教力量和传统医药是他们治疗各种疾病的重要方法。面对天花，许多印第安人喜欢利用神力来解释和应对，比如克里人把瘟疫归咎于神灵的愤怒，萨利什人把天花归咎于鲑鱼生长季节——因为鱼身上长满了疮和斑点，他们的反应是杀死尽可能多的鱼。在将天花的流行与欧洲人联系起来之前，这种解释很常见。巫术也是土著居民对天花流行的一种解释，常常导致人们折磨或杀害被怀疑的巫师。休伦人认为耶稣会会士是巫师，因为他们拥有魔力。当受天花感染的人在被洒上圣水后死亡时，耶稣会经常受到责备。休伦人因此害怕耶稣会士，禁止他们进入村庄。印第安人也会尝试借助精神力量来治疗天花。当第一次天花流行席卷北美时，北美平原上的人们试图用一种咒语来减缓天花的传播。有些印第安人还会通过献上动物祭祀神灵来治疗天花。在南美，一些印第安人信奉天花之神沙伯那（亦被称作欧罗巴依），他们还通过在仪式庆典上跳舞来祈祷脱离天花苦海。

此外，传统的医学也是印第安人经常采用的方法。汗蒸是印第安人常用的一种具体可操作性的医疗手段，将发烧的印第安人置于汗蒸屋中，蒸完之后再浸入冷水中，因为他们认为汗蒸能够帮助病人打开毛孔将生病的体液或者坏物质排出体外。美洲的传统草药也是治疗疾病的重要物质，在北部平原地区，人们认为柳树皮放在汗蒸屋里能起到止痛的作用，还有其他植物也被用来治疗天花，然而，许多草药是泻药和催吐剂，并不利于健康。汗蒸虽然使高温患者得到一些缓解，但需在相对温暖的天气里进行才有益，而大量出汗往往导致身体脱水，反而加重了疾病。严重的情况下，汗蒸后将自己浸入冷水中通常会导致休克、心脏骤停、剧烈发烧等症状，且降低了人们的免疫力。可见，这些方法很大程度上无法有效地应对天花疫情，不当的医疗措施有时候反而更助长了天花的气焰。

印第安人尽其所能防治天花，白人殖民者的努力更是丝毫不逊。对于欧洲人来说，天花是他们熟悉的敌人，他们也有一套程序对病人进行护理和治疗，但并不总是有效。有些殖民者认为汗蒸、呕吐、放血对于治疗天花有用，北美的一些殖民者则在身上涂抹沥青甚至直接喝沥青水，而早期巴西殖民者甚至口服马粪粉来催吐，这些大多只是徒劳。到接种出现之前，检疫和隔离才是比较有效的方式，虽不能治本，但切断了传播途径。检疫和隔离在南美洲地区施行的情况尚需研究，但是从目前掌握的资料来看，北美地区对此较为重视。由于天花较强的传染性，殖民地人民也意识到防止感染者与正常人的接触能降低感染天花的概率。一些殖民地当局在港口设立检疫站检查到达的船只，防止携带天花病毒的人上岸，必要时还会将病人转移到偏僻岛屿，直到确认船员和物品处于无害状态才能上岸。陆地上也会设立检疫点，往来的行人都必须进屋接受消毒。当城镇居民已部分感染时，人们会用栅栏将房屋围住同外界隔离，插红旗示警，必要时派警卫把守，对于打破隔离的人还进行相应的处罚。随着殖民地医学水平的提高和预防意识的增强，一些特殊的医院被建立起来专门收治天花病人。

印第安人和白人殖民者在两个多世纪里虽采取了种种对抗天花的

措施，然而大多时候都是徒劳无效的，就在他们一筹莫展的时候，人痘术传入了美洲，拉开了美洲有效反击天花"暴政"的序幕。这种技术最早诞生在古代中国，是中国几千年来与天花斗争的重要结晶。自东汉时期天花传入后，我国历朝历代的医书都对此病的治疗方药进行了详细记载，虽然没有专门的治疗方法能药到病除，但人们逐渐发明了一种预防天花的有力武器。从轻症患者身上取下痘痂或者痘浆注入健康人的身体中，从而"故意"使健康人染上轻微天花，痊愈后便终身免疫，这便是著名的"种痘术"，又称为人痘接种法。其起源的具体年代未有定论，据今人考证，目前多赞同源于宋代的说法。此后，有关种痘术的相关记载也不胜枚举。孟庆云的研究就曾指出，明清时期的医书对种痘的方法已进行了详细的描述，其中提到中国的种痘术主要有四种：痘衣法、痘浆法、旱苗法和水苗法。前两种方法风险较大，只是在人痘术发明之初用过；后面两种方法较为可靠，并且在这两种方法的基础上经过不断试验和改良，发展出了较为成熟的人痘接种技术，领先世界（孟庆云：《从即毒消灾到种痘免疫——种痘术的发明及传播》）。

　　种痘术在 17 和 18 世纪分别被引入俄国和土耳其。在此之前，即使有少数欧洲人听说过这种方法，也没有医生敢冒此险，更不用提美洲了。直到 18 世纪初，英属北美殖民地才有人正式提及此法。科顿·马瑟（Cotton Mather）和他的父亲英克里斯·马瑟（Increase Mather）一样，是波士顿殖民地颇具威望的牧师，他受过良好的教育，且十分热衷于自然科学。1716 年，马瑟读到了一份来自土耳其的报告，里面描述了一种让健康人产生轻微天花症状并从此免疫的手段：一名医生刺穿了一位天花轻症患者的几个痘痘，从中提取了一点脓液。随后，医生用针在另一个健康人的手臂上做了一两处小伤口并置入一滴天花脓液。一段时间之后，健康的人出现了痘疹，但是比自然感染的天花少，而且病人很少发烧，也没有其他严重不适。这份报告令马瑟十分激动，因为几年前，他曾询问过自己的黑人奴隶奥尼西姆是否得过天花，这个黑奴回答他自己之前做过一次手术，体内有一些天花，可以永远防止感染，他还向马瑟描述了手术并展示了自己的创口，且指出非洲的许多地方都经常利用此种手术。马瑟对这种手段心动不已，跃跃欲试。

1721 年 5 月，波士顿已经有许多人感染了天花。马瑟于 6 月向波士顿的医生致函，介绍了关于在土耳其成功实施接种的原委，并表示希望在殖民地也能尝试此法。他并没有试图保证此法在波士顿能获得同样的成功，只是尽力劝说人们相信，然而，可能是医生们无法想象接种的好处，也不敢冒险，马瑟的请求如石沉大海，没有得到任何医生的回应，他后来再一次的恳求又被无视。其实，他们对马瑟的拒绝也不无道理，一是马瑟此前本就因塞勒姆女巫审判事件而名声受损；二是因为数百年来，欧洲和美洲殖民地的医生很多都相信体液学说，认为是人的体液的不平衡导致了疾病。据此，通过放血、呕吐等方式消除毒素，达到体液的平和可以恢复健康。然而，人痘接种是故意将病毒注射到健康人肢体中，使人们患病，这似乎与传统疗法背道而行。马瑟没有放弃，他发送了一封私人信件给扎布迪尔·博尔斯顿（Zabdiel Boylston）医生，说服他考虑实施接种手术。博尔斯顿是殖民地为数不多的专业医生，也是马瑟的好友，他非常清楚波士顿面临的危险并立即付诸了实践。6 月 26 日，博尔斯顿亲自为他六岁的儿子托马斯、三十六岁的黑人奴隶杰克和杰克的两岁半的儿子杰基进行接种，三人产生了一些轻微的症状，之后便康复了。一个非洲奴隶和两个年幼的孩子就这样成为美洲第一批接受接种的人。

人痘接种的实验消息像重磅炸弹一样立马在殖民地人群中炸开，愤懑和指责的声音接踵而至。许多人担心接种容易引发天花的传播，因为在他们看来，接种疫苗就是使健康的人患病，他们担心疫病会扩散到人群中，进而危及公众健康。博尔斯顿尽量向公众解释了接种的好处，但公众的焦虑丝毫未减，反对的力量也在不断壮大，其中强有力的反对者是威廉·道格拉斯（William Douglass），他在英国受过正统的医学训练，是殖民地少数拥有医学学位的医生。在马瑟撰文呼吁医生

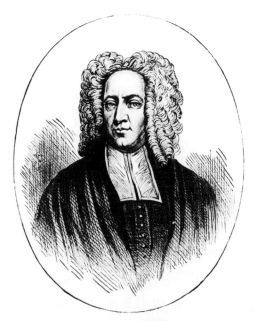

科顿·马瑟的画像

进行人痘接种的时候,道格拉斯立即对马瑟进行了尖锐的批评。他对马瑟企图篡夺自己的权威并夺取波士顿医生的领导权感到十分愤怒,认为马瑟多管闲事,是神职人员对医疗事务的无知干涉。7月2日,选民和治安法官召集了一次公开会议,在道格拉斯的领导下,波士顿医生谴责了接种的做法,认为这对接种者和社区都十分危险。博尔斯顿也被要求停止接种,以马瑟为首的一些有影响力的清教徒们为博尔斯顿进行了辩护。博尔斯顿显然明白自己的所作所为,他不顾当局的禁令,继续推行人痘接种,其争议也越来越大。波士顿出现支持和反对接种的两派,一些和马瑟想法一致的牧师和没有学位的医学"门外汉"支持接种,专业医生如道格拉斯和部分居民反对接种。

这两派在《新英格兰报》和《波士顿公报》等报纸上展开了唇枪舌剑的激烈交锋,双方各执一词,甚至相互谩骂,简直如赤手空拳的"斗殴"。道格拉斯一派对接种的质疑不仅在于马瑟的医学专业素养和接种的安全问题，甚至还上升到接种的宗教合法性。道格拉斯的同伴约翰·威廉姆斯（John Williams）是少数几个反对接种的牧师，他认为接种疫苗是"对自然法则和上帝设定的模式的一种暴力"，是"撒旦的幻觉"。这种出于宗教方面的考虑也符合殖民地人们的心理，一直以来，许多人都认为生病或者瘟疫的出现是上帝对人的惩罚，不能强行用个人意志代替上帝的旨意，所以接种与信仰是相抵触的。而马瑟一派对接种的宗教合理性也表达了自己的看法，英克里斯·马瑟认为"接种是上帝的一种奇妙的天意，它不仅是合法的，也是一种义务"；牧师威廉·库珀（William Cooper）同样对人们的宗教顾虑做出了回应，他赞同天花是上帝降下用以惩罚人间罪恶的说法，但他认为上帝同时也给人们指出了一条避开这种极端惩处的道路——接种，这是上帝惊人的仁慈，应该加以利用。双方类似这样的交手有许多回合，争议也持续了数月。到 10 月和 11 月，天花疫情和接种论战都达到了顶峰。双方不仅仅通过报纸，还主要通过各种小册子各抒己见。在指责、诽谤和威胁接二连三地指向马瑟和博尔斯顿的同时，死亡人数也持续增加，丧钟整日长鸣，给受害者及其家人造成巨大痛苦。

随着疫情的加重，双方的攻击增大了力度，也逐渐丧失了理性。道格拉斯的抨击越来越严厉，谴责接种疫苗是"重罪"，并要求对所有行医的医生处以绞刑，科顿·马瑟则讥讽地回应说恶人的孩子一般才反对接种疫苗。随着接种的继续实行和人们怒火的加剧，马瑟和博尔斯顿的生命安全受到威胁，11 月，马瑟家中被丢入了一个自制的炸弹，上面还附带纸条，写着侮辱谴责的话："卡顿·马瑟，你这只狗，你该死，我要用这个给你接种，让你得天花。"好在威胁和愤怒随着时间流逝和疫情的控制慢慢消退，人们也渐渐看到了接种成效：相比自然感染天花，人为接种的症状更轻，死亡率也降低了（经估算，可能降至 5% 以下）。但仍然有许多人反对接种，并试图让城镇法院立法，禁止在未经选民许可的情况下在任何城镇接种疫苗，这一提案并未被采纳，这也充分说明许多人仍然相信接种。

随着疫情的结束，这场涉及宗教、医学、世俗、种族（由于殖民地一些黑人作证说之前有人痘接种的经历，人们不禁怀疑黑人说法的可靠性，甚至对此进行了批评）的辩论和争议渐渐平息，人痘接种的价值也被挖掘出来。许多先前反对接种的人开始支持接种，对马瑟和博尔斯顿的憎恶也渐渐随之消散。马瑟死后，来自各界的人士参加了他的葬礼并表示了哀悼。博尔斯顿更是受到英国倡导接种者的热烈欢迎，在一些英国皇家学会成员的促使下，博尔斯顿基于自己的案例记录和日记著述了《关于新英格兰天花接种的历史记录》，介绍了他从1721 年 6 月 21 日到 1722 年 5 月 11 日的每一次接种情况，涉及了不同种族和不同年龄的人，涵盖了每个病人种痘的位置、接种到出痘的天数和医疗方法等内容。他将此书献给了威尔士公主，希望以此指导那些接种经验不足的人，这一举动也为欧洲人痘接种的推广做出了贡献。在北美，人痘接种相继被引入费城、纽约等地并广泛使用，渐渐成为美洲人民阻击天花的有力措施。殖民地的死亡人数大大减少，以波士顿为例，它在 1721 年、1730 年、1752 年、1764 年遭遇过几次天花袭击，死亡人数由 1721 年的 870 人降至 1752 年的 589 人和 1764 年的 170人，死亡率下降了近 10 个百分点。只不过，西方人仅仅学用了早期的痘浆法，其风险相对较大，因此与之伴随的争议也常有，殖民地也有各种立法对它加以规范和限制，人痘接种很多时候必须得到殖民地当局的许可。但这并不妨碍在詹纳发明牛痘接种前，它在人们反击天花的战役中发挥的关键作用，尤其是在美国独立战争期间，乔治·华盛顿总司令意识到给士兵接种的重要性，果断做出了防御措施，为保证独立战争的胜利提供了保障。

1775 年 4 月，与美国独立战争的枪声一同惊现在波士顿的还有天花。6 月，邦克山战役后，大陆军将英国军队围困在波士顿市区。但华盛顿和大陆军并没有对那里的英军发动进攻，因为当时波士顿城内天花流行，贸然进攻有可能得不偿失，双方展开了对峙。英国军队在波士顿城内可能受到感染，但华盛顿带领的大陆军则面临更大的挑战，很多士兵从未接触过天花，不像许多英军那样已经拥有免疫力。因此，华盛顿十分担心大陆军中没有接种的士兵们的身体健康，他警告人们不要在受感染地区旅行。7月21日，华盛顿致信大陆会议提出担心天花会传入军营，并认为应该继续以最大的警觉来对付这个最危险的敌人。虽然大敌当前，可但凡知道天花威力的人都明白华盛顿称天花为"最危险的敌人"这一说法其实并不夸张。

华盛顿对天花威胁的担忧不仅得益于他敏锐的素养，更源于他自身感染天花的经历。华盛顿出生在弗吉尼亚殖民地的一个种植园主家庭，他19岁时跟随长兄劳伦斯到了西印度群岛的英属殖民地巴巴多斯。不久后，华盛顿便染上天花，他在长达一个月的时间里受尽折磨。幸运的是，他的症状不重，经过一个多月后的卧床休养便痊愈，但在脸上留下了终生的痘疤。后来，华盛顿和他的夫人对人痘接种极力提倡。尽管华盛顿小心谨慎想避免天花在军队中流行，但不幸的是，与英军对峙几个月下来，天花还是蔓延到了军队。

面对瘟疫，华盛顿采取了一切预防措施来保护自己的军队免受侵袭。他限制了营地士兵的出入，将军队与其他民众隔离开来以避免疾病的蔓延；还尽力改善军营的卫生环境，防止其他传染病的滋生。华盛顿华命令当英军撤离波士顿时，无论军官还是士兵，都不得擅自进入波士顿。1776年3月，英军撤离，华盛顿命令少将带领1,000人进城，而且这些士兵必须曾经患过天花。与此同时，在北方加拿大魁北克与英军作战的大陆军也饱受天花之苦，许多士兵感染了天花，一些士兵自己接种了疫苗。

随着天花的破坏性被进一步认知，许多人都意识到了在战争中天花带来的巨大威胁。华盛顿自己也明白有效控制天花对保护军队和最终取得胜利的重要性。1777年1月，华盛顿提出了一项新的军队保护策略：系统接种。因为天花给军队造成的大量伤亡，局面堪忧，如果不采取有力措施制止疾病的蔓延，后果可能不堪设想。1月6日，华盛顿直接写信给陆军医务部医生希本（William Shippen Jr.），表明了想给军队接种的想法：

> 我发现天花蔓延甚广，又怕不能防患于未然，无法阻止天花在全军范围内蔓延，于是决定给部队接种疫苗。这一计划可能会带来一些不利，但我相信，它的后果将是令人高兴的……我希望这些士兵不久就能胜任工作，而且在短时间内，我们将有一支不受此影响的军队。
>
> （安·贝克尔《华盛顿军队中的天花：美国独立战争期间疾病的战略影响》）

不仅如此，华盛顿还命令希本医生给即将入伍的新兵接种疫苗。虽然在全军接种的做法还没有获得大陆会议的批准，军队内部也有不少高级军官表示异议，但是华盛顿顶住了压力。2月12日，大陆会议医学委员会通过了军队中实行接种的决定，随后便开启了对第一批士兵的人痘接种。直到1779年晚期，华盛顿坚持要求新兵在参加军队战役之前要进行接种，以保持对天花的免疫力。正是由于新兵的接种，弗吉尼亚北部的大陆军在1779年和1780年间患天花的几率极低。安·贝克尔（Ann M. Becker）也指出，华盛顿军队的天花防治颇有成效：1778年2月士兵患病率达到36%的最高点之后，在1778年下半年以及1779年全年，报告患病的士兵比例急降到9%至11%之间。到1781年5月，军队外科医生已有效控制了这种疾病。华盛顿的高瞻远瞩令人敬佩，尤其在当时人痘接种术有时甚至被明令禁止的情况下，他力排众议，顶住来自殖民地宗教界、法律界、医学界、普通民众的多方压力做出了重要决策。这种全军强制接种政策令天花流行能够得到有效控制，大陆军队不受天花反复流行的影响，得以生存并发展成为一支颇具战斗力的军队，这使得华盛顿也能够集中精力思考战略问题，从而推进战事的顺利进行。

人痘接种接着被引入北美和南美的印第安人中，美洲天花的历史正逐步地被改写。天花从被带到美洲这块"天国之花"的处女地之后经过两个多世纪的发展已经成为美洲人的宿疾，在接下来的几个世纪里，人们对抗天花的道路依然蜿蜒曲折、晦暗不明。

曙光："死亡之神"在美洲的消逝

人痘接种并未阻止天花继续在美洲肆虐，18—19 世纪，天花依然在南北美洲横行。整个 18 世纪，旧大陆的疾病仍是导致墨西哥以北印第安人死亡的重要因素，天花乃是头号杀手。天花在印第安人中流行多达 14 次，平均每七年多爆发一次。1731—1732 年，一场天花流行导致易洛魁人大批逃离边境，他们不仅是天花的受害者，还是传播媒介，他们携带的天花沿着马萨诸塞州和新罕布什尔州的边界蔓延，在其他印第安部落中繁衍，到 1733 年，已经在六个部落中造成了大量人员的死亡。天花在北美南部地区也大行其道，拉塞尔·桑顿（Russell Thornton）在他的研究中进行了介绍：1711—1712 年、1738 年、1759 年和 17 世纪末，卡罗来纳殖民地发生了 4 次天花流行，据说 1738 年的天花杀死了一半的切罗基人；1759 年，天花又在南卡罗来纳殖民地肆虐，卡托巴人几乎丧失一半人口；在接下来的几个月里，天花仍在继续蔓延，并在印第安部落中显现了不可阻挡的架势。北美大陆西海岸也难逃厄运，加利福尼亚的印第安人经常遭受天花侵袭，1729—1732 年的天花造成仅有的 8,000 名加利福尼亚印第安人中至少 2,000 人的死亡；1763 年，加利福尼亚又发生了一次天花疫情，100 多名印第安人丧生；1780—1781 年天花流行也使新墨西哥、得克萨斯的印第安人遭到沉重打击。到了 19 世纪，天花还出现在大湖区和北部大平原的印第安部落中。19 世纪 30 年代中期，平原上的一些部落和西北部的科埃伦人中爆发了严重的天花；1841—1854 年间，天花先后在俄勒冈州、爱荷华州、达科他州、华盛顿州和明尼苏达州的印第安人中爆发；1856 年，天花又在密苏里河上游杀死了大约四分之一的印第安人以及一些幸存的曼丹人。天花的侵扰一直持续到 19 世纪末，墨西哥以北绝大多数的印第安人部落都不同程度地受到影响（拉塞尔·桑顿：《美国印第安人屠杀与幸存：1492 年以来的人口史》）。

拉美地区也难逃此劫。墨西哥仍是天花的主要打击对象，尤其在 18 世纪后半期出现了几次广泛的天花传播。1779 年暴发的那一次较为严重，1.8 万人被夺走生命，街头空空荡荡，整个城市回荡着人们的哀嚎和恸哭；而 1797 年的天花爆发导致了大约 10 万—15 万墨西哥人感染，1.4 万—2.5 万人死亡。加勒比地区仍然时常受到天花侵扰，有时候伴随天花而来的还有麻疹和黄热病。拉美大陆地区也频频发生天花疫情：以布宜诺斯艾利斯为例，1705—1793 年间，先后暴发过 9 次天花疫情，其中几次造成印第安人死亡数量过万；在阿根廷暴发的一次天花夺走了近 7 万人的生命；厄瓜多尔和智利也出现过数次的流行，1765 年，智利出现的天花疫情仅在圣地亚哥就杀死了 5,000 多人；秘鲁在 16 世纪中叶发生的三次天花疫情更是造成了人口的锐减。19 世纪，拉美地区天花仍然十分盛行，尤其是阿根廷，布宜诺斯艾利斯的天花流行竟达 13 次之多；里约热内卢也发生了约 11 次天花爆发，1878 年发生在巴西北海岸的天花疫情数月之内夺走了 5 万多人的生命，几乎每家都有病人，甚至由于尸体太多而导致公墓爆满；智利和乌拉圭也爆发了七八次天花，其中，出现在 19 世纪末的疫情导致了约 2.7 万智利人死亡（唐纳德·霍普金斯：《天国之花：瘟疫的文化史》）。

显然，18—19 世纪的美洲天花疫情依然来势汹汹，人痘接种显得捉襟见肘，必须寻找更安全有效的方式防治天花。好在人痘接种为美国独立战争做出重要贡献后不久，牛痘接种就出现了。其实，越来越多的学者，比如斯特凡·里德尔（Stefan Riedel），认为牛痘的使用在 18 世纪英国一些乡村医生中广为人知，而且倾向于认为本杰明·杰西（Benjamin Jesty）可能是第一个进行牛痘接种的人。1774 年，杰西用柳叶刀把牛痘接种到妻子和两个孩子身上，他们后来多次暴露于天花中但是没有感染。这次实验似乎并没有在人群中引起过多关注，直到爱德

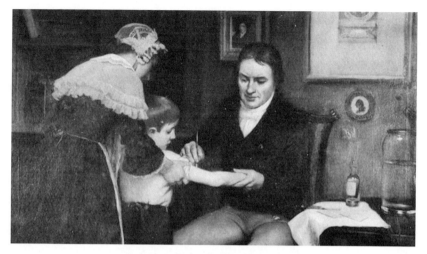

詹纳给小男孩菲普斯进行牛痘接种

华·詹纳（Edward Jenner）打破了这种局面。

1796 年 5 月 14 日，詹纳在实验室完成了一整套实验，将牛痘痘浆和天花脓液先后接种给一名 8 岁小男孩，证明了牛痘预防天花的能力。1798 年，他在新出版的《天花疫苗的效用与原因考察》一书中公布了 23 例种过牛痘而再没有再患上天花的病例，并指出了牛痘和天花脓包的相似与不同。

牛痘接种是继人痘接种之后人类攻克天花的又一重要里程碑，为美洲天花历史的再次改写提供了新契机。这主要得益于一个人——本杰明·沃特豪斯（Benjamin Waterhouse）。沃特豪斯生于美国罗德岛，在国内接受了几年的医学教育后到英国学医，学成再次回到北美行医。1799 年，他从英国的同行那里看到詹纳关于牛痘接种的论文。1800 年 7 月 8 日，沃特豪斯先给儿子丹尼尔接种了疫苗，随后是他的另外三个孩子伊丽莎白、本杰明和玛丽。后来这四个孩子又在布鲁克林天花医院进行了天花接种，结果显示，四个孩子均已经获得免疫。从此，沃特豪斯投身于牛痘接种的推广之中，他还与托马斯·杰斐逊（Thomas Jefferson）总统建立了长期联系，杰斐逊是牛痘接种的积极支持者，他

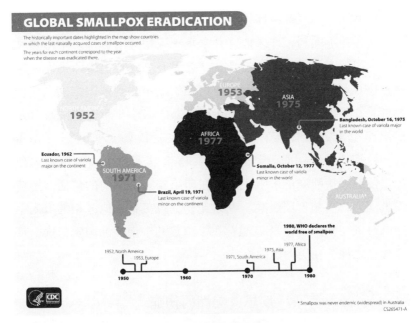

天花在全球的根除地图

赞扬詹纳和沃特豪斯对现代社会的贡献并承诺将把疫苗引入他的庄园之中。

牛痘接种被引入北美后不久,有人比较过自然获得天花、人痘接种和牛痘接种的不同:自然感染天花的患者中,平均每3人中就有1人病危,每6人中就有1人死亡;而通过人痘接种方式感染的天花患者中,平均每40人中有1人处于危险之中,每300人中只有1人死亡;但是接种过牛痘的人除了会产生轻微的症状之外,不仅不会传染给其他人,而且几乎不会再患上天花。在沃特豪斯和杰斐逊的促成下,牛痘接种被引进到华盛顿、费城等地,牛痘接种代替了人痘接种成为北美防治天花的新武器。至此,美洲和全世界战胜"死亡之神"的曙光初现,攻克天花似乎指日可待。

白人定居者们通过接种减少了伤亡,印第安人也因此受益。1780年,天主教传教士在危地马拉附近给近7,000名印第安人进行了人痘

接种，随后又在墨西哥南部接种了 6 万至 7 万人。只不过，在拉美推
广人痘接种并不顺利，许多地区并未真正采用这一方法。牛痘接种传
入以后，印第安人才更进一步受益。杰斐逊总统首倡给印第安人接种
牛痘，1801 年，他指示探险家为他们在旅途中遇到的印第安人接种疫
苗并将此方法传授给印第安人。在接下来的三十年里，美国政府还积
极推出印第安人群体接种疫苗项目。在安德鲁·杰克逊（Andrew
Jackson）担任总统期间，美国政府于 1832 年通过了《印第安人种痘
法》以便通过接种疫苗来阻止天花在印第安人部落间的传播，还拨款
12,000 美元以实施这项法案。19 世纪初，拉美各个地区相继引入牛痘
接种，到 20 世纪中叶，天花只存在于少数几个南美洲国家，这个可怕
的"死亡之神"在美洲走向终结。

反思：美洲的伤痛

天花对美洲社会造成的影响已引起学界的众多关注和反思。瓦格
纳·斯蒂尔恩（Wagner Stearn）和艾伦·斯蒂尔恩（Allen E. Stearn）
在《天花对美洲印第安人命运的影响》一书中指出天花使得美洲印
第安部落大量灭绝，不仅造成了他们的心理负担，一定程度上还冲击
了土著文化。约翰·达菲（John Duffy）认为天花给美洲社会带来了
巨大冲击，甚至成为了白人殖民者征服印第安人的武器。国内如丁见
民、潘芳等学者也认为天花和其他传染病不仅导致了无数印第安人丧
生，还一定程度上造成了一些印第安部落内部的组织结构和外部的族
群关系的双重改变。天花甚至一定程度上改变了美洲的政治格局和社
会变迁，同时也使美洲的经济受到严重破坏。

天花夺走了大批印第安人的生命。据统计，在欧洲殖民期间，
90% 的土著人伤亡是由疾病，而不是由军事征服造成的。罗伯特逊
（Roland G. Robertson）在他的《麻子脸：天花与美国印第安人》一
书中注意到，在科尔特斯入侵后的一个世纪里，墨西哥中部的人口从

500万到1,000万（或更高）骤降到大约140万。就像在墨西哥一样，秘鲁的印第安人口减少了85%。尽管猩红热、麻疹等疾病也导致了印第安人的大量死亡，但天花无疑是主因。丁见民对天花等传染病对印第安人口的削减也多有讨论，他指出19世纪初的两次天花大流行给印第安人极沉重的打击，1802年的天花使得从密苏里河到新墨西哥、向南再到落基山脉的印第安人减少了一半，1837—1838年的天花更是波及到波尼印第安人、奥马哈人、黑脚人、曼丹人、阿里卡拉人、克劳人等十余个部落，造成的死亡可能比过去还多。

死者已矣，而生者不得不继续面对天花带来的生存考验。大量人口的死亡和逃离改变了印第安人的生存环境和组织结构，迫使他们身处白人殖民者的包围之中，甚至不得不与其他部落合并。这种情况在北美尤为明显，1701年，人们在桑提河河口附近发现一群塞维斯人挣扎着生存，这些人曾经是一个大部落，但现在已经衰败不堪，而他们的衰亡很大程度上就是因为天花。到1700年，卡罗来纳州的土著人口已经大幅减少，许多群体将面临被更多非土著人口包围的居住环境，部落的命运堪忧。1801—1802年的天花大流行使得密苏里河与阿肯色河下游的奥塞奇人与阔波人实力削弱，无法对抗更为强大的乔克托等族，最终被迫迁移到其他印第安人领地中。这些部落因天花而人丁凋零，为了继续维持部落的生存环境，他们不得不加强各部落之间的依附性，反过来，人口重组和新的聚集一定程度上加速了天花的传播，如此循环往复，直至村庄和族群消亡殆尽。天花对印第安人的精神世界也有不小的打击。不仅欧洲殖民者对这种传染病的病因学和传播方式知之甚少，印第安人对此更是对此一无所知。所以，当天花最初发生在印第安部落的时候，这种闻所未闻、症状骇人的恐怖疾病给人造成了难以磨灭的心理阴影。天花患者的持续死亡、病人的恐怖面貌以及对自身健康的忧虑折磨着印第安人的精神意志。还有许多印第安人因为天花折磨而丧失了求生的意志，做出自杀的极端行为。关于此话题，许多学者也多有论证。如罗伯特逊描述了阿西诺博恩部落的人在天花来临时自杀的惨状："一名战士看着自己的孩子感染天花而无能为力，这名战士和妻子决定自杀，他先用步枪杀死了马匹和狗，又杀死了妻子，随后用刀割开了两个小孩的喉咙。"（罗伯特逊：《麻子脸，天花和美国印第安人》）丁见民的研究也指出 1738 年，天花在切罗基人的部落中肆虐，半数人口为此丧命，整个部落陷入一片混乱，数百名切罗基人自杀身亡：人们割断自己的喉咙，用刀具刺穿肚子，甚至用尖头的棍棒自杀，还有很多人发疯一般冲入大火任由大火吞噬，似乎已经感觉不到疼痛（丁见民，《北美早期印第安人社会对外来传染病的反应和调适》）。但是，即使对那些患病后没有死亡的人来说，幸存下来可能并不完全是一件好事，因为很多幸存者不仅遭到毁容，而且还会遭受失明、耳聋、咽喉、肺、肾和关节炎症等并发症和后遗症的折磨。有时，疾病发作后甚至会让人精神错乱，而对没有患病的人来说，由于目睹他人发病的惨状精神受到刺激而产生心理疾病也比比皆是。

天花直接导致了印第安人口的减少，威胁了美洲人民的公共健康，而印第安人大量削减加速了欧洲人的殖民扩张进程，也使得欧洲人为主导的美洲社会体系迅速建立，从而间接改变了整个美洲的政治格局。在殖民者到来之前，美洲是印第安人的美洲。但在白人殖民者到来之后，新的政治力量和团体到此定居，西、葡、英、法、荷等国的势力纷纷在此盘踞，美洲变成了不同民族错杂的混合体。天花削弱了美洲土著居民对西班牙人的抵抗，印第安人沉浸在疾病的慌乱与惊愕之中时还要应对殖民者的乘虚而入，最终在病毒与枪炮的双重打击下，两个帝国宣告终结。随着天花导致的土著居民人口锐减，印第安人的政治力量被进一步削弱，整个南部美洲几乎彻底被纳入白人的势力范围。北美也是如此，印第安人的大量死亡直接化解了殖民者的许多麻烦。早在殖民者踏足北美东部海岸之初，目睹天花杀死大量土著居民的时候，一部分人便认为这是上帝的旨意。他们认为印第安人死亡后产生的空置土地是上帝的恩赐，使得其他殖民者能直接在由天花清空的印第安人田地里犁地耕种。许多殖民者甚至认为印第安人死于天花是上帝的杰作，是在帮助他们扫除障碍，让他们在这片新大陆站稳脚跟。尽管这些想法令人不齿，但是天花的确使得许多印第安人的土地和村庄闲置，欧洲殖民者堂而皇之地成为了新主人，这不仅加速了欧洲人的殖民化进程，也使原本自由的美洲被卷入了资本主义的旋涡之中。不仅如此，天花一定程度上造成了美洲人口结构的变化，天花杀死大量印第安人一定程度上导致了劳动力短缺，促使了大量非洲黑人的引入。这种情况在拉美地区更加明显，1604 年的特鲁西略（秘鲁西北部），大概三分之一的人口是西班牙人和梅斯蒂索人，三分之一是黑人，其余三分之一是印第安人，更甚者，有些地方黑人占了总人口的一半，印第安人只是少数（潘芳：《拉丁美洲疫病影响初探——对西属殖民地早期的考察》）。三个不同人种以及混血儿构成的美洲也为现在拉美人口格局奠定了基础。此外，天花对整个美洲的经济也造成了严重破坏，在殖民地，一旦发生天花大流行，多数人隔离在家，各项经济活动都被迫停止，市场关闭交易，码头禁运货物，经济持续倒退。虽然印第安人的隔离意识并不似殖民者强烈，他们在患病期间仍会种植庄稼或者与白人进行贸易，但是一旦症状加深，病人倒地不起，各类经济活动也就无法展开，于是田地荒芜，贸易中断，部落经济状况走向窘迫。

然而，当时的殖民者会怎样看待美洲印第安人所遭受的巨大痛苦？人们可能会认为，他们对此应该感到震惊或内疚，毕竟天花是他们带来的，他们对印第安人的伤亡负有直接或者间接的责任。南美洲的殖民者有时候会对遭遇天花打击的土著居民产生怜悯，但墨西哥以北的部分殖民者可不这么认为，200 年来，美国印第安人口的减少常常被殖民者视为一件幸事。"死的印第安人才是唯一好的"这句格言是殖民地初期英属北美殖民者和印第安人关系的真实写照。最初，殖民者和印第安人因为土地买卖发生纠纷，但纠纷不久就结束了，因为印第安感染了天花，殖民地著名的清教牧师英克里斯·马瑟也为此感到庆幸，认为是上帝结束了这场争论。甚至有人认为天花成了殖民者对付印第安人的生物武器，他们为了打败印第安人，故意将沾有天花病毒的毯子送给印第安人，但是这种说法目前还未有定论。不论有意无意，天花对印第安人的打击都与欧洲殖民者密不可分。当然，天花并不总是"眷顾"殖民者，欧洲人在美洲建立的殖民地也经常遭受天花的侵袭，人口的减少和经济的破坏也是他们面临的难题。

中国传统社会的瘟疫应对：
以 1793 年英国马戛尔尼使团见闻为中心

郑　洪

在医学领域，古代与现代通常被划分为两个截然不同的世界。在《剑桥医学史》导言中，罗伊·波特（Roy Porter）展示了医学界中关于"现代医学的胜利与成功"以及"医学过去是如此难以置信的悲惨"的观点。尤其在公共卫生与传染病防治方面，由于生物医学的巨大进展，一度让人们以为威胁已经远离。至 2003 年 SARS 爆发，以及其后陆续出现的多种新发传染病，尤其是 2019 年末至今的新冠疫情，重新唤起了人类群体性的恐慌、焦虑以及无助感。科技如此发达的现代尚且如此，古代社会在瘟疫面前岂非只能坐以待毙？

其实，人类与引致传染病的微生物是自然界中的共生体，瘟疫或许是迫使人与自然保持某种平衡的方式之一。现代应对传染病的手段虽然越来越高明，但从来没有获得过真正的"胜利"，而过去，也不是我们想象中的"悲惨世界"。数千年历史上，中国遭遇过难以尽数的疫情，以彼时的知识与勇气积极应对，保持了人类的繁衍与社会组织的运转。现代与古代的瘟疫应对，在观念、知识和条件上均有极大差异，然而人类面对瘟疫的情感与反应，其实是共通的。回顾过去的应对历程，有助于了解我们的当下。

本文主旨在于展现瘟疫下传统社会中的"人"。在谈论古代瘟疫时，如果一味以现代医学知识为对照，可能会失去"了解之同情"；若不参考现代观念而只是摘述古代记载，读者又难以明了疫情的真实情况。现在正好有一个机会，可以让我们跟随一批西方来客，"回到"古代社会，借助他们的视界进行观察和思考。

这批来客就是在 1793 年来华的英国马戛尔尼（George Macartney，1737—1806）使团。该使团以为乾隆祝寿的名义来到中国，南北往返，沿路观察中国社会的各个方面，其中也包括卫生和疾病状况。他们做了不少记录和评论，分别记载在团长马戛尔尼的《马戛尔尼勋爵私人日志》及所附《基朗医生记中国的医学、外科和化学》、使团副团长斯当东（Sir George Leonard Staunton，1st Barone，1737—1801）的《英使谒见乾隆纪实》、参赞约翰·巴罗（Sir John Barrow，1764—1848）的《中国行纪》之中。这个时期的西方医学虽然远未发展成熟，但文艺复兴以来的自然科学发展，已使其具备了现代性。马戛尔尼使团中的多位成员都是英国上层知识精英，熟悉当时西方的科学与医学知识。他们的观察触及中国传统所缺乏的层面，更接近现代的视角。

1793 年岁属癸丑，是大清乾隆五十八年，"康雍乾盛世"的尾声。下面让我们跟随马戛尔尼使团，进入这个仍处于黄金时期的传统社会，观察当时的卫生与防疫。

乾隆所不知道的北京疫情

1792 年 9 月，受英国国王乔治三世派遣，马戛尔尼勋爵率领庞大的使团，出发前来中国。年底，乾隆收到了经东印度公司商人转交、由广东官员翻译递呈的国书，他将使团的来意理解为惯常的外夷"朝贡"，"阅其情词，极为恭顺恳挚，因俯允所请"。其实他不知道，中文版的国书被中国官员特意翻译成非常谦卑的朝贡语气，英文的原版其实是一份平等姿态的信函，使团来华的目的是寻求通商。

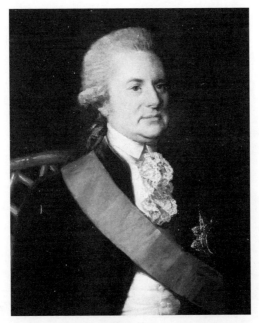

马戛尔尼像

马戛尔尼一行从英国本土的朴次茅斯港出发，沿欧洲、非洲海岸南下，经过南非好望角进入印度洋，经马六甲海峡进入中国南海，然后沿中国大陆海岸线北上。经过 10 多个月的航行，于 1793 年 7 月 1 日到达中国舟山，继而北上。8 月 5 日抵达天津白河口，之后换小船入大沽。8 月 9 日，使团离开大沽赴北京。

在 1793 年农历五月，乾隆按照历年惯例，已前往承德的热河行宫，开始长达数月的"秋狩"。这位 73 岁高龄、早已达成"十全武功"的帝王，在相对凉爽的避暑山庄里，除了静候使团一行，也没有放下他的北京子民。由于时令已交处暑，而热河炎热不减，乾隆想到"京师人烟稠密，自当更甚"，记得前几日北京下过雨，近日不知还有雨吗？"又虑小民或因溽暑蕴蒸，致有疫病，亟命军机大臣驰谕留京王大臣，即行据实覆奏"。他同时下令，让刑部尽快审结各类案件，案情轻的犯人减等发落，避免羁留狱中过久。

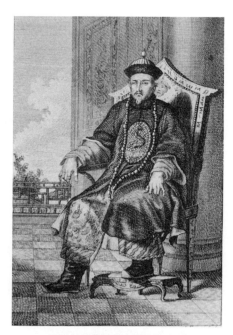

英国使团画师所绘的乾隆像

　　"潦暑蕴蒸"为什么就会发生疫病？这是有古老的理论作为依据的。中医经典《素问·六元正纪大论》说："丑、未之纪也……四之气，畏火临，潦蒸化，地气腾，天气否隔，寒风晓暮，蒸热相薄，草木凝烟，湿化不流，则白露阴布，以成秋令。民病腠理热，血暴溢疟，心腹满热，胕胀，甚则胕肿。""丑、未之纪"是指年干支中带有丑或未的年份，1793年是"癸丑"年，按照"五运六气"的理论，可能会发生文中所说的流行病。

　　当然，即使不懂深奥的理论，从常识也知道潮湿闷热容易引发疾病流行。乾隆要求释放轻罪犯人，这是古代一种常见的监狱防疫措施。早在宋代就有这种制度，当时的官员指出："春夏之交，疫疠方作，囚系淹抑，最易传染，一人得疾，驯至满狱，州县谓之狱温。"因此朝廷要求及早处理案件，"务令囚系得脱疫疠炎暑之酷"（《宋会要辑稿·刑法五》）。

过了不久京师官员向乾隆报告说，"京城晴雨应时，炎暑已退，谷稼丰收"，"民间偶有感触暑气，并无病暍时疫之症"。乾隆高兴地作了一首诗："欣矣都中炎尽退，幸哉此处爽如常，协和六幕惭无术，戒满巩谦敬益蘉。"（《御制诗》5 集卷 84）他觉得上天待他实在太厚，故此警戒自己一定不能自满，需要时时保持谦恭。古代观念认为，疾疫灾害是上天对皇帝的警告，历朝皇帝如果遇到重大疫灾，往往要下罪己诏，以求上天以及臣民的原谅。如果风调雨顺、灾害不生，则证明政务得当，是上天的眷顾。

不过，乾隆所听到的"偶有感触暑气"，在著名诗人、翰林詹事张问陶（1764—1814）笔下是这样的：

> 君不见大棺丹漆小棺白，今年新鬼多于客。白马驮医快欲飞，黄金买药轻如掷。疫气蒸人成毒雾，昨日歌筵今日赙。市上刍灵价已昂，道傍乞丐堆无数。
>
> （《船山诗草》卷 10《京朝集·癸丑》）

"新鬼多于客"，"昨日歌筵今日赙（丧金）"，足见瘟疫流行相当严重。有不少医书都记载了这次癸丑瘟疫。如《温病条辨》作者吴瑭在自序中说："癸丑岁，都下温疫大行。"吴篯《临证医案笔记》卷 1 载："乾隆癸丑春夏间，京都疫气流行，沿门阖境，传染相似。亲戚不相访问，染者难救。"疫情大约从四月一直绵延到七月。

疫情也隐约传到了马戛尔尼使团的耳中。自从到达中国之后，他们就受到严密监控，所有活动都要经由清政府安排。但使团参赞约翰·巴罗记载说："北京就有许多人死于传染性热症。"副团长斯当东记载使团中有几个人不适应北京天气也生病了，不过不是传染病。疫情并没有对使团的各项活动产生影响。

1793 年的北京瘟疫没有定量化的资料，只有前面这些印象性的"大行""流行"描述，其发病与死亡人数不详。也许这只是一场中小规模的传染病流行，故北京的官员们认为不需要向乾隆汇报。《清史稿》中，在乾隆五十八年只有"冬，嘉善大疫"的记载，没有提及北京。我们不清楚当时认为什么样的疫情可以称为"大疫"而记入史书。如果以《明史》作参照，可能跟死亡人数有关：如《明史》载正统九年（1444）冬，绍兴、宁波、台州瘟疫大作，及明年，死者三万余人；景泰五年（1454），武昌、汉阳大疫死万余人，衡州疫死 18,747 人；万历十四至十五年（1586—1587），汴梁大旱且疫，诸门出死亦且数万等。但《清史稿》记载的疫情没有任何数据，也就难以判断北京疫情究竟有多"小"所以不被记载。

另外，我们也并不清楚《明史》中的死亡数字是如何统计出来的。一种可能是与明代赋税制度所要求的户籍统计有关。这种统计与现代意义上的卫生统计并不一样。在西方，17—18 世纪卫生统计学刚刚兴起，英国人格朗特（John Graunt，1620—1674）奠定了人口统计学的基础，佩蒂（W. Petty，1623—1687）注重分析人口死亡率、罹病数与生命统计的关系。18 世纪中叶以后，欧美国家先后编制了各国寿命表。卫生统计对判断瘟疫规模和决定防控措施相当重要，《明史》中的死亡数据还没有体现出这种意识。

清朝也有人口统计，1792 年底统计全国人口约有 307,467,200 口。在使团回到广州的时候，中国官员曾应马戛尔尼的要求把各省人口调查数据交给他，看到这个庞大的数字，斯当东的反应是"人的脑子对于巨大数字总不容易一下子适应"。朝廷上下其实也被这个数字震惊了，出于对人口过多的担忧，1793 年贵州学政洪亮吉在《治平篇》中提出了有关人口的"两种调剂论"，其一是"水旱疾疫，即天地调剂之法也"，其二是发展生产，"君相调剂之法也"。1793 年底，乾隆特地下谕旨说，现今人口"较之康熙年间计增十五倍有奇"，虽然国泰民安，但万一将来出现灾荒就会影响粮食生计，要求各省劝谕民间厉行俭朴。

将疾疫视为对人口的"天地调剂"，无疑是一种"天命"思想。

加上缺乏相应的技术手段，中国并没有形成对寿命、卫生与流行病进行宏观监控的理念与方法。

西人眼中的卫生与防疫

入京路上，马戛尔尼一直留意各地的卫生状况。他的直接印象是：卫生很差。他看到，即使是上层人士，衣着也是邋遢肮脏的，"他们难得使用手帕，而是任意在室内吐痰，用手指擤鼻涕，拿衣袖或任何身边的东西擦手。……尤其恶心的是，有天我看见一个鞑靼显贵叫他的仆人在他脖子上捉骚扰他的虱子"。公共卫生方面，"他们没有抽水马桶，也没有正经的厕所，方便处敞开着，臭气不断从里面散发，几乎所到之处都有怪味"。

巴罗认为环境卫生差正是北京瘟疫的成因，他指出："在城镇里百姓住宅小，挤在一起，街道狭窄，特别不讲个人卫生，所以有时发生类似瘟疫的传染病，全家人都被感染。……气候虽然适度，北京仍比中国其他地方更频繁发生疫情。"

一直到晚清时期，来华的外国人士都对中国城市的环境卫生有许多批评。其实并不是中国人不知道卫生的好处，先秦文献《周礼》记载，早在西周时期宫廷已设有专门管理清洁卫生的官职，负责宫廷内外的除草、除虫、清洁水源的工作；宫中有集中的厕所，有专人执掌"褻器"。出土文物经常可见"唾壶"，一般用于收集痰涎等排泄物。《礼记·内则》提倡："鸡初鸣……洒扫室堂及庭。"在城市公共场所的卫生清洁方面，文献记载在一些城市已有相关制度，像南宋时杭州"亦有每日扫街盘垃圾者，每支钱犒之"，后世的城市差役多有"扫地夫"一职。只是古代并没有将清洁与疾病强烈关联的意识。

斯当东观察了中国人处理饮用水的方法。由于河水浑浊，"中国人用了一个相当简便的方法使它立刻变成可以食用的水，即把河水取上来之后，用一些明矾放在一个穿孔的竹筒内，然后把这个竹筒放在水

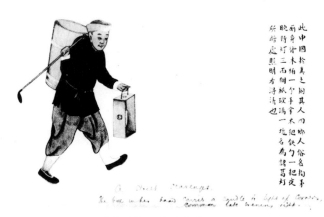

清代外销画中的拾粪者
（载《大英图书馆特藏中国清代外销画精华》第 7 卷）

里搅动。水里面的泥沙遇到明矾立刻沉淀到水底，三四分钟之后，全部泥沙都沉下去，整桶水完全清洁了"，他说欧洲的一些工厂也有相同的方法。可见中国在这方面并不落后。

关于城市的粪便问题，南宋首都杭州已有专门的处理人员："杭城户口繁伙，街巷小民之家，多无坑厕，只用马桶，每日自有出粪人瀽去。"（吴自牧《梦粱录》）在清代的北京，也有"粪夫"这样的职业，主要由来自山东平阴、德平、齐河、茌平等县的佣工担当，他们划分地盘承包各个街区，据《北京市志稿二·民政志》记载："康熙中，承平既久，户口浸滋，粪夫瞰利，始划疆守。粪道之名，由是而起。"地盘划分后，除了该区居民的马桶由其负责外，还约定"某街某巷粪便归某人拾取，他人不得擅收"。从"拾取"二字来看，街道上人畜随地便溺情况并不少见。斯当东则记载，华南一带人们在田地或公路边安放一些大缸埋在地里，供来往行人大小便，在村庄附近或公路边搭有厕所，里面安放粪缸，主要用来积肥。

18 世纪的欧洲的城市卫生，其实并不见得比中国好多少。布罗代尔记载："1788 年，巴黎的茅坑掏不干净，成为一大问题，连科学院也表示关注。人们一如既往地从窗口倾倒便壶，街道成了垃圾场。"（《15

至 18 世纪的物质文明、经济和资本主义》）但在 18 世纪，欧洲的公共卫生已处在起步时期，德国医生弗兰克（Johann Frank）提出了"医学监督"的制度设想，认为居民恶劣的生活环境是产生疾病的温床，要求政府采取有效的措施，来保护公众健康。英国伯明翰、伦敦、曼彻斯特先后实行卫生法规。马戛尔尼特别提到的抽水马桶，自 1596 年出现以来，在欧洲的应用正逐渐增多。所以，在这位欧洲贵族的眼里，中国这些方面落后于西方。

尤可注意的是，西方对卫生与疫病相关的观念正在上升到公共政策的层面。18 世纪的欧洲虽然还没有诞生病原微生物学与传染病学，但已经在探索环境卫生与瘟疫的相关性。1666 年伦敦大火之后，为害已久的鼠疫消失，被认为是这种相关性的例证之一。1673 年列文虎克（Antoni van Leeuwenhoek）用显微镜发现微生物后，越来越多人开始猜测瘟疫源自微生物，只是未能得到证实。这一步要到 19 世纪才由巴斯德和科赫（Robert Koch）完成。但公共卫生思想在当时的欧洲已经成型。1714 年，贝勒（John Beller，1654—1725）出版了一本论述城市卫生的书，强调人口密度对疾病蔓延的重要影响，提议要注意清扫城市街道，并关注城市水的供应问题。霍华德（John Howard，1726—1790）对伦敦和欧洲大陆国家的监狱、感化院、隔离病院和医院进行了研究，得出的结论是污秽环境和不流通的污染空气是引起"监狱热"（斑疹伤寒）等疾病的原因。

而在中国，传统上一直将瘟疫发生的原因归于气候不正。先秦时期的《礼记·月令》说："孟春行秋令，则其民大疫。""季春行夏令，则民多疾疫。"前面提到的"五运六气"学说主要就是关于这方面的理论。中医经典《伤寒论·伤寒例》中说："凡时行者，春时应暖，而复大寒；夏时应大热，而反大凉；秋时应凉，而反大热；冬时应寒，而反大温。此非其时而有其气，是以一岁之中，长幼之病多相似者，此则时行之气也。"这代表着主流的认识。

马戛尔尼使团中有一位基朗医生（Hugh Gillan），也许听说了中国人的疫病观，他记载说："就我所知和观察，中国流行的疾病是由冷热交替引起的……老百姓由此发生衰弱无力现象，在火热季节流行炎症热、中暑、脑炎、肝炎和霍乱，在寒冷季节感冒和肺炎……而在穷人中痢疾、水肿和斑疹伤寒是主要疾病。"他了解到中国认为气候反常是流行病的主要成因。

不过经过明朝末年的多次华北大疫之后，中国医学家吴又可对上述传统观点已经有所怀疑。他在 1643 年完成的《温疫论》中指出："假令秋热必多晴，春寒因多雨，较之亦天地之常事，未必多疫也。"他提出，瘟疫的原因是"感天地之疠气"。"疠气"的意思是"有害之气"。具体是什么呢？按照中国的"气一元论"，万物都由气构成的，包括毒蛇猛兽、"山岚瘴气"等害人之物，但这类毒物人们能看得到而知躲避，而"疠气"则是吴又可猜测的一种微细的害人物质。这种猜想有点接近病原微生物，也无法验证。他自己也叹息说："无形可求，无象可见，况无声复无臭，何能得睹得闻？人恶得而知气？"尽管如此，他仍然坚信"疠气"是客观存在的。这一观点，在乾隆时期得到了官方的认可。1739 年乾隆诏令太医院医官编修了一本集成性的医学著作，1742 年完成时乾隆亲自赐书名为《医宗金鉴》。书中就吸收了吴又可的观点，说"瘟疫一证，乃天地之厉气流行"。"厉气"即"疠气"。但是因为它们无从得见，也就难以寻找克制的手段。《医宗金鉴》对瘟疫的治疗仍然按传统理论，注重根据季节特点来用药，认为"当因春风、夏热、秋凉、冬寒之四时各异，随人虚实，量乎轻重以施治也"。前述乾隆皇帝所提出的一些预防措施，就是出于对"向年伏天炎热不过数日，今年立秋后爇热益甚"的"天时不正"现象的担忧。人们普遍认为应注意对天气寒温，调节生活方式，对外应避免风寒，对内应节制房事，这样就能预防疾病。至于卫生与瘟疫的关系，很少被人们讨论。

巴罗观察到，中国人的一些习俗对减少传染病是有帮助的。他发现中国南方的瘟疫比北方轻，认为与生活习惯有关。他说："在南部省

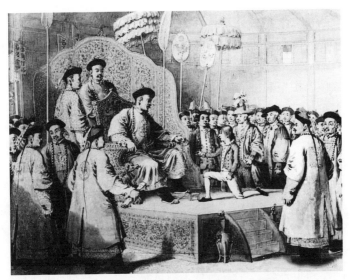

英国画师威廉·亚历山大（William Alexander）画作
《乾隆于热河亲赐香囊给托马斯·斯当东》

份，这种病倒不如估计的那样普遍，也并不致命。我相信很大程度上是因为百姓大多习惯贴身穿纤维衣服，因为清洁，比动物原料的衣服更卫生。因此，亚麻和棉布就取代只应最讲洁净的人穿的丝绸和羊毛，作为贴身衣服。另一个办法可望解决因缺乏住房和个人卫生导致的疾病，那就是保持居室日夜通风……此外住房到处放置香木、树脂、松胶、香草及别的芬芳物质制成的香料，城镇、村落香气四溢。"

巴罗用欧洲的卫生视角来分析中国的生活习惯，有些是中国人所缺乏的。但他最后提到的燃香，则是中国一直有意识采用的防疫方法。古老的《山海经》中记载有熏草等 7 种芳香药物，"佩之，可以已疠（疠）"。宋元时期随着香料传入中国增多，香药更得到广泛应用，元代的《世医得效方》提到一种苏合香丸，是医生专门用来防疫的："凡入瘟疫家，先令开启门户，以大锅盛水二斗于堂中心，用二十丸煎，其香能散疫气。凡病者各饮一瓦后，医者却入诊视，不致相染。"欧洲其实也有类似方法，14 世纪大瘟疫期间医生所戴鸟嘴防护具，里面就放着各种香料。焚香为什么能够防疫，现代有说法认为起到了空气消毒作用，但在中国人观念中是另一种理由，《黄帝内经·素问》说："中央黄色，入通于脾……其臭香。"焚香或佩戴香囊，让其香气入脾，便起到辟秽、护正和御邪的作用。

瘟疫中的医药救济

使团中的基朗医生和巴罗参赞都对中国的医疗给予很差的评价。基朗说："作为科学和职业来说，中国的医学水平非常之低，在他们那里确实很难说已形成一门科学。没有公立的医学院或教师，没有相关的科学教授，全国没有正规的医师联合团体或协会。他们完全不知道人体解剖学和生理学，在中国从未有人做过人体解剖，他们对于如何在疗治疾病中利用这种知识也没有丝毫概念。他们的病理知识和治疗法必然极端缺乏而且大多是错误的。他们同样不知道作为科学的自然历史、自然哲学和化学。""寺庙……遇到意外或突然生病的人也顺便送往这些地方，但没有专为他们提供的医疗救助。这些地方，就我所知，在中国是唯一类似公家医院之处。看来在全国各地他们都没有医疗救助的医院和药铺。"

巴罗则说："中国人看来和其他文明或野蛮民族的做法不同，不重视医疗。他们没有学医的公立学校，习医者也没有学位、身份或财富。操此业者一般是下层百姓，宫里的太监被当成是最好的医师。"

使团成员在医疗方面何以具有这么明显的优越感？当时西方在解剖、生理等基础医学领域的确有充分的发展，但以此来评价中医知识"错误"，未必合理。由于他们与中国医生交往很少，并没有出现近代时那种剧烈的中西医之争。不过他们优越感的另一个来源，确实值得探讨。那就是中国在医学校、医院和医生职业管理的缺失。

在这些方面，中国本来也曾有良好的发展基础，到18世纪时却显著退步了。中国在西周时已经有宫廷医疗机构的记载，历朝未曾中断，但仅服务于皇室和高层官僚。唐宋时期，政府开始尝试构建面向民众的国家医学体系。唐贞观三年（629）唐太宗下令各州设立"医学"，职责是指导和督促各地培养医学人员。宋朝进一步健全这种制度，除在中央设翰林医官院和太医局外，在各地设"医博士"的职位，主持地方上的医生培养。宋徽宗时甚至建立了类似于科举的医学考试制度，要求各地所培养的医生进行逐级考试，优秀者选送到最高医学学府"太医学"。明清两朝，也继承了在全国州县设立"医学"官员的制度。只是从明朝中期起，这一制度变得名存实亡了。明万历年间，学者吕坤在《实政录》中描述明代地方医学的困境说：

> 自有司不重医道，每将医官责令听事直月，保勘狱囚既费药资，又耽干系，又不得便宜行术。故明医抵死不掌医学，乃今市民顶医生名色，看守医印。

由于地方医学官员职位卑微，无法吸引医生，有时竟由普通市民代替，可见其毫无作用。

基郎说，在中国没有看到医疗救助的"医院"和"药铺"。关于"医院"，其实在宋朝也曾经有良好的典范。北宋最有名望的文人苏轼在元祐四年（1089）任杭州知州时，遇上饥荒和疫灾，他借鉴了邻近的越州（今浙江绍兴）知州赵抃的经验，购买房屋开设"病坊"收容患病者，并招收僧人来照顾给药，同时为病坊提供资金保障，使其延续了至少 10 多年。宋徽宗十分赞赏其成效，在崇宁二年（1103）下诏，要求各地普遍设立类似的病坊，统一命名为安济坊，由政府给予经费。政府规定：

> 病无缌麻以上亲同居者，厢耆报所属，官为医治。访闻比来客旅居店舍寺观，遇有病患，避免看视，赶逐出外，及道路暴病之人，店户不为安泊，风雨暴露，往往至毙，深可悯怜。可令州县委官内外检察，依条医治。

（《宋会要辑稿》食货 68）

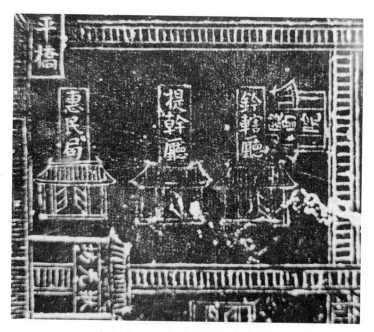

南宋《平江图》碑刻中的"医院"，
是当时平江府（今苏州）安济坊的俗称

　　以上可以说是一种慈善医院。可是这一举措后来并没有很好地沿袭下来。明清两代官府不设安济坊，改设养济院，主要是收容流民的机构，没有医疗职能。基朗医生看到有的中国病人被送到寺庙里由僧人照顾，这属于寺庙的慈善救助，僧人多少懂一些医药，也算是一种医疗救助，但这肯定不符合基朗心目中那种欧洲式"医院"的概念。在欧洲，"医院"最早出现于瘟疫流行时期，由教会负责，后来欧洲各国开始将医院国有化。18 世纪的英国尤其大力建设医院，先后建成伦敦的威斯敏斯特医院（1724）、圣·乔治医院（1733）、伦敦医院（1740）和爱丁堡的皇家医院（1729）等。在 18 世纪末，英国几乎所有的大小城镇都有了一家医院。

　　至于中药铺，在当时的北京为数不少，可能因为使团成员的活动受到限制，所以未能参观。早在北宋时，政府就成立官营药局"和剂局"和"惠民局"，这是带有救助性质的国有药店，用比较低廉的价格制售成药来卖给民众，在遇到疫灾时则施药救济。元代和明中期以前各地多保持有"惠民药局"的制度，不过由于无利可图，难以维持，大多惠民药局都废弃了。明中期以后商业发展，各种私营药局兴起，如著名的北京同仁堂、广州陈李济等。清前期，北京同仁堂得到宫中信任，在某种程度上承担着国家药店的职能，负责替宫中御药房采买药材，并依据宫中处方配制成药销售。不过在 1793 年，同仁堂正处于持续多年的艰难时期。因为此前曾于 1753 年失火，业务一蹶不振，后来宫中御药房的张世基出资入股，使其维持业务。入股期本为 30 年，1783 年到期后又再续了 10 年。这一年正好再次到期，但同仁堂东家乐氏仍无力赎回。私营药局在慈善救助方面本来就力量有限，此时的同仁堂也难以在瘟疫中发挥作用。

　　而且，使团的人即使参观了中国的药铺，恐怕也以批评居多。因为与欧洲相比，中国的药店都没有受到药品管理制度的监管。英国 16 世纪就立法授权皇家医学会任命四名检查员，对药商、药品进行检查；17 世纪，伦敦药剂协会成立，与医生一起监管药品。基朗医生说："在中国没有合成或使用的药品总目，没有公认的处方书。"同仁堂即使与皇室有如此深的渊源，但也不具备行业管理的功能。中国的药业主要还是依赖"修合无人见，存心有天知"式的道德自律来发展。

　　在以上背景下，我们大概可以理解，虽然这个时期的欧洲也没有病菌学知识和特效药物，但是在医药行政与公共卫生方面的进步，是他们的优越感的重要来源。其实即使不做对比，中国自身也在反省救灾防疫能力严重不足的问题。政府缺乏专业的机构与人员，如何有效地开展救助工作？清代有一本专门讨论灾荒救济的著作，名为《钦定康济录》，其中疾呼："不随乡立局，处处有医，病者焉能匍匐就医，得药而生？""药局之开，命医之举，宜急行焉！"这本书原来出自低层官员的手笔，后来得到乾隆赏识，于是组织官员和文人加以完善，并赐名刊行。这代表着官方对社会救助问题的最高重视，却始终未能在政策上做出有效改进。

在清廷手中，唯一一支可供支配的政府医疗救济队伍是太医院的医药人员。在京城发生严重瘟疫时，太医院收到皇帝诏命将会出动到民间进行救治。如康熙二十年（1681）京城疾疫，朝廷"差金都御史督同五城御史，发帑金令医官施药"，后来还规定"嗣后每年照例遵行"（《大清会典事例》卷1105），但实际上并没有做到常规实施。在1793年，乾隆刚刚把太医院、御药房都交给他最信任的官员和珅掌管，但这一年既然连疫情都没有记录，也就看不到有关太医院出动的记载。

传统医学治疫理论的转型

马戛尔尼使团一行到达热河后，大学士和珅负责与他们对接，商讨觐见的礼仪等事项。和珅患有严重的关节疾病，曾经请基朗医生进行治疗。基朗先是看到一个中国医生在诊治，并进行了针灸治疗。后来基朗也给和珅看了病，但是他没有提供治疗。他并不了解针灸的原理，认为这是一种局部治疗。在他眼里，中医没有全面治疗的概念。

基朗这时也许错过了与中国未来最有影响的医生的交流机会。和珅身边这个医生，有可能是陈念祖。陈念祖（1753—1823），字修园，福建长乐人，他的著作是整个清中后期最畅销的医学书籍。1793年春，他来到北京参加科举会试，未能得中，暂寓于京。这时同乡官员伊朝栋中风，不省人事，陈修园"以二剂起之"，由此名噪一时，求医者众多。和珅也请他去治疗足疾，据说他用狗皮加药物裹于腿上予以治愈，后来北京流行的狗皮膏都是他的药方。和珅高兴之下，即让陈修园去他家里设馆，并称有意荐其入太医院，不过陈修园拒绝了，后于当年秋天离开了北京。

陈修园在北京时有否对流行的瘟疫进行过救治，史料并没有记载，但他善于治疗瘟疫是有名的。数年后他出任直隶威县知县时，"值水灾大疫，亲施方药，活人无算"（《清史稿》）。陈修园在医界最有影响的是其"遵经复古"思想，他尤其推崇张仲景的《伤寒论》。《伤寒论》一书是在对抗东汉末年瘟疫的背景下诞生的。张仲景宗族原有两百多人，因瘟疫死了三分之二，其中又有一多半是得"伤寒"而亡。这促使张仲景写成了这一名著。后来历代医者都以《伤寒论》中的医学方法指导瘟疫治疗。陈修园在他流传最广的《医学三字经》中曾说，只要精通《伤寒论》之后，"若瘟疫，治相侔"（治疗方法相仿）。

但是陈修园所提倡的"伤寒派"治疫方法，在当时京城另一位名医吴鞠通眼中，恰恰是错误的。吴鞠通（1758—1836），江苏淮安人，他来北京已经有 10 多年，任务是参与编校《四库全书》中的医书。《四库全书》是中国历史上一部规模最大的丛书，由乾隆下令编修，学士纪晓岚任总纂官，从 1772 年开始，历经十年编成，之后仍一直处于修缮中。吴鞠通参与修书过程中，对前人治疗发热性感染性疾病的方法进行了比较，他对吴又可《温疫论》中"温病非伤寒，温病多而伤寒少"的观点非常认同，所以并不赞成"伤寒派"治法。而且他还受家乡江苏一位著名医家的影响，那就是苏州的叶天士。60 年前的雍正癸丑（1733 年），江南瘟疫流行，叶天士创制了不同于《伤寒论》的方法治疗热病，广受赞誉。吴鞠通也深受其启迪。在北京时，吴鞠通的身份并不是医生，这时因瘟疫严重，不少友人纷纷请他救治。吴鞠通发现，很多病人都被其他医生误治了。如 60 岁的刘姓病人，于癸丑年七月初九日因"温病误表"，导致"溺血每至半盆"；27 岁的史姓孕妇，癸丑年七月初一日"温热误汗于前，又误用龙胆、芦荟等极苦化燥于后"，导致病情加重；等等。"其死于世俗之手者，不可胜数"。鉴于对京城医家治法的不满，他出手治疗，对前面两个病人应用了犀角、大黄等清热攻下药物，使他们转危为安。像这种曾被误治治坏的病人，他抢救成功了数十人，显示出新治法确实有效。

吴鞠通虽然在纪晓岚手下工作，但纪晓岚似乎对他没有什么印象，这位朝野闻名的大学者，记录了另一位用药更加大胆的治疫名医，与吴鞠通的方法相类似。据载："乾隆癸丑春夏间，京中多疫。以张景岳

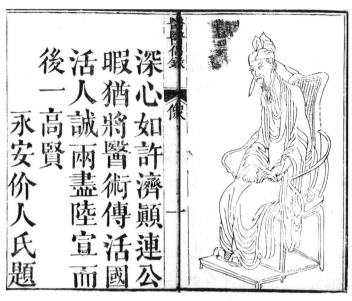

深心如許濟顛連公
睱猶將醫術傳活國
活人誠兩盡陸宣而
後一高賢
永安价人氏題

《医医偶录》中的陈修园像

法治之，十死八九；以吴又可法治之，亦不甚验。有桐城一医，以重剂石膏治冯鸿胪星实之姬，人见者骇异。然呼吸将绝，应手辄痊。踵其法者，活人无算，有一剂用至八两，一人服至四斤者。"（《阅微草堂笔记》）

　　这位安徽桐城名医叫余霖（1723—1795），字师愚，也正寓居北京。这年他治好不了少病人。四月，他治疗右营守府费存孝，见病人高热昏迷，全身将要出斑疹，余霖即开处方，使用了重剂的石膏和犀角等药物。另一个医生到来后，极力批评此方"不按古法"，另外开了以麻黄、荆芥等发表药为主的处方。病人家属选择了后一处方，然而费存孝服后病情进一步加重。其家人只得再求治于余霖。他仍用其原拟方法，经过21天治疗，终于取得成功。余霖将这一个典型案例的经验进行系统总结，将其药方正式定名为"清瘟败毒饮"，名扬后世。五月份，积极救治疫病的余霖自己染上疫病，但幸而无虞。对于继续来求治的人，他不能亲身诊视，于是听转述症状后开方，仍然活人甚众。

纪昀提到的冯星实姬人，就是当中之一例。

吴鞠通、余霖的这些治法，与传统"伤寒派"有很大不同。与他们异曲同工的还有一位医生，叫吴簶（1751—1837），字渭泉，江苏如皋县人。他当时游宦于北京，初夏时有同乡薛藜樵奉差抵京，患上疫症，烦躁壮热，鼻血面赤，舌燥唇裂，大小便秘。吴簶用三黄石膏汤为主，重用大黄、石膏，9日后成功退热。这个薛藜樵并非普通官员，他出身于医学世家，祖父薛茂园、父亲薛吟轩都是名医，薛藜樵的侄子薛宝田后来是慈禧御医。薛茂园擅长于治伤寒时疫，当时正在外地，后来亲口说，如果他在，肯定难以治好这个孙儿，因为不敢像吴簶这么用药。

这一年的北京城，在医学史上真可说是名医云集。经过此次治疫，中医救治瘟疫急危重症的方法有了新的发展。医界对瘟疫的认识也发生了转变，不再一味尊崇"伤寒"治法，开始接受创新形成的"温病"治法。在数年之后，吴鞠通抓紧完成并出版了他的名著《温病条辨》，正式树起了"温病派"的大旗，与"伤寒派"分庭抗礼，这是中国医学史上的重要事件。

这些都是使团视野之外的事情。即使他们能够看到，也难以理解，或许还会给予批评。像巴罗参赞曾记载他所见的中医常用药物，提到植物药有人参、大黄和中国根（China-root），动物药有蛇、甲虫、蜈蚣、蚕蛹及别的昆虫，矿物药有硝石、硫黄、朱砂和一些矿物等。但他说中医书基本是草本书，"登录一些植物的名字并介绍其特性"，言下之意是不像西方重视提炼药物。在欧洲，制药已经开始走向化学道路。1768年，瑞典科学家舍勒（Carl Wilhelm Scheele）证明植物中含有酒石酸，还从柠檬中制取出柠檬酸的结晶，这是从天然药物中分离有机化学成分的开端。

各地的散发疫情与名称

在各种文献中，可以看到1793年中国各地都有散发疫情，但表现不一，可能是不同的疾病。

《滇南诗略》记载："乾隆壬子、癸丑以来，鹤庆、宾川城乡居民，每见鼠向人跳，跳罢立死，人体遂生赤痒子或吐血痰。遭是疾者死且速，医药罔效，亦奇事也。既而赵州之白崖、弥渡皆然。道南甫作是诗，亦以是疾死，哀哉。"这段文字是作为师道南《鼠死行》一诗的注释出现的，记载的是1792、1793年云南大理州鹤庆、宾川等地流行鼠疫的情况。《鼠死行》是中国关于鼠疫最有名的文献，描述了疫情下的苦难：

> 东死鼠，西死鼠，人见死鼠如见虎；鼠死不几日，人死如圻堵。昼死人，莫问数，日色惨淡愁云护。三人行未十步多，忽死两人横截路。夜死人，不敢哭，疫鬼吐气灯摇绿。须臾风起灯忽无，人鬼尸棺暗同屋。乌啼不断，犬泣时闻。人含鬼色，鬼夺人神。白日逢人多是鬼，黄昏遇鬼反疑人。人死满地人烟倒，人骨渐被风吹老。田禾无人收，官租向谁考？我欲骑天龙，上天府，呼天公，乞天母，洒天浆，散天乳，酥透九原千丈土，地下人人都活归，黄泉化作回春雨。

这首诗及其注释受到重视，是因为其中提到了老鼠死亡和瘟疫之间的可能联系，因此后来将这种病称为"鼠疫"，发现这一点对于控制鼠疫传播是有意义的。

以往对传染病的命名，大多数根据症状而来。例如鼠疫曾被称为"痒子"和"吐血痰"，"痒子"指体表起肿块，有的文献又称为"疙瘩瘟"；"血痰"指吐带血的泡沫。两者都是鼠疫常有的症状。今人根据古代描述的症状来判断疫情性质，有时会感到困惑。例如明代《花村谈往》说："崇祯十六年，有疙瘩瘟、羊毛瘟等疫，呼病即亡，不留片刻。八九两月，死者数百万。""疙瘩瘟"尚算典型，可知是鼠疫，而"羊毛瘟"是什么呢？两者是同一种病还是复合发生的疾病呢？对于分析古代疫情来说这是个难题。

在 1793 年，我们也看到有文献记载"羊毛瘟"流行，这次是在南京。同治《上江两县志》载："随霖，字万宁，世医。乾隆癸丑，邑患羊毛瘟证，群医不能治。霖与南城周魁主治略同，一时有'南周北随'之誉。著有《瘟证羊毛论》。"

随霖这本著作现名为《羊毛瘟证论》，根据书中序言，当地早在1791 年已经流行此病，人们称之为"羊毛疹子"，难以救治。书中对"羊毛瘟"的症状和治疗的描述如下："忽有羊毛，类似蚕丝，其毛倒生肤里膜外，针刺皮肤绝无点血，剔出羊毛长者七八寸，短者二三寸。剔未尽者，再以荞麦面用阴阳水和团，自胸前圈滚至腹，背心圈滚至腰，滚处约百余转。面团中毛多，遍身全滚皆有。投以加减双解散，至肺气舒畅，血脉流通，大汗如雨，或发疹块而愈。"从这些记载来看，很难将"羊毛瘟"对应为某种特定传染病，它可能是多种发热性疾病都有的体表症状。这说明，有些古代病名虽然有"瘟"字，但未必是现代意义上的传染病。也许是因为这个原因，后来人们又将"羊毛瘟"改称为"羊毛痧"。"痧"的本意，指皮肤表面出现的砂粒样的疹点，很多感染性疾病都会出现这一症状。后来又扩展到将可以用"刮痧"或"放痧"的方式治疗的疾病都命名为"痧症"，就更复杂了。

使团中的基朗医生曾经评论中国医师说："他们对任何病症都不放血。我从未听说有起泡膏、放血杯或放血器。"放血疗法在欧洲是常用于治疗各种发热的有效手段。基朗医生仅限于宫廷所见，他不知道中国一直有类似的"刮痧"和"放痧"疗法。这两种治法名称见于康熙十四年（1675）成书的《痧胀玉衡》一书中。刮痧是用竹片、瓷勺等在将皮肤刮至皮下出血，放痧是对身体不同部分的静脉放血来治病。根据记载，在明末崇祯大疫时，有医生对"羊毛瘟"采用了膝后腘窝放血法来治疗，就属于"放痧"。

由于痧症命名缺乏规则，结果越来越多，甚至有"七十二痧"的说法，诸如羊毛痧、天顶痧、蛇舌痧、膈食痧、绞肠痧……其中有的

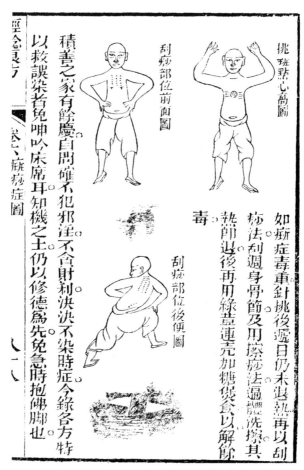

清末刻本《经验良方》中的刮痧、放痧部位图

属于传染病，有的可能不是，现代人也不易理解。由于痧症的说法明显带有民间色彩，所以当时也被"儒医"看不起。明代医生钱国宾曾经有一则治疗"羊毛瘟"的医案，清代魏之琇虽然将其收入《续名医类案》书中，但在按语中批评说："随俗指为羊毛瘟，岂非庸医乎？"

但是从另一个角度来看，这类民间病名也代表着民众对新发疾病的直观认知。所以也值得关注。随霖说："人身灾眚，自古迄今，备载病目有增无损。有书载而未见，有病见而无书者，诚可悼叹！"他之所以采纳"羊毛瘟"的病名，就是认为新发疾病有必要另行命名，并且试图在理论上加以解释。他分析了"羊毛瘟"的机理，认为属于伏气温病，从而将其纳入了温病学的范畴。

另一名医生徐东皋也指出："夫世之业岐黄者，不乏高明之士，每于之人突发痧症者，但以风寒湿热之常法治之，而不肯指明曰'痧'。"批评许多医生不重视对新疾病的研究，而只沿袭常规见解。1793 年夏天他正好离开北京回湖北，在路上观察到痧症疫情，"正值溽暑之时，目击北道上发症者甚多，或以刮、放合宜，安保无虞，或以刮、放过迟，倏忽殒命"，其中"乌痧胀、绞肠痧，最为难治"，他诘问道："是可以寻常风寒暑湿之症视之乎?"（《治痧要略》）

这里值得注意的是徐东皋列举的两个病名，"乌痧胀"指吐泻腹痛，遍体紫黑，"绞肠痧"指剧烈腹痛。这类病在中医又称霍乱，但应该不是现代医学所说的烈性传染病真性霍乱，因为学术界普遍认为真性霍乱于道光元年（1821）始传入我国。在真性霍乱传入时，人们也将其命名为"痧"，并创造了新的专门名称叫"瘪螺痧""吊脚痧"，这较准确地反映了真性霍乱引起急剧脱水、四脚抽搐的特征性症状。浙江徐子默著《吊脚痧方论》就特别指出，之所以采用新的名字，是便于区别开古代非传染性的"霍乱""绞肠痧"。但同时期的著名儒医王孟英则坚持继续使用"霍乱"这一古名，他的著作《霍乱论》将古代霍乱与真性霍乱放在一起论述，认为从辨证角度两类没有什么不同，只有轻重之异。

传染病的定名，在有了病原体诊断作为依据以后，才开始规范和准确。此前的命名混乱，在东西方都难以避免。以"霍乱"为例，《剑桥人类疾病史》指出，在历史进程中，"霍乱"一词的应用五花八门。使团的巴罗记载，1793 年他在舟山时患了 cholera morbus，中文版本将其译为"霍乱病"，如果更准确一些，应该译为"假霍乱"，因为当时中国方面也请了中医为巴罗看病，诊断他是肠胃问题，显然不是传染病真性霍乱。但西方医学中有真、假霍乱的区别也是后来的事，还曾

用 *cholera nostras*（欧洲霍乱）和 *cholera asiatica*（亚洲霍乱）来区分非传染性与传染性的"霍乱"。中国在近代接受了西医知识，开始注意区分两类霍乱时，一度是用音译的方法来处理，将真性霍乱称为"虎列拉"，来华西医团体博医会也尝试过创造新字叫"瘴乱"。在今天，"霍乱"一词主要指有传染性的，并纳入传染病法规管理的疾病。

所以，在古代缺乏标准的记载中，人们很难判断 1793 年各地流行的疾病是否同一类，无法准确描述疫情范围大小。但无疑古代文献提供了许多值得研究的线索。

对人痘接种术的观察

种痘是预防烈性传染病天花的有效手段。巴罗记载了他在中国所见的种痘情形：

> 若爆发天花，就接种，或更恰当地说采用人工感染法，习惯的接种之法是把包在小块棉花里的脓汁放进鼻孔里，或者穿上感染过的衣服，或者睡在这样的床上。但他们从来没有把脓汁注射入切开的皮肤。

人痘接种术是中国发明的，但此时已经不是中国独有，欧洲已普遍施行，故巴罗对此并不陌生。他们所不知道的是，在使团到达的半年之前，乾隆刚刚因为天花的缘故，改变了一件大案的处理方式。

这一年的三月十五日，乾隆在盘山通过内阁下发谕旨，通报对蒙古王公车登多尔济的处理情况。1791 年，大臣福康安领兵攻克廓尔喀，平定了西藏，这是乾隆所谓"十全武功"的最后一项。1792 年，清政府公布《钦定藏内善后章程》，首次对政教合一的西藏实行关于活佛转世的金瓶掣签制度。然而就在这一年，蒙古王公车登多尔济贿赂八世达赖喇嘛等，力图让他的儿子被指认为转世活佛。乾隆发觉有异，派员到喀尔喀寻访灵童，然后在雍和宫举行了首例金瓶掣签，掣出齐旺扎布为转世呼毕勒罕。

乾隆对于车登多尔济的行为非常不满，他说："此事适当朕降旨立法之初，车登多尔济辄巧为尝试，若各蒙古相率效尤，成何政体？此端渐不可长。"他打算让人押车登多尔济入京讯问。不过在此之前，他专门了解了一下车登多尔济的天花病史，结果他没有患过，于是乾隆改变了主意，说"但念时至春深，恐车登多尔济身未出痘，或有传染，朕心有所不忍"，改由官员在原地审讯。

乾隆这样做，是有前车之鉴的。满族入关后，颇受天花困扰。谈迁《北游录》载："满人不出疹。自入长安，出疹而殂，始谓汉人染之也。"所以清代前期，北京有严格的痘疹检疫制度，《清史稿》载："京师民有痘者，令移居出城，杜传染。"五城兵马司分别掌理各区查痘与驱逐病患事宜，要求患痘居民远离都城。同时规定："蒙古王公未出痘者，免来朝京师。所以示体恤也。"

对于乾隆来说相当尴尬的一件事，是 1780 年他六十大寿时，专程来贺寿的六世班禅不幸感染天花，在北京圆寂。乾隆后来在谕中叙述："十月十九日，闻其身体发热，即遣医诊视。知花痘见苗，朕复亲临看视，忽于十一月初二日圆寂。"敢于亲到班禅病床，是因为他已经种过痘，有了免疫力。种痘预防天花，是中国至迟到明代已经出现的重要发明。在明中后期，社会上出现了种痘的职业，称为"种花"。中医理论认为，患天花是由于人体内有"胎毒"，在特定条件下被引发，就会出痘。种痘的原理是用人工的方法缓缓地引出胎毒，可以避免严重发作导致危及生命。种痘的方法有痘浆法、痘痂法和痘衣法，其中痘痂法又分旱苗、水苗两种，常见做法是将含有天花减毒病毒的粉末塞入或吹入儿童鼻中，激发人体出现终生抗体。

满洲人入关后，清朝的第一位皇帝福临（顺治）就死于天花。玄烨（康熙）7 岁曾出天花，幸而康复，因为有了抗体，被选中继承皇位。他即位后，对民间人痘接种术非常重视。在康熙十七年（1678）和十九年（1680），官员傅为格因种痘闻名，被召入宫为皇族子弟种痘。康熙二十年（1681），又下诏征召江南种痘师，有朱纯嘏等应征，康熙命其试种痘术有效，遂让他入大内为皇室子孙种痘。由于效果良好，还推广到蒙古各地。康熙在《庭训格言》中说：

> 国初人多畏出痘，至朕得种痘方，诸子女及尔等子女，皆以种痘得无恙。今边外四十九旗及喀尔喀诸藩，俱命种痘；凡所种皆得善愈。

清宫档案中没有乾隆本人出天花或种痘的记录，但康熙所说的"诸子女"皆曾种痘，乾隆不会例外。康熙虽然说将人痘接种术在蒙古推广，但只是定期由太医院派医生带痘苗前去巡回施种，接种人数相当有限。车登多尔济就未被接种。

巴罗在谈中国的种痘时，之所以说中国没有"把脓汁注射入切开的皮肤"的方式，是基于欧洲种痘的情况而言。欧洲流行的人痘接种术，是从中国传播过去的。俞正燮《癸巳存稿》记载："康熙时俄罗斯遣人到中国学痘医。"后来辗转传到欧洲，但方法上出现了变化。1721 年 8 月 9 日，伦敦皇家医师学会主席斯隆（Hans Sloane）主持的一次种痘试验，采用的是在臂或腿上切开的方式。获得成功后，这种方法得到皇室的信任，1722 年 4 月 17 日威尔士王子的两个女儿（一个 9 岁，一个 11 岁）进行人痘接种获得成功。此后，人痘接种术迅速在英国上流社会中传播。1722 年美国马瑟医生在北美推广种痘，1777 年华盛顿命令美国全军将士种痘。在 18 世纪末，世界许多国家都已流行种痘。

对于中国与西方不同的种痘方式，早在 1726 年耶稣会士殷弘绪给西方的信中就进行过比较，他介绍了中国的鼻痘法并说："也许有人认为中国人给孩子种痘的方法比英国人切开皮肤种痘的方法好受一些，少一些危险性，切开皮肤种痘可以马上让疫苗进入血液中。中国人的做法比较温和，让药力通过嗅觉神经或口服进入体内慢慢消化。……而通过皮肤伤口进入体内就有危险。"但从后来的实践来看，欧美应用这种切开式人痘接种法也是成功的。基朗医生声称："他们的种痘法和我们的大不一样，肯定在各方面都很差。"因为鼻痘法会导致鼻孔、口内和咽喉上长满小脓疮，造成呼吸和吞咽困难。这些情况确实会存在，所以中国在种痘前后一直主张用中药调理，以减轻不良反应。

这个时候，巴罗和基朗肯定还不知道，就在 3 年之前，伦敦市郊的詹纳医生证实了患过牛痘的人对天花有免疫力，正在准备进行牛痘的人体试验，1796 年他发表著名论文《牛痘的起因与结果》，公开了一种新的更安全的预防天花方法，即牛痘接种术。巴罗回到欧洲并在 1804 年出版其《中国纪行》（Travels in China）一书时，就已了解到这一进展，他表达了很高的期望："幸好这时发现了可贵的牛痘，而且普遍采用接种牛痘法，虽然它的使用长期限于某些个别地区，但有充分的理由相信，现在可以指望将天花扑灭。"

有一种假设问道，如果 1793 年马戛尔尼接受了中国礼仪，下跪磕见乾隆，是否会令中西方的交流得以保持，使中国跟得上西方科技发展的步伐？其实，技术的渗透力比人们想象的要强大得多，至少在牛痘术的传播就没有受到影响，仅仅在 1796 年詹纳公开牛痘术 9 年之后，这一技术就传到了中国。据记载，最早将牛痘术传到中国的人是葡萄牙商人。1805 年春，他们从马尼拉将痘种带到澳门。英国东印度公司外科医生皮尔逊（Alexander Pearson）在澳门和广州开展了种痘工作，据说接种了数百人，还招收了一批中国助手来帮忙，包括邱熺、谭国等 4 人。只是由于当时中国人还不太相信这种技术，致令痘种中断了。

1810 年，又有外国商人从南洋装载 10 个小孩，将痘种传到广州。这次广州十三行的中国行商十分重视，拨出专款，让邱熺和谭国更广泛地为人们接种。为了吸引人们连续不断前来，不但接种免费，对成功出痘后回来复查者还给以"果金"奖励，以便于取痘浆作痘苗。这样终于将接种工作持续下去。牛痘接种术也是使用皮肤切开法。邱熺为了让中国人充分信任，专门借鉴中医理论撰写了《引痘略》一书，称种牛痘的位置是手臂上的穴位，可以内通脏腑，将人体"胎毒"引出去。这一诠释，使牛痘术融入了中国医理之中。通过邱熺等人的

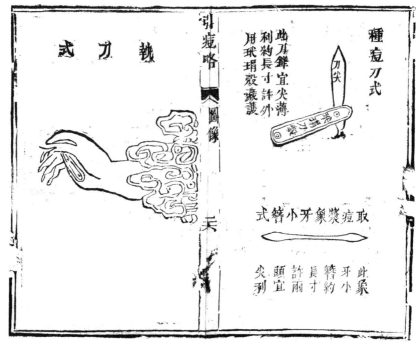

《引痘略》中关于种牛痘工具的介绍

努力，牛痘术在晚清先后传播到北京、福建、江苏，又传到全国多个地区。

遗憾的是，在牛痘术已经比较成熟的情况下，1875 年初清帝同治据说仍患天花死去。不过，当时在北京的传教士医生德贞说，他曾经为同治接种过牛痘，所以绝不相信这个死因。民间传说同治实际上是死于梅毒。真相如何，已成为历史谜团。

梅毒的流行与治疗

1793 年 9 月 14 日（八月初十），乾隆帝正式接见使团。马戛尔尼没有跪拜，只行英式一膝下跪之礼，然后向清政府赠送了一批国礼，包括许多科学仪器。乾隆仅礼节性接见，对他们提出的通商要求则予以拒绝，并要求他们尽快离开。9 月 21 日，使团回到北京。10 月 7 日，使团接到和珅交呈的乾隆帝的回信和回礼，然后离开北京，经京杭大运河前往杭州等地，进而南下广州。

往南方的路上，基朗医生和巴罗参赞都关注了中国的梅毒问题，这在当时欧洲也是一个热门话题。在 15 世纪末至 16 世纪初哥伦布航海之后，梅毒开始在欧洲出现，很多人认为是船员从美洲带回来的。大航海带来的疾病传播被称之为"哥伦布大交换"——天花到达美洲，导致美洲人口大量减少，而梅毒则被带到欧洲。1495 年法国占领那不勒斯后，该地爆发梅毒，很快就传遍了欧洲各地。人们对该病的起源与名称有不同说法，法国称之为"那不勒斯病"，德国人和波兰人叫它"法国病"，俄罗斯人叫它"波兰病"，土耳其人和阿拉伯人叫它"基督徒病"，印度人叫他"葡萄牙病"。一般认为由葡萄牙人将它传到了印度和中国。

巴罗说，在中国沿路都见到有梅毒病人，北京相对少一些："我得出结论说，尽管这种病有时可能在首都出现，甚至非常罕见，但最初是不久前从舟山、广州和澳门等港口传去的……有时中国人称之为广州烂疮（Canton-uler）。"关于梅毒来源，基朗医生说："如不是我们的曼达林（官员）向我们肯定说，中国一般都相信他们国家从遥远的古时一直有这种疾病，那我会根据各种并发的病例断定它是最近才发生的。"

中方接待官员说中国自古有梅毒，这是想当然的说法。基朗根据在欧洲的了解，对此半信半疑，他说："他们往往谈到它时用广州话称它为烂疮，这个名称意味着它是从这里首先出现，而且可能由在港口贸易的欧洲人从该城镇传播到全国。许多传教士都肯定了这一点。"康熙时期在华的传教士中，巴多明曾介绍了中国预防和医疗梅毒的方法，说中国对此病早有所知。索智能神父也说，中国古书的确对梅毒有很多记载，他不相信那是葡萄牙人带到中国来的。其实有人可能将一些症状相似的病与梅毒混同了。学问渊博的李时珍在《本草纲目》（1578）中明确地说："杨梅疮，古方不载，亦无病者。近时起于岭表，传及四方。"这一点得到现代公认。至于其来源，一说由葡萄牙商人来到广东传入，一说经由印度从广东传入。由于是从广东蔓延开来的，所以时人称为"广疮"。

基朗在广州和北京都发现，中国人广泛用汞剂治疗梅毒。广州惯用水银膏，而北方用水银丸。据记载，欧洲在 15—16 世纪已经应用水银制剂治梅毒，将水银、乳香、树脂等炼成软膏，满涂全身。中国所用汞剂与西方是否有关联？基朗没有记载广州水银膏的配方，我们猜测可能接近于明代末年张介宾《景岳全书》所记载的"秘传水银膏"。《景岳全书》在康熙三十九年（1700）由广东布政使首次刊行于广州，在当地很有影响。书中这条处方里含有水银、番打麻等 16 种药，其中"番打麻"显然是外来药名，在对外国药物颇有了解的杭州人赵学敏所写的《本草纲目拾遗》一书中又写作"番作马"，称"即番舶打火把之物"，估计是外国船舶上用来做火炬的树脂。由此来看，此方的确有外国渊源。据张介宾记载，这条方可用于治疗梅毒，也可以治疗麻风，难怪基朗觉得中国人混淆了两种病："他们完全不理解斑疹的性质，而称之为麻风。"实际这种药膏对梅毒和麻风的早期皮肤症状都可以起作用。

对于北方所用的水银丸，基朗从中国官员处获得了配方。其组成包括硝石、硫黄、水银，制法是首先将硝石和硫黄磨成粉，将混合物盛入土罐或瓮里，在罐上加一个瓷器皿，再将整个装置放到火上，收集混合物产生的烟雾或蒸汽，凝结在上面的瓷器皿内，然后制成丸药。他判断此处方得自传教士："根据他们自己的声明，同时从方子显示出的对化学技术的无知，以及丸药所具有的不寻常的烈性，我们可以相信他们的药方是由早前几名传教士传入的说法。"基朗是从化学知识的角度作出这种判断的，但是他不了解中国的炼丹术已经有将近两千年的历史。该药丸的内容很接近《医宗金鉴》中治杨梅结毒的"结毒灵药"，该药包含水银、朱砂、硫黄、雄黄，"入阳城罐内，泥固，铁盏梁兜固紧封口，其火候俱按红升丹之炼法"，阳城罐就是中国炼丹术使用的器具。这个药供外用，用法是洒在疮面，或吹入病人咽喉烂处。这种"结毒灵药"在明朝末年的《外科正宗》（1617）中已经出现，从内容看不像有外国色彩。所以东西方用水银治梅毒方法的关联如何，还需要进一步考察。

汞剂内服的话毒性很大，李时珍指出："若服之过剂，及用不得法，则毒气窜入经络筋骨之间，莫之能出。"中国药物土茯苓可以对抗汞剂的毒性，当时对外出口量很大，在欧洲被称为"中国根"。

此外，在 1632 年成书的著作《霉疮秘录》中，医家陈司成还曾发明过一种比较安全的治疗梅毒药剂叫"生生乳"，它属于砷剂药物，比起德国埃尔利希等人于 1907 年发明的砷剂 606（砷凡纳明）要早。不同的是，"606"是经过 606 次化学实验后确定下来的结构清晰的化合物，而生生乳是用多种矿物药按炼丹的方式制作的混合物，方法繁复，制备不易。科技史上认为近代欧洲的制药化学发源于中国炼丹术，中国本土的炼丹法也一直应用于制药，但两者性质上有很大差别。

使团南下时，多个随行的中国官员患有性病。姓王和姓乔的官员在杭州逛妓院后出现了下疳和花柳，似是兼有梅毒和淋病。基朗给他们进行了尿道药物注射，据说效果很好。基朗没有说用什么药，可能只是局部消毒冲洗，有助于改善淋病症状。基朗因此得到信任，又先后为"托大人"等另外两位患梅毒多年的官员治病，使用了他带来的水银药膏。到了广州，接待他的总督长麟氏也患有此病，基朗给予治疗，据说疗效也很满意。他记载了中国人对梅毒传染性的看法："中国人的共同看法是，这种病可从父母传给子女，据说有的家庭是世代遗传。总督和托大人都相信是这样的。"这些认识也来自陈司成的著作，《霉疮秘录》清楚地说明了梅毒的传播途径是"交媾相传"，或通过厕所等接触途径传播，并且会遗传，提出预防办法为"亲戚不同居，饮食不同器，置身静室"等。

基朗还观察到中国的官员在使用水银制剂的同时发音习惯合用中药："在用水银的过程中他们喝人参汤和茶，以及樟脑药水和混合剂，以增加水银的疗效。偶尔他们也使用热浴，但一般是在发病的第二阶段，斑疹再发时才洗热水澡。"这些做法体现了有中国传统特色的"扶正祛邪"理念。

应该说，在青霉素发明之前，全世界范围内都没能很好解决梅毒的危害。应用汞剂也只能起到一时的作用。在清代小说《醒世姻缘传》中，记载有个诚庵和尚患有梅毒，"他却讳疾忌医，狠命要得遮盖，一顿轻粉，把疮托得回去"，说明轻粉（主要为氯化亚汞）确实能短时间时令疮毒收口。然而，"不上几个月期程，杨梅风毒一齐举发……先没了眼，后没了鼻，再又没了舌，不久又没了身"，三期梅毒引起全身溃烂，最终死亡。

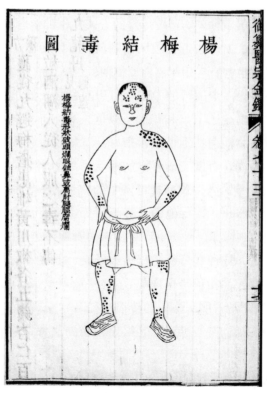

《医宗金鉴》书影

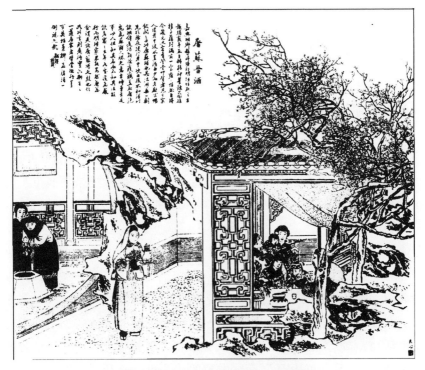

《点石斋画报》绘晚清浙江嘉兴桐乡
蒋悟禅按古法饮用屠苏酒，得免遭瘟疫。

习俗、信仰与传言

　　1793 年北京官员冯应榴的小妾患疫，幸而被余霖治愈。冯应榴（1740—1800），字星实，时任鸿胪寺卿。这一年他有一项重要学术成果刚刚完成，那就是对中国古代文人苏轼的诗歌进行集成注释之作《苏文忠诗合注》定稿。冯应榴比他的偶像苏轼好运，苏轼被贬流到南方，小妾朝云随行，"遭时之疫，遘病而亡"。

　　苏轼博通医药，诗歌涉及面广，其中也涉及不少传统防疫习俗。正好借助冯应榴对苏轼的研究，对这些内容略作介绍。

冯应榴说，苏轼的诗"事迹多，学问博，词意深"，因此在注释时需要查阅大量文献，包括了解医药知识。例如苏轼有诗说："不辞最后饮屠苏。"冯应榴引证医书注释说："《广济方》：以大黄等八味囊盛沉井，至元日置酒中，名屠苏，饮之无疫。"这种在春节饮"屠苏酒"以驱除瘟疫的习俗，在中国流传久远。人们在除夕之日，将桂心、防风、蜀椒、桔梗等药物悬吊到水井底下，初一日取出来，放在酒里煮，然后全家由年长到年幼依次饮酒。药渣放回井里，过后饮用这里的井水，可以起来预防瘟疫的作用。据记载这是三国时华佗传下来的药方，葛洪、孙思邈等历代医家都非常推崇，有"药王"之称的唐代孙思邈说："一人饮一家无疫，一家饮一里无疫。"

苏轼又有诗写道"爆竹惊邻鬼，驱傩逐小儿"，以及"府卒来驱傩"等，提到了"驱傩"这种习俗。冯应榴引录了一系列文献，为读者介绍了腊日的时傩逐疫传统。据说周朝设"方相氏"一职，"掌蒙熊皮，黄金四目，玄衣朱裳，执戈扬盾"，率领百名皂隶人等，定期举行时傩活动，"以索室驱疫"。汉代时这项活动规模盛大，往往由皇帝亲临主持。仪式中"方相氏"等将虚拟的"恶鬼"杀死并丢弃，就意味着不再会发生瘟疫。被驱的疫鬼，据说是上古时帝王颛顼的三个死去的儿子变成的，分别是疟鬼、魍魉鬼和小儿鬼。

除了除夕，农历五月初五的端午是另一个讲究防疫的节日。五月在古代被认为是"恶月"，因为此时天气转热，害虫孳生，疾病开始流行，所以人们特别注意预防。苏轼有一组写端午节的诗《端午帖子词》，就涉及很多卫生习俗。如提到"万岁菖蒲酒"，冯应榴集注引《王氏汇书评注》说："端午日，以菖蒲或缕或屑泛酒。"在更早的《帝京景物略》还提到"渍酒以菖蒲，插门以艾，涂耳鼻以雄黄，回避虫毒"，具有预防疾病的用意。苏轼还有描写端午的诗说："采秀撷群芳，争储百药良。太医初荐艾，庶草验蕃昌。"冯应榴注释中引用古籍以说明"采艾"习俗的意义，如《夏小正》有"此日蓄采众药，以蠲除毒气"，及《荆楚岁时记》载"端午日，采艾为人，悬门户上，以禳毒气”等。

1793 年北京的端午节日气氛很浓，不知跟疫情是否有关。浙江诗人吴锡麒这时刚回到北京，看到人们从"端一"（五月一日）就开始准备过节了："五月一日，晴，都下以是日为'端一'，悬钟馗像，粘天师符……从此蒲酒术羹，溢于醑俎。""都下颇重端午……饮雄黄酒，食菖蒲菹。"（《还京日记》）其中提到的贴"天师符"，属于道教辟邪仪式。苏轼诗里写道："只应黄纸诰，便是赤灵符。"也是指这种仪式。冯应榴集注中考证了其早期来源，晋代葛洪的《抱朴子》已记载："五月五日，作赤灵符着心前。"

使团的人也关注过中国的宗教信仰，巴罗说："另外一种更加流行的宗教，是在孔子去世之后不久建立的。一个叫老庄（Lao-Kung）的人，旅行到了西藏，了解到西藏喇嘛的一些崇拜仪式，他认为很适合他那个国家的人，也会使他声名鹊起。这样他创立了一个教派，称作道子（Tao-tze）。"这段话说明他对中国道教的了解很肤浅。在老子时代只有道家，未形成道教。后来形成宗教组织与东汉后期的连年大疫有关。四川出现五斗米道，中原出现太平道等，都以治病为手段来吸引信众。五斗米道创始人张道陵的治病方法就是饮用符水。后世道教有各式各样的驱疫法事、符咒，某种程度上给瘟疫中的人们以精神依托。这是端午时人们佩道教符的缘由。

由于信仰力的强大，一些中医药治疫方也需要鬼神故事来助力。乾隆时期，就有多个这类传说。如乾隆元年（1736）贵州省疫疠流行，传说丹平山石壁忽然遭到雷击，之后在石壁上就出现了 16 首药方，有辟瘟雷击散方、五虎达腹丹方、治霍乱转筋熏洗方、玉枢丹方、纯阳正气九方等，用来治疗霍乱其效如神。《验方新编》记载有一张使用雷丸、大黄、飞金箔、朱砂三钱、生明矾制药丸的处方，对其来源也说："乾隆丙子（1756），瘟鬼被雷击，匿于江苏长洲主簿署中，所授此方，服之可免瘟疫，活人无算。屡试如神。"

习俗、信仰与谣言，在古今疫情中往往都不缺席。

冯应榴考释苏轼诗歌，花费了极多心思，"援证群书，并得诸旧注本参稽辨补，朝夕不辍者凡七年"。清代乾嘉学派的核心人物钱大昕致信称赞其书"可谓毫发无遗憾矣"（《与冯星实鸿胪书》）。冯应榴的父亲冯浩、弟弟冯集梧也分别对唐代诗人李商隐和杜牧的诗歌进行集注，一家人都致力于考据之学。他们体现了乾隆时期中国学术界的主流士风。但是众多知识分子将精力花费于这类烦琐研究，这被后来的梁启超评论为"毕竟一抄书匠之能事耳"，认为"他们若能把精力和方法用到别的方面，成就或者可以很大"（《中国近三百年学术史》）。对比欧洲科学的日益进步，巴罗断言："在这个国家，艺术、科学及文学并不发达。"中国知识界拘泥于经学的情况，"会让我们得出他们不仅是停滞不前，甚至是在倒退的结论"。

转折时分论交汇

18 世纪末，对于东西方来说都是转折点，中国已处于顶点，开始下滑，西方则正酝酿上升。从马戛尔尼使团诸人有关中国医药与卫生的记载来看，他们确是有备而来。虽然医学交流并不在其任务范围之内，但相关观察和记录都非常细致。在他们笔下，始终流露着某种知识上的优越感。其实当时欧洲并没有特别先进的医疗技术和药物，使团在沿途也不时有人得病死去，葬身大海。之所以如此，是因为欧洲的科技发展开拓了他们的视野，使他们能够看到一些中国人尚未意识到的问题。

而在中国，乾隆认为在他的治理下，国家已经达到了传统期望的顶峰，无以复加，不需要再做什么了。比起当年康熙积极接纳西方传教士，甚至勇于服用传教士提供的金鸡纳霜治疗疟疾，已 83 岁的乾隆不再有这种劲头。他并不是昏庸，档案记载，从一开始乾隆就知道英国使团别有用意，要求沿路文武官员小心防其诡谋。他深知使团能够远隔重洋前来，说明英国的航海能力值得戒惧，但他无意取法学习。

据斯当东记载，乾隆曾经给陪同使团南下的松筠写信说："英国方面提出的种种具体要求，我都拒绝了。但这并不意味着我认为这些要求不当，而是通过这些要求将要产生一些新的事物和情况，在我这样高龄的人应当慎重考虑而不应当骤然允许。"

就本文的主题防疫应对而言，中国一直赖以对抗疾病的传统医药中不乏出色的智慧。本文中提到的五运六气预测流行、伤寒温病多种学派治疫、人痘接种预防天花、成立收容病院、施医散药救助、盛夏疏散罪囚、焚香洁净空气等，都是在传统知识下形成的应对方式，使中国人的生活在瘟疫面前仍保持着稳定的发展。传统的医学思想中，有几个现在看来仍具价值的关键点：一是细致地观察瘟疫发生的环境条件，从而对瘟疫的发生能够有所防范；二是观察总结人体感染瘟疫后的症状规律，采用合理的疗法来治疗，无论是伤寒派还是温病派，都有相当丰富的治疗经验和卓有成效的药物；三是充分重视人体体质，注重养生调补、增强正气（可以理解为免疫力）以抗病。也就是说，传统中医以调节人体的反应为根本，对于已知瘟疫病种不断积累治疗经验，对新发传染病也能较快提出治疗方案。

但是这种传统应对也有不足，有难以突破的瓶颈，亦即明末吴又可敏锐地感知到的两个问题：其一，在气候环境条件与感染疾病之间，应该还有更直接导致疾病的中介（即病原微生物），只是他无法深入分析，唯有笼统称为"疠气"；其二，每种瘟疫的致病物都不同，所以不同病种的治疗应该不一样，根据人体症状反应进行辨证论治虽然也有一定效果，但针对性不强。吴又可猜想每种传染病应该都有特效药物，"能知以物制气，一病只有一药之到病已，不烦君臣佐使品味加减之劳矣"（《温疫论》）。该如何分析"疠气"和寻找特效药？吴又可无法再前进一步了。中国治学虽然有"尽广大、致精微"的主张，但缺乏技术手段的支持。而西方的公共卫生与防疫发展，正是借助技术突破，发现了多种多样的病原体，并寻找和发现更多特效药物。对于发病急和危害大的瘟疫来说，如果能找到特效药，自然要比苦苦思忖的辨证论治要方便实用。西医在这两方面的成就，就是源于科技制度推动下的技术进步。我们看到，18 世纪西方在医疗卫生方面充分吸收自然科学的成果，奠定了 19 世纪以后的大发展基础。显微镜等仪器使人类的感官能力得到不断拓展，向真正的致广大和尽精微推进。

马戛尔尼来华之前，曾精心考虑带什么礼物为好。他知道中国非常富庶，但他相信欧洲科学的进展一定是中国所缺乏的，所以挑选了不少新式科学仪器作为贺礼。然而结果令他颇觉遗憾。马戛尔尼说："几位大约 80 年前受到康熙帝保护的教士，是有相当学识和勤奋工作的人。他们试图把实用哲学介绍给中国，正是根据他们有关朝廷口味的报道，以及有关他们受到欢迎的讲授，我们才随身准备和携带各种各样最近发明的昂贵仪器，但我们没有机会展示它们，因为耶稣会士讲解过的这类仪器，似乎都被忘得干干净净，或者被视为毫无价值。无论乾隆本人，还是他身边的人，对这些东西都没有好奇心。此外，现政府的政策不鼓励新事物，尽量防止百姓抬高外国人，贬低自己。"在医药方面马戛尔尼并没有带来什么令人惊奇的礼物（从故宫保存资料来看，有一种新式轮椅与医学相关），但重点是清廷完全没有体现出对技术的热情，更是毫不犹豫地拒绝了与西方保持常规交流。

前面提到，中国在宋元时期已经构建了医疗卫生系统的雏形，中国炼丹术也已经具备了化学反应的内涵，还有许多防疫知识与做法也很有价值，至少在 1793 年并不落后。那么为什么没有继续发展，比西方更早突破瓶颈？这正是若干年后英国科技史家李约瑟的著名问题：为什么中国没有在古代科技成就的基础上率先诞生近代科学？

其实，使团参赞巴罗先生在这次旅行之后所写的著作《中国纪行》中，早早地对"李约瑟之问"说出了他的答案：

> 我认为，总的来说，可以公正地得出结论，中国人是一个世上现存的、率先达到定完美高度的民族，因政府的策略，或者某些其他因素，他们停滞不前。

由于清政府从思想文化到社会管治全面倾向保守，中国科学和医学可能取得的更多成就或许被扼杀了。由于这次来华受到冷遇，斯当东在其记录中说："中国自古到今一直都闭关自守，使他们无由摹仿和学习外国人的经验和发明。"这并非全部事实，但在他们所处的时间点上，确实出现了这种倾向。巴罗评介说："政府自大的政策导致有意轻视任何新的或外国的东西，完全缺乏对任何创新的鼓励，这就大大损害技术和生产的发展。"

在医药与卫生防疫领域里，中国传统医学取得了所能达到的许多成就，但是要突破瓶颈，则仍需有所借鉴。晋唐时代的印度医学，宋元时期的阿拉伯医学，都对中医产生过积极的影响。但是这一时期清廷在医学交流方面同样采取了保守的政策。即使以开明著称的康熙，曾让传教士巴多明翻译西医《人体解剖学》为满文《钦定骼体全录》，却只供自己学习，不作推广。1793 年有可能开启新的中西科技文化交流，也被乾隆中止了。新式公共卫生理念，要到清朝灭亡前夕，随着东北鼠疫大流行才正式引入中国。

七

近代英国的鼠疫与公共卫生的兴起

邹　翔

近代早期，英国疫病频发，英格兰汗症、流感、斑疹伤寒、猩红热、麻疹、坏血症、百日咳、疟疾、痢疾、鼠疫、结核病、天花、肺痨等都是危害当时人们健康的疫病，其中以鼠疫*最为频发和严重。在1500—1700年的两百年间，每隔几年就会发生一次鼠疫，其中1517年、1530年、1563年、1578年、1593年、1603年、1625年、1643年、1665—1666年是鼠疫危害较为严重的年份。

鼠疫当然带来了大量人口死亡，1592—1593年伦敦鼠疫爆发时，当时的诗人托马斯·纳西（Thomas Nashe）在诗中道出了笼罩在伦敦上空的死亡气氛：

> 美貌不过是一朵花，终将凋零；智慧也就象那转瞬即逝的空气，倏尔远去。美丽的公主香消玉殒……病魔缠身，死亡就要降临。上帝宽恕我们吧！

从1602年12月到1603年12月，政府根据堂区的死亡人口统计表对这一年伦敦的死亡人数进行了统计，有29,083人死于鼠疫，而伦敦当时的人口估计有200,000，也就是约六分之一的人口染病而亡。

---

* 在当时，人们尚没有认识到是老鼠传播了鼠疫（plague），因此，通常称为"瘟疫"。定为"鼠疫"是19世纪末医学科学研究的结果。

1624—1625 年鼠疫发生的时候，死亡人数也很多，人们在恐惧中纷纷逃离疫区。没有逃跑的修道院院长——梅德斯（Dr. Meddus），向人们讲述了一个住在老天鹅街妇女的逃亡故事，说明人们的恐惧和无处不在的死亡阴影：这名妇女为了躲避鼠疫，想去萨里（Surrey），她取道斯特罕（Streatham），经过克罗伊登（Croydon），但是最后迷路了，在恍惚之中她又回到了伦敦，最后望着伦敦城绝望地说："再见了，伦敦，再见了，瘟疫"，随后便死去了。后来人们在她胸前发现了来自上帝的警示："梦想躲避上帝之手只是徒劳，上帝无处不在。"这一故事不断被传播，后来又被宣传者加上评注："你可以判断，可以怀疑，但你会发现这是真的。" 1665 年伦敦大鼠疫最为严重，现存的记载也较多。作家托马斯·维森特（Thomas Vincent）在《城市中上帝的可怕之声》中描述道：

> 秋天到来时，人们就像那落叶，被可怕的风所摇撼，他们随风倒下去了，如落叶一样越积越厚。商店的门关了，路上的行人消失了……几乎每一处都是沉寂……没有马的嘶叫，没有车辆的行踪，没有物品的供应，也没有顾客的吆喝声……从来没有如此之多的丈夫和妻子共赴黄泉，从来没有如此之多的父母携他们的孩子一起踏上死亡之路。

鼠疫严重影响了经济，使得生产和商业活动遭受打击。1625 年发生鼠疫的时候，集市、邮局关闭了，甚至伦敦的皇家汇兑处也关了。绸布、尼龙商逃亡去了，在齐普赛街（Cheapside），王国的兑换处都无法兑换金条。杂货商也跑了，生活用品供不应求，导致物价上涨。发财的是药剂师、教堂牧师（做临终祈祷的）、内科医生、江湖庸医和棺材铺老板，屠夫和食品商也趁机抬高肉和食品的价格。正常的贸易活动因为鼠疫的爆发受到了影响。国外不愿意进口英国的货物，1603 年英国发生鼠疫的时候，法国国内的商人都不进口英国的毛织品，尤其是英国国内各地都在做的粗绒布，据说它们携带的病菌多，这一年从伦敦出口的童装减少了三成，这些都让英国的商人一筹莫展。鼠疫也直接影响了国内的贸易。1625 年发生鼠疫的时候，伦敦高级市政官科凯恩（William Cockayne）抱怨说，由于担心被传染，外省人不愿意与伦敦商人做生意，即便外省人愿意，伦敦商人既没有钱也无法通过借贷来进行大宗的交易，因为贵族和绅士们在发生鼠疫的时候不愿意冒险将钱用于投资放贷。商人的逃跑也使商业活动受到打击，或者是借款人死亡，或者是贷款人死亡，笛福在《瘟疫年纪事》中称，伦敦的经纪人往往一边看着死亡统计表，一边收账。

鼠疫造成的死亡阴影如此之大，在社会中引起强烈反应。由鼠疫带来的恐惧，使许多人选择了极端的生活方式，因为不知道明天会发生什么，所以索性在今天痛快地宣泄。他们或者挥霍无度、无所事事，或者成为盗贼，四处抢掠。面对鼠疫悲观绝望而选择自杀的人也不少。尽管鼠疫并不一定就会使得每一个感染者都死亡，但是那些感染疾病的人因为对死亡的恐惧，便选择以一种更为迅速的方式了结生命，以减少死亡道路上的痛苦挣扎。还有的病人如同疯子一般从家中跑出，他们到处乱窜，闯进别人的家里，恶意地把鼠疫传染给其他的人。也有的人因为不堪忍受痛苦，跳入泰晤士河。有些人患病之后，不再信仰上帝，他们赤身裸体，豪饮大吃、纵欲狂欢。"那些看到所有的人都倒下的人，认为信仰上帝与不信仰上帝没有什么区别，违犯人类的法则也不用怕被惩罚，因为每个人说不定被上帝传唤之前就死了，那么我们为什么不快乐一点呢？"到处都是流浪者，许多没有工作的人经常使用暴力，小偷公然抢掠病人和死人的财产，也有不少强盗到大道（highway）上进行抢劫。那些留下来看守房子的仆人也担心成为小偷和强盗的牺牲品。这种萎靡消极的生活态度严重地败坏了社会风气，也使本已动荡不安的社会秩序雪上加霜。

疫情严重，使得人人自危，因为害怕感染鼠疫，亲朋好友的关照没有了，邻里之爱也不见了。时人称："瘟疫这种恶疾，没有人能接近或看病人一眼而不染病。父亲不敢看儿子，儿子不敢看父亲。慈爱完全破灭，希望也完全消失了。"1593年，一个伦敦人跑到同在伦敦生活的姑妈家，请求道："好姑妈，帮帮我吧，我现在病了，我的妻子也病了。我知道，我也说服自己，现在我和妻子的任何亲朋好友都不会来探望我们，但我还是希望您能在这个时候到我家照顾我们一下！"结果被拒之门外。

没有亲缘关系的人之间更加冷酷，由于出逃疫区可能携带鼠疫，疫区周围城镇、村庄的人惶恐不安。他们关闭河道，锁住城门，甚至在主要的路口派人把守，坚决不接纳来自疫区的难民，甚至还投掷石头驱赶他们。来自疫区的信件在阅读之前都要放到水中漂洗和火上烘烤。甚至当一个垂死的人爬进一处废旧农场小屋里奄奄一息时，当地人吓得挖了个巨大的坑穴，将整座房屋连同病人一道埋了。当时的剧作家托马斯·德克尔（Thomas Dekker）对种种背弃伦理道德的行为大为痛斥，它称这种世道人心日下的局面比之鼠疫本身更为可怕。

教职人员、政府官员在心系民众还是独善其身上也是左右为难，很多人选择了逃跑。在当时的意大利，发生鼠疫的时候，民众中盛传着"一定要逃得快、跑得远、回得晚"，在近代早期的英国，这句话也在街头巷尾风传。许多富有的人携带妻儿老少逃到乡下，市政官员、律师甚至医生也擅离职守。剑桥的高级市政官员萨缪尔·牛顿（Samuel Newton）在日记中写道，他在1665年的瘟疫中带领妻儿老小逃到了沃特贝奇（Waterbeach），从六月一直待到十月，这里与发生瘟疫的城镇相距六里。这些官员的逃走加剧了本来就很紧张的社会气氛，加重了社会的无序状态。由于大多数官员逃跑，政府关门了，富有的工商业者也关闭了自己的商店和工场逃到乡下，这就导致了穷人的失业，工人们因此而发生骚乱。教职人员在这个时候也有变化，在中世纪鼠疫发生的时候，他们往往留下来安置、照顾病人，但是在此时，很多教士都逃跑了。1625年，伦敦的圣·克莱蒙特堂区只有三个教士留下来照顾病人，后来有两个染病而死。

鼠疫除了造成大量的人口死亡、社会道德沦丧和秩序混乱之外，还加剧了当时业已存在的贫困问题。在疫情严重的时候，正常的商业活动也基本停止了，家庭解体，仆人也被打发。此时，大街上聚集了更多的无家可归者，许多人都在等待着社会对他们的救助。1665 年，伦敦大鼠疫发生时，穷人们因为没有工作而挣扎在死亡线上。在平日里，不少穷人可以领取救济金度日，或者依赖富人的慈善救济。1603年 7 月 17 日，政府在伦敦各个堂区都委托了两个负责人，由他们负责为穷人募集钱物，最终的结果是几乎没有收到任何东西。

医疗界：一个尴尬的存在？

医疗界在近代伦敦鼠疫应对中扮演着重要角色，他们的救治能力是鼠疫防治的关键，也直接决定社会对疫病的处理方式。医学虽然在理论上取得了重要进步，但是在临床治疗上却没有取得突破性进展。然而，医疗界的各种表现仍然具有重要的影响，面对疫病，无论是积极应对，还是消极逃避，所产生的影响都超越了医学的范畴，具有重要的社会历史含义。

从中世纪开始，医生与律师、教士一样，都是体面而尊贵的职业，但要成为医生，需要一个家庭较大的财力投入和支持，因此只有社会上层子弟才有机会。一直到近代早期，正规医生的数量都极少。从 1518 年开始，英国创立皇家医学院，规定正式的行医者原则上必须有许可证，在都铎和斯图亚特王朝的前半期，由医学院认定医生资格并颁发许可证。据统计，150 年中，官方每年颁发行医许可证的对象固定在 30 人，这个数额远远不能满足社会的需求。据罗伊·波特（Roy Porter）的考据，17 世纪上半期，伦敦大约有 500 名行医者，其中有许可证的有 72名外科医生、150 名药剂师，其他均为民间行医者，而当时伦敦人口是60 多万，医生与居民的比例为 1∶833。这说明在 16、17 世纪，人口急速增长，而医生数量保持在基本不变的水平上，医生严重缺乏。

这些"稀有"的医生在鼠疫来临的时候，很多临阵脱逃。即便是托马斯·西登哈姆（Thomas Sydenham，1624—1689，英国皇家医学院学士，近代西方临床医学之父）这样享有盛名的医生在伦敦大瘟疫时也逃离了，他在研究治疗鼠疫的方法时说过，他没有第一手的病人资料，因为那时他离开了伦敦。一个名叫西蒙·弗曼（Simon Forman）的医生，他为自己的高尚而自豪："鼠疫到来了，所有的医生都离开了这座城市，我没有离开，我留下来拯救那些生病的人，即便我为此而死亡。"后来弗曼和家人都染上了鼠疫，只有一人死去，其余都痊愈了。像福曼一样留下来的医生是少数，大多数医生还是成为鼠疫来临之前的望风而遁者。在这些皇家医生逃跑之后，冒牌的庸医和江湖郎中乘虚而入。

为弥补从医人员的匮乏，1542 年，亨利八世颁布了他在位的最后一个医疗条例，名为"江湖郎中条例"，它免除了无证行医者的死刑，称从上帝那里获得知识和技能的无证者，无论是男是女，只要诚实行医就不会受到惩罚，实际上这是对 1512 年排斥江湖郎中条例的一个修正，鼓励民间游医、药剂师等通医术者直接参与到鼠疫治疗中。但是这一条例的作用在当时也是有限的，鼠疫爆发时，这些江湖郎中们往往只顾敛财，囤积居奇，高价兜售并不一定有效的药物。他们将香料、石粉以及珍珠粉搅拌在一起，称其有着神奇的功效，可以使人起死回生，实际上并没有什么效用。一旦疫情严重，他们同样会拒绝出诊或者干脆逃离。

医生的逃跑加重了患者就医的困难和本已存在的社会混乱，也引起了社会各界的不满。医生中的开明之士对逃离行为提出了批评。另有一些医生则从纯粹的医学角度批评医生们的逃跑行为，牛津大学医学家托马斯·威利斯（Thomas Willis）指出，瘟疫发生时医生因抛弃病人而无法得到第一手的疫病知识和诊疗经验，也就更加容易拘泥于成说而无所创新。

临床治疗

在当时鼠疫的治疗之中，有不同专业类型的医生参与，如内科医生、外科医生、药剂师以及民间的江湖郎中等。内科医生主要是帮助病人退烧，增强身体抵御能力。外科医生主要是祛除皮肤表面的脓疮和肿块。药剂师负责开药，如外抹膏、药片、干药糖剂等。

皇家医学院是传统医学的代表，以传统的希波克拉底医学与盖伦医学作为理论基础。他们认为人感染鼠疫是体液失衡所致，人体自身本来有能力将毒素排出体外，但是患病的人失去了这种自然本能，因而应通过催吐、通便、发汗、拔罐、放血等方法来祛除体内的毒素。染疫短、病情轻的，采用催吐、通便等方法；当病情较重时，则采用放血、除痈等办法。

放血是鼠疫临床治疗中经常使用的办法，但在身体出痈之后便不再适用了。此时，内科医生和药剂师会为病人提供膏药，让炎症继续发展，直至痈疮成熟，然后进行手术。对于刚成熟的肿块，先将脓液挤出，然后予以切除。炎症和成熟后的痈疮肿块本来就使病人疼痛难忍，而手术又无麻醉，有的病人因疼痛至死。按照现代医学疗法，患有腺鼠疫的病人，在肿大的淋巴结软化之后，可以将其切开排出脓液，从这一点上看，以上的施用外部手术在治疗原理上是对症的，但是现代医学强调在手术前 24 小时，必须应用足量的抗菌药物，以防病人感染细菌。外科手术只对肺鼠疫有效，病人选择进行外科手术的又很少，成功的则更少，按照惯例，当时医生进行外科手术还必须对手术的结果进行跟踪观察，一个医生一年只能施行两三次手术。这样来看，这种疗法在当时起到的作用微乎其微。

在正统医学拿不出有效的方法之时，一些反对正统医学的新流派便试着探索新的药物和方法以治疗鼠疫，如医学化学学派，其代表人物便是上文提到的威利斯医生。对于当时频发的鼠疫，威利斯进行了长期的观察和论证，他提出用汞、锑、硫、砷以及硫酸盐来配制药物，用以杀灭鼠疫病菌。这种治疗方法符合现代医学的抗菌原理，但汞、砷这些物质毒性较高，难以直接服食，临床价值也就大打折扣。

卫生保健

在临床治疗不能奏效时，卫生保健就显得越为重要和流行。在发生鼠疫的时候，医生们不断地为个人和公众提供各种预防保健的建议，当时关于卫生保健的小册子成百上千。从这些小册子中可以看到，当时正统医学与新医学的理论常常混杂在一起。以皇家医学院为代表的是正统医学，秉持着四体液说，医学化学学派*则认为瘴气进入体内发生了化学反应，导致发病。

病因说直接产生出疾病的应对方法，对于鼠疫的应对来讲，各派预防建议的基本原则是一致的，就是要清理和祛除各种脏物与瘴气，保持环境卫生、身体清洁。每逢发生鼠疫时，英国皇家医学院的医生们都会为政府提供建议，普通医生也会编制各种手册宣传防疫措施，其中的主要内容就是清除城市中的污秽，包括各种垃圾、污物以及瘴气。1666 年伦敦发生大鼠疫时，医生托马斯·洛奇（Thomas Lodge）在他的《鼠疫手册》中就指出，城市的官员们尤其要关注城市的卫生，远离那些可能滋生鼠疫的垃圾与恶臭，因为不干净的气味会影响空气，因此要彻底清扫城市卫生。托马斯·塞耶（Thomas Thayer）在《鼠疫手册》中也称，"要尽量保持街道、小巷的清洁……尤其是在郊区，如果街道不清洁的话，会有恶臭发出，这就会污染空气，加重鼠疫。"

祛除瘴气也很重要，当时的人们已经认识到了瘴气会传播鼠疫，因此需要净化空气和换气。用火熏呛空气是当时普遍认同的方法。在1578 年枢密院颁行的鼠疫法的末尾，印制了皇家医学院的建议，指出

---

* 医学化学学派的创始人是比利时的帕拉塞尔苏斯（Paracelsus），帕氏对盖伦的医学进行了全盘否定。在他眼中，疾病不再是体液失衡的结果，不再可以通过相反物质的补充修正，而是因为体内发生了化学反应，只有用化学的方法来治疗，这样的结论就使临床诊断成为可能。既然疾病是身体局部的症状，那就必须进行局部治疗，这反过来也促使对人体进行正确的检查。帕氏抛弃了盖伦的"相逆疗法"而采用"相似疗法"。在英国，医学化学学派的主要代表人有托马斯·威利斯、托马斯·奥多德（Thomas O'Dowde）、乔治·汤姆森（George Thomson）等。

了应该如何使用这种方法：将姜、迷迭香以及玫瑰花捣碎，放到盆中，然后置于火上烧，使得它们发出气味，来熏屋子的每一个角落。另外，居民也要经常到户外呼吸新鲜的空气。

鼠疫时期火被大规模使用，弗朗西斯·赫林（Francis Herring）称在发生鼠疫时，"要在晚上净化空气，在低地和有水的地方架上木材，并将芳香植物投入其中"。在发生鼠疫的 1563 年，伦敦每周要点火三次，时间是晚上 7 点。1603 年要在夜里用树脂点燃篝火，每周两次。1625 年，圣·克里斯托福堂区买了土龛、焦炭、松脂，以备点火之用。皇家医学院的医生也说：经常在大街上点火，尤其是在有疫情的地方，邻居们可以免受传染。但是对于某些堂区来讲，点火也是昂贵的，特别是在杜松和其他芳香植物短缺的时候。布雷德维尔（Steven Bradwell）是当时的一个医生，他提出了另外一种方法，他说："希波克拉底所说的净化空气的方法是最好的方法，但对于我们来讲却是太昂贵了，因此我建议使用火枪，每一天的早晚在城市每一条街道、小巷都放一次。这虽然不像点火那样可以产生持久的热量使得空气流动，但是火枪的突然一击也可以使空气流动，同样能够起到净化空气的效果，因为火枪中的硫散发到空气中，可以达到杀菌的效果，这对我们的健康有利。"

对于点火或者是向空中放枪的做法在当时就有着争议。1665 年，著名的医生豪奇斯（Nathaniel Hodges）认为医学院的医生们夸大了火的作用，实际上它没有起到什么作用，因为伦敦点火的那三天，死亡人数已经达到了 4,000 人。医生威廉·博赫斯特（William Boghurst）则认为空气的污染来自于地球内部发出的气体，而不是空气自身，他说，"我并没有在家中为改换空气做些什么，但是我想我家的空气与邻居家的一样健康，邻居家每一天都在熏香、换气，我没有做这些，但是我也健康地活着。"博赫斯特受到了新科学的影响，他既怀疑传统的点火、熏香等预防方法，又不相信新出现的一些做法。医生托马斯·威利斯则是新旧观念和方法都接受，既赞同传统的点火、熏香，也提倡向空中放枪。

对于当时祛除瘴气所用的种种方法是否有效，现代研究者也有自己的观点，如英国医史学家安德鲁·韦尔（Andrew Wear）认为："点火或者放枪具有象征意义，这样的方法不可能吓跑鼠疫或者杀死疾病，就像声称放鞭炮和制造很大的声响就会带来新年和开始新的生活一样，那只是具有象征意义的事情。"

除了清除污秽与净化空气这些有关环境卫生的措施之外，医生同时建议注重个人日常起居、卫生保健。《鼠疫防治指南》一书是在1665 年伦敦大鼠疫发生时由政府组织皇家医学院医生编写的，书的封面上写有"为穷人而作"的字样，书中提出早、晚餐吃少、午餐吃好、早晚适量饮酒以及保持室内外卫生等，以预防感染鼠疫。著名的占星术士——同时也是一位优秀的内科医生——尼古拉斯·卡尔佩珀（Nicholas Culpeper）所著的《通过饮食而不是医生来获得健康》是当

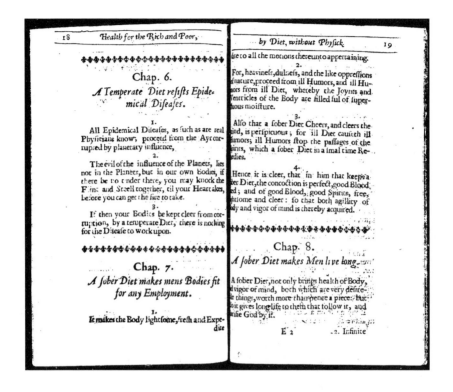

时卫生保健的代表作，共有十三章，指出恰当的饮食是健康的关键，要在质和量上把握好。在第六章中，作者写到了传染病与饮食的关系：

> 迄今为止，内科医生所知道的所有的传染性疾病都是受命运星辰的影响，命运星辰的恶不是来自于星辰本身，而是来自于我们的身体……通过适量的饮食让身体保持健康，不受外界玷污，那么任何疾病都不会作用到你的身上。

怎么样做到适当饮食呢？作者在第一至第四章讲，要根据不同的人和年龄来确定摄入的食物的质、量。普通人不能食用太多的肉，因为那样会加重胃的负担，必须通过锻炼来消耗多余的摄入量；而体力劳动者则相反，他们应该摄入充足的肉类。

除了饮食要有节有度之外，医生们也强调食物的清洁与卫生。那些未成熟的蔬果，散发着异味的变质的食物肉类，以及放置时间过长的饮品等都不可食用，因为吃了这样的食物会导致四体液的失衡，从而造成严重的后果。这些建议在客观上有利于保持身体健康，提高抗病能力。

在当时，预防疫病的小册子林林总总，有时互相之间还存在着矛盾，有一些建议甚至是有害的，而一般的民众则难以辨别。当然，即使是有益的建议，也不一定会在民众中普及，因为医生们很难找到充分的证据来证实自己的建议，而且医生的建议缺乏约束力，在鼠疫造成的混乱面前，很难说服人们按照建议的原则行事。

公共卫生的兴起

在近代早期的英国，由于宗教改革与战争，教会在救助病人上的作用大为削弱，由此国家开始主导应对鼠疫，近代意义上的公共卫生开始萌生，其内容主要包括颁布瘟疫法、推行隔离检疫、整顿丧葬、禁止集会、口岸隔离，以及编订人口死亡统计表、整饬环境卫生与食品卫生等。

防疫法的颁布

在 1518 年 1 月，由亨利八世授权，在重臣沃尔西（Thomas Wolsey）主持下，枢密院发布了英国历史上第一个官方的防疫文告：

> 亨利，带着英格兰和法兰西神圣国王以及爱尔兰领主的荣光，为了表达对伦敦市民及官员们的热情和慈爱，为了他的臣民、市民以及其他来往人群的健康，为了防止同之前一样的鼠疫的传播……在全知全能的上帝的默许之下，为应对无法预见的鼠疫而颁布法令：每天都有那么多感染鼠疫的人与尚未感染疫病的人待在一起，导致疫情的蔓延，死亡人数因而很多。在以前，发生这

种鼠疫的时候，由于对传染的无知，人与人紧紧地靠在一起，这使得很多人死去。因此我们至高无上的国王陛下，在他的众多枢密院阁员的建议之下，命令："如果上帝光临了本城及城郊任何一处房屋，鼠疫随之而来，那么这所房屋中的居住者，不论是男人还是女人，应该立即找一根 10 英尺长的杆子，杆头绑上一捆草，伸到屋外临街处。探到街上的杆子应该有 7 英尺长，足够醒目，以使任何经过的人都能知晓该房屋有疫情发生。这根长杆在上帝造访（即发现疫情）后 40 天方可取下。房屋中的任何人在这 40 天之内的任何时间中如果要到大街上去，必须在手中持一根 4 英尺长的木棍，就像文告中所说的要尽量显眼。因此我们的国王陛下，在枢密院的建议之下，规定从法令颁布之日起，任何人若感染鼠疫都要按照要求去做，否则要受到惩罚。"*

从法令的内容中可以看出，英国政府采用了当时欧洲大陆国家通行的隔离措施，与意大利各城市共和国、法国和西班牙等国家采取的措施是一样的，是一种不完全的隔离方式，被隔离的人在表明自己身份的情况之下可以自由行动，该文告也没有对违反法令者提出具体惩罚措施。在鼠疫发生时，这种比较宽松的措施并不能有效遏制疫情的蔓延。

1577 年，恶性伤寒在英国爆发，两个大法官和几个贵族因此丧命，引起枢密院的警觉。与此同时，鼠疫又在个别省份发生。伊丽莎白一世女王的御医阿德尔梅尔（Cesare Adelmare）向首席大臣塞西尔（William Cecil）递交了关于防疫与救助穷苦病人的提案，指出英国防疫中存在的缺陷，希望尽快改革。于是，在 1578 年，王国政府又重新颁布了防疫法令，通过控制疫区人口的流动来阻止鼠疫的传播。

该文告共有 17 条，规定相关人员的职责，其中尤以治安法官最为

---

* Edited by Paul L. Hughes & James F. Larkin, C. S. V., *Tudor Royal Proclamations*, Vol Ⅲ, New Haven and London: Yale University Press, 1969, pp. 269, 270.

重要，他们要负责征税、安排执法者、定时开会商讨对策、向枢密院汇报疫情等。法令再次明确了隔离的原则：只要家中有人感染了鼠疫，所有家庭成员必须一同居家隔离。患者在任何情况下都不能外出，未染病的成员如需外出必须征得治安法官的同意，并佩戴标识，随意外出会被严惩。所有被隔离的人必须严格依照法令行事，违反规定的人会被送进监狱或被取消选举权，甚至永远失去自由活动权。隔离期间各家生活开销由自己承担，如果实在无力承担的话，就由教区代为支付。为了改变教区救济资金不足的问题，从1578年开始，政府倡导各个教区为救助穷苦病人加征瘟疫特别税。法令还要求编订死亡人口统计表，及时上报疫情，以便政府根据疫情制定对策。当然，1578年的防疫法令还存在一些缺陷，例如允许染疫家庭中非感染者外出，被隔离者逃跑应该按照什么罪来量刑，由谁负责监督执行法令，法令执行者自身违反法令应该如何处理等，都没有明确的规定。这一时段的疫情虽然不算严重，但持续时间久，直到1583年依然存在，尤其是在伦敦，有增无减。

　　1603年，伦敦再次发生规模较大的鼠疫。为了强化隔离以控制鼠疫的蔓延，1603年末1604年初，詹姆士一世召开第一届议会并通过了"关于对鼠疫患者救济和管理的法令"。这是由议会颁布的法令，被纳入王国法令之中。

　　法令加强了对染疫病人的隔离，也完善了对违令者的处罚措施。此时的家庭隔离已经是一种完全隔离，根据法令，家庭中若有人被感染，所有成员都必须待在家中，任何情况下都不得外出，违反规定者将受到严惩。染疫的人外出游荡将被没收财产和剥夺公民权，可能判重罪甚至处死，没有染疫的家庭成员若四处游荡会被当成流浪者，受到鞭笞并被关押起来。这种对违法者处以重罚的规定，在西欧其他国家如意大利各城市共和国和法国是没有的。法令要求对染疫的患者进行救助，政府认识到只有通过救助，才能从根本上阻止患者四处活动传播疾病，为此就需要资金支持。于是，从1603年底开始，政府将为瘟疫征收的特别税改为普通税，增加到常规税收中进行征收，不论是否有瘟疫发生，堂区的所有居民都必须缴纳，对拒绝纳税的人予以处罚——送进监狱且不得保释。法令还规定，要为防疫的各个环节配备执法和工作人员，包括警察、治安法官、搜尸人、尸检人、岗哨、护理者等，他们各司其职，以保证法令的执行，这些人的报酬由政府发放。

隔离检疫的推行

隔离检疫包括的内容比较广泛，有家庭隔离、建立隔离医院、整顿丧葬、禁止集会、口岸隔离与检疫等。

家庭隔离是面对鼠疫采取的重要措施。前文提到，1518 年枢密院文告中有关于染病家庭自我标识的命令，这项措施不是英国枢密院自己发明的，就像许多鼠疫措施是从欧洲大陆传来的一样，1480 年的意大利和 1510 年的法国都有过此类法令。但是，英国的规定和执行更为严格和细致。1520 年 9 月，枢密院宣布，任何一个因"上帝造访"而得鼠疫的人都要在自家门上贴上有圣安东尼十字架的告示，悬挂时间为 40 天。圣安东尼十字架画在白纸上，由堂区的小吏分发到各个堂区的执事或司事手中，而后者要以最快的速度将其张贴到每一个感染鼠疫者的家中，这个符号是上帝造访的标记。为了使标记更加醒目和不易被摘除，标记本身也不断演变。1563 年是用蓝色画到白纸上，到 1568 年，这些字被命令要以大字号书写，并且在标记之下贴上写有"上帝怜悯我们"的条幅，到 1593 年 7 月改用红色。这些变化都是为了更加醒目，因为这一标记被当时的人看成是一种耻辱，所以不断有人将标记涂抹或摘除。鉴于此，1578 年左右，枢密院提出一个更细致的办法，用铁做成一个棒状的标记，挂到每家门前，用锁锁住，而钥匙掌管在检查员的手中。但是市民拒绝使用这种昂贵的用具，于是改为用"画了一个大红圆圈的纸，1 英尺长，2 英寸宽，把'上帝怜悯我们'写在红色圆圈中间"。标记房屋是隔离前的必要步骤，它宣布了这所房屋中的居住者不可以随意离开。

在英国，隔离的意识在中世纪时就存在。如 1348 年黑死病发生之时，格洛斯特的居民通过割断与布里斯托尔的联系来避免感染鼠疫。1476 年圣斯蒂劳教堂的牧师和岗哨被罚款 3 先令 4 便士，因为堂区居民认为他们给来自疫区的男人、女人和儿童提供了食宿。这只是一些民间小团体的孤立行动，官方的有组织的隔离直到 1518 年才确立下来，并且此后越来越严格。在 16 世纪上半叶，所有感染房屋中的人都要留在家中，如果迫于生计需要外出赚钱也被允许，但是必须手持白色木棍作为标志。

为了解决富人借机逃避隔离的弊端，1583 年新修订的法令重申，所有被感染房屋中的人，不论自己是否被感染，都要乖乖待在家中，违反规定者将受到严惩：有病痛的人外出游荡将被判重罪甚至处死，没有病痛而四处游荡的人会被当成流浪者，受到鞭笞，并被关起来。这个法令当时确实执行了，有资料记载，1603 年，圣巴托罗缪一个名叫亨利·罗斯的人，他的房屋被关闭了，于是跑到了格林威治跟他的仆人住到一起，他因此获罪并被投进新门的地牢，第二天还被绑到一辆车上，用纸糊上脸，游街示众。

推行隔离检疫，在很多方面需要资金的支持，治安法官和其他被雇用执行法令的人都需要政府发放工资，被隔离的病人及其家庭成员需要堂区供给食品和生活必需品。在发生大疫的年份，往往有数千人被隔离，隔离一个多月，需要大量花费。从 1578 年的法令开始，政府就倡导堂区的治安法官们为救济感染疫病的穷人进行征税。到了 1604 年，詹姆士一世的第一届议会通过了“关于对鼠疫患者救济和管理的法令”，强调有关穷病人的救济问题。在为穷苦病人征税时，任何人拒绝缴纳将被投到监狱且不得保释。此税收是一项普通税，向堂区中的所有居民都征收。据统计，1480—1660 年间，约有 1,500 英镑用在伦敦隔离医院的病人身上。除了征税，募捐也是一项很重要的集资方式。1603 年伦敦鼠疫时，每周三都是为穷人募捐的日子，堂区派负责人到各富人家中去，恳请他们捐款。募捐的财物将登记造册，每个周还要把募捐总数情况报告上级政府。1625 年以后，为防治鼠疫而加征的税收逐渐发挥了重要作用，基本解决了资金来源的问题。

16 世纪初开始就有人建议建立临时性的处所以安排贫穷的病人。人文主义大师托马斯·莫尔（Thomas More）在《乌托邦》中就建议建立大型的隔离医院，"医院里面可以容纳众多感染鼠疫的病人，他们远离居住区，可以避免传染其他的人"。但是这种提议很长时间没有得到重视，1583 年 4 月 21 日，由于隔离执行不力，女王斥责了伦敦的市政官员们，在枢密院写给市长的信件中是这样说的："女王是那么地关心她的臣民，而你们所做的是如此之少，她的臣民的安全得不到保证。当她想到你们只关注自己的生命时，她认为自己的统治并没有多大的成就，她希望你们先想想自己的责任和良知，然后再考虑自己的工商业活动，计算自己的所得。现在女王因为城外没有建立隔离医院或其他隔离性的房屋来收纳染病的患者，感到很不快，因为在那些不及伦敦古老、富有和有名气的城市已在我们之前建立了这样的建筑物。"由于受到指责，伦敦市政当局遂成立了一个委员会，并下令在城北的穆尔门（Moorgate）和拐子门（Cripplegate）之间选择 9 英亩土地，建立隔离医院，但是随后的疫情减轻，计划就搁浅了。到了 1603 年，当隔离医院终于完工时，所有的人都充满了热情，并对医院寄予了厚望，因为医院可以将病人与健康者分开，而且入院病人的一切开销在无力承担的情况下可由各自所在的堂区负责，市民们认为这是市长为穷人施行救助的地方，是充满慈爱的地方。

政府还使用了其他的方式对病人进行单独隔离。1589 年达勒姆就将鼠疫的易感人群——穷人迁到茅舍中，1592 年，普利茅斯将染疫的人搬到附近郊野的帐篷里。1625 年，枢密院以行政命令的方式要求伦敦市长在城外的田野搭建帐篷或茅舍，里面安置几张床，这些帐篷或茅舍之间都要有足够的距离，染疫者移入其中后，他们原来的房屋要关闭，这些人康复后一个月才可以回到自己的家中，但是住过的茅舍和所用衣物要烧掉。这一方法在1630年又被提出来，但是主张利用空房子而不是搭建临时性的小屋进行隔离，这一主张得到了推行，在布雷德维尔，许多以前的麻风病院以及废旧的医院都被临时用来隔离病人。

在基督教的世界里，死亡有着重要的宗教寓意，为此而举行的葬礼有一套烦琐的礼仪程序。鼠疫期间，死者众多，为每一个死者都举行完整的葬礼显然是不可能的。而且，在葬礼举行的时候会有很多人参与，这与政府疏散隔离的原则相背离。为了贯彻防疫政策，从16世纪开始，在发生疫情时，政府对葬礼进行了时间、人数和形式上的规定。

16世纪以后，在鼠疫时期关闭公共娱乐场所、禁止各种聚会等规定日趋细化和严格。

1584年伦敦城市当局给枢密院写信说："在鼠疫时期演出会增加传染，非鼠疫时期演出则会由于这些剧本忤逆上帝而招致鼠疫。"演员被看成是一群浅薄的人，许多牧师也赞同这个观点。1577年，一个名叫瓦特的牧师在普尔教堂布道时称，鼠疫是由罪恶带来的，而罪恶是由戏剧带来的，因此，鼠疫是由戏剧带来的。最早以鼠疫为借口禁止剧院演出是在1564年4月12日，任何人都不允许"进行公开或私人的演出，包括在自己的家中、庭院、果园等地方，除非有市长大人的特别许可证"。

1564年以后，每逢发生鼠疫，政府就下令关闭剧院。可演员们毕竟需要演出来维持生活，因此他们要求政府考虑他们的生存，制定一个关闭或开放剧院的标准，提议根据死亡统计表上的统计数据来规定他们是否可以演出。1584和1585年，他们提议当一周的死亡人数超过50人时再关闭剧院。但是枢密院认为，只有当各种原因导致的死亡人数一周不超过50人，且至少持续20天时，方允许剧院开门。1584—

1602 年间，莎士比亚戏剧流行，除 1592 年与 1593 年外，剧院一直开放。从 1604 年开始，当一周鼠疫死亡人数达到 30 人时（后来改为 40 人），剧院通常是关闭的。1607 年 4 月 12 日，由于疫情加重，伦敦市长要求宫务大臣禁止所有的戏剧演出，从德克尔的著作中可以看到在整个夏季，演员们都处在无所事事的贫困状态中。这一时期的剧院禁令甚至影响到了莎士比亚的生活和创作。从 1603—1611 年，鼠疫使莎士比亚大部分时间留在了家乡斯特拉特福，因为离开了剧院的氛围，这一时期创作的作品大不如前。1615 年，莎士比亚从斯特拉特福回到伦敦，很长时间提不起创作的欲望，整日将时光打发在游玩和与朋友聊天上。

英国政府从 16 世纪就意识到了口岸检疫的必要性。1563 年，枢密院警告道，从荷兰回来的士兵可能传播鼠疫，因为交战方荷兰此时正在发生着鼠疫。1580 年从里斯本来的船只被命令停在泰晤士河上晾晒货物，船员必须进行隔离，同一年也禁止从巴黎运输货物，因为当地发生了鼠疫。1585 年由于同样的原因枢密院发布命令，禁止同法国的波尔多进行贸易。这些禁令多是因事而起，是英国口岸检疫的最初尝试。

到了 17 世纪，伦敦与其他地方进行贸易往来的禁令逐渐多了起来。1600 年前后，欧洲大陆国家鼠疫流行，1599 年的里斯本、1601 年的西班牙都有疫病，1602 年的低地国家更甚，1603 年比利时港口城市奥斯坦德的死亡人数一周达到了 200 人。为免遭鼠疫侵袭，英国政府严禁同疫区往来和贸易。1600 年夏天有些人从疫区阿姆斯特丹来到英国寻求庇护，被枢密院禁止登陆，已经登陆的人被命令要在野外隔离 40 天。伦敦商人私自同这些地区进行贸易会受到处罚，1623 年 7 月，大商人威廉·戈尔（William Gore）从疫区普鲁士的埃尔平（Elbing）进口大麻，结果被伊斯特兰商会处以重罚。1623 年下半年巴黎和法国的许多城镇遭受鼠疫，枢密院因此禁止来自这些地区的商人在英国集市上出售商品。1629 年，枢密院命令海关官员要阻止从疫区来的货物进入英国。1655 年低地国家发生大鼠疫，英国政府进一步加大了口岸检疫的力度，并将其制度化。原先来自疫区的商船在港口外隔离的时间不确定，多根据当时的疫情而定，如 1619 年 10 月，两艘来自疫区法国里昂的货船抵达伦敦时，被勒令在港口外停泊 25 天后才被准许进港卸货。1655 年枢密院在与荷兰的大使协商后规定，从泽兰省来的货船要受到 21 天的检疫，以代替以前不确定的时限，后来这一法令被扩展到适用于所有发生疫情的海外港口。护国政府时期基本沿用詹姆士统治时的检疫措施，并有所加强。1663 年，低地国家再次发生疫情，英国政府果断地停止了与这一地区的贸易。枢密院还成立了一个专门委员会来研究处理这一问题，下令禁止来自疫区阿姆斯特丹以及其他地区的船只停靠在伦敦港或泰晤士河的任何一个地方，这些船只能在港口外隔离，期限延长到 30 天，到了 1664 年 5 月，又延长为 40 天。由于这大大影响了荷兰的对英贸易，为此荷兰大使曾与英国政府进行过交涉和争辩，但是争辩无效，所有货船只能暂时停泊在蒂尔伯里等港口外的海面上，慢慢等待隔离期的结束。

除了加强对外检疫隔离，国内地区间的贸易也经常被叫停。1602 年 9 月，雅茅斯发生鼠疫，一周有 80 人死亡，各城市便停止与雅茅斯的贸易，直到 10 月疫情减轻才重新开始。1665 年大鼠疫时，为阻止鼠疫的传播，枢密院又建立了另外一个特别委员会来专门负责国内的检疫，主要是控制疫区和非疫区之间的人员贸易往来。这些措施在鼠疫之后基本上都保留了下来，从而使得伦敦的检疫体制日趋健全，防疫能力也更强了。

编制人口死亡统计表

人口死亡统计有着各种目的，主要出于经济、政治上的考虑。但是，近代早期英国人口死亡统计的初衷却是为了应对鼠疫，属于公共卫生的范畴。1518 年国王亨利八世颁布了防疫文告，之后不久，人口死亡统计表开始编制，目前可以看到的最早的统计表出现于 1518 年 8 月 30 日，"这一天，市政府参事议政厅认为伦敦首席财务官应该给两个运尸人沃德和拉科 22 镑"。沃德是一个约曼农，负责出船搬运尸体，而拉科负责登记死者，拉科是当时首席大臣沃尔西情妇的弟弟。运尸人正是人口死亡统计编制中设置的工作人员。

在鼠疫造成的恐慌与社会失序中编制人口死亡统计表，不是一件易事。人口死亡统计表的原始数据首先是由搜尸人与尸检人呈递的，这些人是临时雇用的，一般由老年妇女或者寡妇担任，她们是防疫法中规定的工作人员。当丧钟鸣起，或是有人向教堂司事预订墓穴，搜尸人与尸检人便知道有死亡出现，于是她们与教堂的司事一起到死者家中，检查死者死于何种疾病，然后报给教堂执事。搜尸人与尸检人由教区付给报酬，每查到一具尸体是 2 便士。1570 年 4 月的法令规定，搜尸人与尸检人与其他的法令执行人一样，需要诚实无欺，瞒报、误报疫情会面临被投入监狱的严重惩罚。她们平时的着装也要表明自己的搜尸人和尸检人身份，主要是"长袍加身"，手中还要执一根 3 到 4 英尺长的木棍，"击木自异"，以便让周围的人警惕并远离她们。

执事是正式的制表人，每周二的晚上，搜尸人和尸检人会将死亡人数置于盒子中交到执事大厅的台阶上，其中一个盒子中放的是各个教区的疫死者人数表，另一个盒子中放的是其他死因的亡者人数表，人口死亡总数会附在表后。之后，执事便派人将其从台阶上取走。执事在教区主要官员在场的情况下打开盒子，对死亡人数进行统计，并与教区司事、书记员所登记的葬礼的数量进行比较，核对之后编制前一周的受洗与人口死亡统计表。从 1625 年开始，枢密院要求在死亡人口统计表的背面要把各种致死原因也列出来。

根据 1570 年法令，教区执事和司事需要宣誓，"在任何时候，如果知道或被告知或猜测到你的教区有人已经或即将死于疾病或鼠疫，你要在接下来的三个小时内将情况弄清楚，写成报告呈给高级市政官或其代理人"，任何人如有违背将被送到新门监狱。最初的人口死亡统计表不甚严格，1583 年新鼠疫法颁布，要求搜尸人和尸检人将死者情况首先报告给警察，由警察来仔细核实，以提高统计的准确性，警察再报给教区的执事，执事再报给主教。教区执事也有报酬，最初是每年 3 英镑 6 先令 8 便士。到 1607 年 9 月，当市政厅要求他们将统计表送给国王、王后及国务大臣时，他们的报酬上涨到每年 8 英镑。因为鼠疫缓和，执事的工作量减少，1608 年 2 月，报酬又降到了 5 英镑。1626 年 6 月，由于执事自己有了出版社，印刷成本降低，因而报酬又降到 3 英镑 6 先令 8 便士。

从 1519 年开始，人口死亡统计表涵盖的教区越来越多。1535 年已涵盖 102 个教区，1563 年有 108 个教区，1582 年涉及伦敦城内 96 个教区以及城内外、自治区的 11 个教区和圣托马斯、圣巴托罗缪两座医院。1605 年市府参事议政厅规定，每周死亡人数也要包括伦敦城内荷兰人和法国人教堂中的死亡人数。1622 年圣詹姆斯教区加入到 96 个教区之内。1660 年，总共有 130 个教区，其中米德尔塞斯特和萨雷的 12 个教区单列，威斯敏斯特的 5 个教区也单列。

1665 年之后，人口死亡统计表的编制愈益受到重视，不仅在鼠疫发生的年份，在一般的年份也会编制。编制人口死亡统计表成了王国和地方政府掌握死亡状况、人口健康的常规性工作。

环境卫生、食品卫生

16 世纪中期以后，人们认为鼠疫是瘴气带来的，那么清除瘴气也成了应对鼠疫的一项重要措施。瘴气在当时的人看来主要来自于污染环境的垃圾、粪便、污水以及腐败的食物等，因而清除瘴气就必须治理这些污染，这些实际上就是环境卫生与食品卫生。1388 年，英国议会在剑桥召开会议，针对城市恶劣的卫生状况通过了治理卫生的法规，其中提到："鉴于如此多的粪便、垃圾、腐尸，以及其他腐败之物遍地横陈，流入沟渠、河流及其他水道……复鉴于空气大受腐物之污染，许多疾病及其他无法忍受之恶疾，每天都在发生……本会一致同意，向英国全境宣布……凡倾倒、弃置这些厌物者……必须完全予以清除……否则将在吾主英王之下丧失财物或性命。"这则法令是英国历史上有关环境卫生的最早的法令，其后 1488 年和 1495 年还颁布过类似的法令，但并没有文献显示政府进行过有组织的、长期的环境卫生治理，也没有见到所谓的违规惩罚的案例。到了近代早期，受鼠疫的影响以及民众对公共卫生的关注不断增强的影响，环境卫生、食品卫生等方面的整治被提上日程。

为了改善环境，政府首先安排了清道夫一职，负责监督街道卫生，任职者一般选自于德高望重之家。具体的清扫工作由各户居民负责。在鼠疫发生之时，居民们须从井中打水冲洗街道。在 1541 年，每户每周必须打水三次，每次 12 桶，1583 年变成每天早上 6 点之前至少 20 桶，另外 20 桶在夜里 8 点之前打完。清道夫在任职时也必须宣誓，保证把卫生工作搞好，其誓词为："抱着对城市卫生的诚意，认真查看行政区内的路面，并努力修整，注意不要影响街坊邻居：大路、街道和小巷要清扫，要将各种垃圾倒掉；要负责查看所有砖石建造的烟囱和炉子是否能够阻止浓烟，如果不能，就要向行政区的市政官报告。"除了设置清道夫具体管理街道的清洁工作之外，政府还招募拾荒者，给予他们拾捡破烂的权利，但是必须用推车将垃圾拉到城外指定地方倒掉。

除了清理垃圾脏物之外，捕杀动物是另外一项整治卫生的措施。狗、猫、猪、老鼠、鸽子在伦敦大街上乱跑，被视为会传播鼠疫的危险动物，对伦敦的环境卫生也是不利的。在伊丽莎白时期的伦敦，每逢发生鼠疫时候，政府和堂区都会安排捕犬者专门处理狗。捕犬者是有报酬的，一般是捕杀一条狗获得 1 便士。1543 年政府发起了限制狗的数量的运动，要求对狗或是驱赶，或者捕杀，并将它们埋到城外。

宰杀后的动物的尸体也不得随意抛弃。1578 年，政府规定任何居民不得将动物的尸体，包括狗、猫、猪等扔出家门。从 1563 年开始，又专门设置了官员负责在鼠疫期间检查对死狗的掩埋。1583 年市长和高级市政府命令，每埋葬一条狗就会得到 4 便士，但是必须保证埋葬的深度超过 4 英尺，弄虚作假者将被解雇甚至送进监狱。捕杀犬类以预防疫病显然是可笑的（狂犬病除外，但当时极少发生，也并不在时人预防的范围），实际上狗并不是鼠疫等当时主要传染病的传染源和宿主，也许是它们的随意游荡触动了人们紧张而敏感的神经，才导致了这种灾难性的后果，它们成了老鼠的替罪羊。

对食品卫生的重视也是英国公共卫生方面的一大进步。不卫生的食物会危害健康的说法早在中世纪就提出来了，中世纪后期政府曾对出售腐败变质的食物和禽畜肉类的小商贩进行过惩罚，1364 年，一些店主出售变质的啤酒，曾被罚喝掉一大杯这种变质的啤酒，其余的全部倒掉。到了近代早期，政府也主动地从应对鼠疫的角度来处理食品卫生的问题。在 1603 年皇家医学院所列举的引发鼠疫的各种原因中，不干净的谷物、不新鲜的禽畜、腐烂的鱼和蚌类都被看成是危险食品。除了禁止出售腐败变质的食物之外，政府还根据皇家医学院的建议将可能诱发疾病的食品也禁止销售。如在 1535 年，由于皇家医学院认为牡蛎可能会携带病菌，因而政府下令任何人都不得将牡蛎带到城里，否则将被监禁 40 天。当时圣玛丽堂区的外科医生被要求向人们宣传“杀猪吃猪肉会传染鼠疫”。另外在 1665 年，被认为传染鼠疫的食物有红莓、黄瓜、西瓜、萝卜、鳗鲡、果馅饼、奶酪、法国吞豆以及醋栗等，政府也禁止这些食物在集市上出售。

为了改善水质，早在 1532 年，托马斯·克伦威尔（Thomas Cromwell）就进行了改革，下令建立公共蓄水塔，惩罚污染水体者。诺伯特·埃利亚斯（Norbert Elias）在《文明的进程》一书中说，从中世纪习惯于肮脏、不洁净、同吃共泳到近代早期注重环境卫生、公共卫生和私人卫生，这一文明进步与人们抗击鼠疫的斗争是分不开的。

公共卫生的意义

近代早期英国的公共卫生运动，其意义主要有两个方面：一方面体现在疫病防治上，另一方面体现在社会治理与管控上。

鼠疫在欧洲的消失

1665—1666 年伦敦大瘟疫之后，鼠疫在西北欧基本销声匿迹。对此，学者们提出了各种理论来解释。有的学者认为，1666 年伦敦大火烧毁了大半个伦敦城，新建的伦敦城以石头建筑的房子取代木质房屋，清除了老鼠的藏匿之地，因而鼠疫消失，但这只能解释伦敦鼠疫的消失，而不能解释英国鼠疫以及西北欧鼠疫的消失。有的学者认为，人体经历过黑死病与近代早期的大瘟疫之后，产生了抗体，但这不能解释东欧在近代仍然有鼠疫的发生。当然也有学者认为，近代早期西欧各国的公共卫生行动是有积极意义的，是鼠疫在西北欧消失的主要原因。

首先，严格的隔离检疫起到了重要作用。隔离虽然并没有完全阻断鼠疫传播的途径，但主要的人间传播（指的是人与人之间的传播）得到了一定的控制。在 1604 年《瘟疫法》颁布之前的将近一个世纪中，政府的隔离措施推行得并不理想，在伦敦的推行尤其困难，伦敦人比英国其他地区的人有着更多的自由和参与政治的机会，正是这种情况使得严格的隔离措施在遭到反对的情况下经常无法推行，也使得伦敦的鼠疫长期迁延不断。而在苏格兰，由于一直采用严厉的隔离措施，鼠疫早早地便从这个地区消失了。1604 年以后隔离的推行加强了，有学者认为这对鼠疫的消失至关重要。

其次，口岸检疫是有效的。英国是一个岛国，鼠疫基本上都是从海外输入的，因而实行严格的口岸检疫对于英国防疫是有效的，它是阻止鼠疫传入的第一道防线。需要一提的是，现代学者一般认为东地中海是鼠疫的发源地，在中世纪，这里的鼠疫常通过丝绸之路传入欧洲和英国。近代早期，随着新航路的开辟和传统贸易路线的转移，传统鼠疫疫源地的经济地位大大降低，这与英国和欧洲鼠疫的减少和最终消除也有一定的联系。

再次，各地区和各国的联合行动对消灭鼠疫也发挥了重要作用。鼠疫作为一种恶性传染性疾病仅靠局部的防控是无法彻底消除的，它需要各地区、各国的共识和合作。16、17世纪，西欧各国在抗击鼠疫的实践中对鼠疫的病因、危害和预防措施等逐渐达成了共识，并相继采取了严格的措施，尽管这些措施并不一定是有意识地联合发起的，但是它们在各自国内的相继实施客观上达到了联合抗疫的作用，这种自发、半自发的联合行动在17世纪下半叶日趋成熟，英国、法国、意大利等国相继实行了严格的隔离措施，在共同努力下，最终将鼠疫赶出了欧洲。

在遏制鼠疫传播乃至促使其消失的问题上，人类扮演了重要角色，鼠疫消失的关键原因到底是什么，还需要现代医学与生物学新研究、新发现的验证。但是有一点不容怀疑，那就是检疫、隔离以及其他改善卫生条件的政策对于防止鼠疫的蔓延有重要作用。

公共卫生行动与社会秩序的整肃

鼠疫会严重危害社会秩序，在近代早期，英国乃至西欧社会对秩序的追求是前所未有的。因此，很多学者认为，维护统治、社会等级等秩序是防疫政策的首要目的，他们认为，1518、1578、1630年法令都有重要修改，但这些年份都没有鼠疫发生，这说明英国政府希望巩固政权与加强社会控制。这是有一定道理的。实际上，以应对鼠疫为中心的公共卫生在近代国家中的作用，主要就是为了处理疫病与社会失序的问题。不仅现代的学者有此认识，当时的政府与社会上的有识之士也有着同样的认识。1631年，御医梅尔尼（Théodore de Mayerne）给查理一世的文书中写道，鼠疫是由无用的流浪者、无聊的聚会和一部分卑贱的人带来的。约翰·李维是伦敦的市政官员，他曾经在鼠疫期间感受到酒鬼、流氓的威胁，并指出发生鼠疫时首要的问题必须是控制社会的无序状态。

鼠疫与贫穷和无序联系在一起无疑会推动政府首先考虑妥善处理穷人问题，一是管束穷病人，二是救助穷苦病人。在管束这一点上，有很多例子，1603—1604 年的鼠疫法将患病外出的人当成流浪者，会对其施以鞭笞的惩罚，隔离医院和小窝棚也主要是给穷苦病人的。有关鼠疫的法令法规一次次加大监管的力度，将乞丐和流浪者赶到固定地区，以使他们不再威胁公共卫生和安全。学者们认为对穷病人的管束解释了为什么在医学还不能确定检疫是否有效的情况下，政府仍然强制推行它，常常不惜耗费财力物力。从法令法规的内容中还可以看到，通过它们，政府可以将触角伸到民众的日常生活中，对威胁社会秩序的下层民众有了干预的借口，在这一层面上，控制社会秩序确实是防疫政策的重要目的。

在稳定与控制社会秩序上，伦敦乃至英国与其他欧洲城市的目的是相同的。意大利城市国家的政府当局认为经济衰退、社会动荡和鼠疫会导致社会与经济的衰败，进而影响其政治地位。各项卫生立法还用于限制社会上的"道德堕落者"，如妓女、鸡奸者、乞丐和穷病人，他们都是社会秩序的潜在威胁者。防疫政策对于社会秩序整肃的作用可以引用著名医学社会史家斯莱克（Paul Slack）的评论："16、17 世纪人们对于理想的和谐状态的追求非常强烈。政府的措施从 16 世纪到 17 世纪逐渐变得严厉，政府对此的反应也在发展，接二连三的群众混乱并没有阻止政府的做法，而是刺激了政府更加坚决地推行。民众的混乱与政府对它的控制之间像是螺丝钉一样，越拧越紧。"事实证明，鼠疫没有引发大的社会混乱，政府的作用不容低估。

综上可见，由国家主导的带有鲜明世俗性、理性化特点的公共卫生从中世纪晚期至近代早期就已发轫，在直面疫病中发展起来，也自然成为近代国家权力运行中的一部分。英国是近代公共卫生中有代表性的国家，在公共卫生的推行中取得了较大的成就，解决了疫病中的很多问题，缓解了社会压力。当然，其中也存在着不少的问题，如因为等级差别带来的不公平、因为社会观念导致的对疫病的认识错误，以及因为临床治疗落后导致的无效甚至有害治疗等，这些都有赖于社会的发展来解决。

八

当中医"初遇"大流感

皮国立

在近代以前，历史上的中医曾独自面对无数次传染病的爆发，皆无西医的援助。1918 年，是近代中医第一次面对全新的全球性流行病。蒋树杞（字璧山）曾于 1920 年出版《伏瘟证治实验谈》，直述 1919 年与 1920 年的冬春之交，江浙爆发疫病，作者根据其临证观察与实际经验，撰成此书。从这本书的陈述可以看出，当时他称的伏瘟，除了大流感之外，可能还包含 1919 年春天在江浙一带流行的脑脊髓膜炎。该书序言提到，中医治疗不能拘泥古法，必须从读书临证中寻求"实验"，才能应付新的疾病，其中提到："余现近世，市舶交通，种族复杂，感受异气，怪病丛生，病机日出不穷，即治疗亦杂糅不一。"点出了此次奇异且跨国流行的疫情特色，颇似谢利恒于《中国医学源流论》内所谈："古者人事简单，交通梗阻。事简则岁月优游，愁痛自少，道阻则流行传染，更属难能。及人事日趋繁重，交通日趋便利，则淳朴转为浇漓，而身体因之渐弱。"跨国交通之发达，造就了新病随时代进化而日渐增多，所以"降至近日，如痒症、鼠疫、脑膜炎、梅毒、白浊等种种病症，为古昔所不常见者，今则日盛一日"。其中，"痒症"就是 1918—1920 年大流感的译名，时人给了它新的名字，就是由于它不同于一般感冒时症，从未于传统医书中出现，中国本地医者要面对的是全新的、跨国的传染病。

与西方医学不同，当中医开始解读新病时，仍从文献典籍中寻找相关的经验与治法，这种应对方式，其实和今日面对新冠肺炎时是一致的。中医的解读不是出于实验室，而常在既有的伤寒、温病、瘟疫、时疫等名词中，寻找类似的描述与指称；当时最被普通人接受的俗语则是"重伤风"。初遇这次现代疫病的全球性大流行，中医在逐渐接受"流感"这个新病名的同时，同时也着手在既有的知识体系下寻找治疗方法。

　　根据《医药杂志》记载："（1918年）天时亢旱，气候多寒，故大江南北发生一种极盛之流行病，西名'因弗伦闸'（Influenze），名曰流行性感冒。"这场大流感最初在中国肆虐的整体状况，大概是："由京津南下，大炽于沪上。"虽然证据显示，流感疫情在中国并不算太严重，时任同济医学院教师的黄胜白，于1918年9月出版的医报中指出："此病（流感）虽向称平安病，然今年不意竟大蔓延，风行全球，几无一幸免。"不过，他在该病最严重的秋天进行检查与诊疗，并说一二百人当中，"皆三五日或旬日即愈，无一死者"。可见疫情并不太严重。但也曾有外国学者推测，当时中国死亡人数高达千万人，此说太过惊悚，但根据最少的一种推测数字，大概也有一百万人死于流感肆虐。黄氏这篇文章其实是1919年写的，那时还以"因弗伦闸"音译，"流行性感冒"这个词是后出的，后来才渐渐被采用。1920年的第一天，时任北满防疫局局长的伍连德指出：1919年大肆流行于中国的流感和霍乱，共杀死约60万人，这比当时报刊上任何推论的数字都要大。（《北满防疫局长之第七期报告》，《申报》，1920年1月1日，第10版）经过笔者综合当时人口自然增长率和全国人口比例之推估，这个数字相当正确。

　　其实，当年霍乱的死亡人数超过流感。据上海一地的资料来推估全国人口的状况，1919年的中国因流感而死亡的人数是258,000人，而日本官方统计自1918年8月至来年7月底一年的死亡人数是247,363人。（内务省卫生局编，《流行性感冒》，东京：平凡社，2008，附表页1—3）虽然统计的日期不一致，但都是以跨全年的资料来统计。就死亡人数占总人口基数来对比，中国因流感而导致的死亡率还是低于日本的。若再对比全球动辄四五千万人死亡数之统计，甚至将近一亿人死于疫病的说法，这当中印度有 1,700 万人死亡，美国也有 50 多万人死亡，都高于中国的死亡数。英国学者凯瑟琳·阿诺德（Catharine Arnold）也认同中国死亡人数较少，但他认为是军人隐瞒疫情所致，笔者则认为这样的推论理据不足。若依前述伍连德、上海工部局的统计数据来做总体推算，可以说以当时西人的统计为主，证实中国的死亡人数比例确实较他国为少。那么，就历史情境而言，当时中国未完全统一，中央政府行政效率松散，地方政府各自为政，甚至可说是军阀割据，现代化的卫生制度仍未上轨道，全国西医人数更是少得可怜，在这诸多不利因素加成下，为什么中国死亡人口比例较他国更低？这是一个很重要的提问，笔者并没有一个很精准的解答，甚至以当时人口统计、疾病调查的技术来看，也不可能有一个绝对正确的答案。但笔者可以合理推论，中国有中医药的普及与盛行，应是其中一个原因。

当疫情盛行时，中国的同乡会与慈善组织对救疫有着重要的贡献，但其施药以中医药为主；反而是西医，在人数有限的状况下，是采用临时医疗队的形式与零星的疫情医院据点来支撑；而更大面积地区的人民，只能依靠中医药。由于此次疫情广泛地流行于中国各个区域，故引起不少中医的重视。曹炳章（1878—1956）曾写成《秋瘟证治要略》一书，畅言此病。这位中医主要的活动范围多在他的家乡绍兴，是位收藏医书的达人。他自言透过当时上海、绍兴发行的一些报纸，了解到这次疫情的严重性，他说："京绥铁路一带，苏属之镇江、扬州，安徽之凤台，湖北之省城及各省，皆发现同样之流行病。考其病状，皆与吾绍所发现者相同。鄂都王占元，有见于斯，特请中西医研究病状疗法，据中西医金称是疫是秋瘟。谓由美国传染到此，流行既广，死亡亦多。"由此可知，一开始这个病不称"流行性感冒"，中西医通过协商讨论，用了一个中国医学语境下的名词，将其翻译为"秋瘟"。为何会以"秋"命名这场瘟疫？就是因为它在 9 月时的第二波疫情达于顶峰，当时正值秋天。此外，这个病名与中医温病学理论也高度相关，清代温病派比较常用的名词是"秋燥"，秋天与燥气共伴，但此次病名还加上个"瘟"字，强调其为传染病，而非一般季节性的时症，构筑当时人们对疫情之认识。在当时的疫情讨论中，报纸并未刊出关于细菌或病毒的信息，官方在乎的是怎么治疗传染病，况且当时也还未真的"看见"病毒，比起细菌论，尽管病毒致病理论已被揭露，但直至1931年电子显微镜问世，病毒才能真正被"看见"。一如面对此次新冠肺炎疫情，全小林等人定义它为"寒湿疫"，就是基于当时对武汉气候的观察与身体的感知，而不去考虑病毒的种类。中医这一套对气候特性观察而定义传染病"邪气"的方法，至今仍保存在对疾病描述的文字中，例如描述新冠肺炎，中医指出："今年武汉气温偏高，冬时应寒而反温，风邪挟温燥之邪侵袭人体而致病。"中医也强调要综合当地气候特点和体质来进行辨证治疗，同样提及气候反常与温燥等因素，乃引发疫情爆发的重要原因。

　　另一本比较不为人知的著作是严鸿志的《感证辑要》，其写作与出版时间，大约就落在1918—1920年之间。严氏为浙江盐商之子，在当地医学界甚有名望，还曾担任地方的医学会长。他认为，谈外感热病的书籍太多，常造成后学莫衷一是，所以他不分伤寒派、温病派，主要辑取历代医者重要论述成书，比较可惜的是自己的见解略少。但该书仍保存许多浙江名医的热病论述，包括何秀山、张禾芬等未刊之言论，故有相当的价值。身处江南的他，对外感症有特殊的看法，他认为每逢冬季过暖，一旦罹病，即便病患外表有寒，往往内有"伏火"，他认为就是西医所谓的炎症，即患者体内有发炎状态。而严氏所谈"秋燥"，论及"燥自上伤，均是肺先受病"，已点出秋天外感容易伤肺。他举出的"燥""火"和"肺"，用他的话来解释，再加上中西汇通的炎症解释，就是秋冬感冒容易导致肺炎，颇符合当时流感症状与气候的特色。严氏对感证的看法，可说和曹炳章的解读高度雷同。针对1918年疫情，曹炳章曾指出："初秋，亢旱酷暑，热伏于内；深秋，暴凉骤感，燥伤本脏。盖燥病起于秋分以后，小雪以前。"很明显，本次流感是秋天发生的瘟疫，根据季节的特性而定为"秋瘟"，而其气之特色为"燥"。曹氏如此描述，除了依据中医理论中秋天多"燥气"的观察而来，当年天候也确实有些反常。一如严鸿志所论，"秋燥"的特性与用药虽出自温病理论，但在古代中医理论中却不太被重视，这时反而被大量谈论，可见当年的气候确实一反常态。

中医在论述时，其实是透过搜索与领悟，才找出过往医者比较少谈的"秋燥"来归纳病因与治法。一位在广西的中医陈务斋（1871—1946）称，1918年流感酿成大疫，他曾治愈不少人，并于其医案中记述这次流感疫情："是年戊午秋末冬初，气候温燥，乡村市镇，时疫大为流行，各家长幼，互相传染者，十之八九，几至路无行人，医药不效，死亡甚众，惨不可忍。余是疫诊治数千人，其症大略相同，药方俱照案内，按症之轻重，用药之加减，倘年老及幼孩，或标本不同，用量须加详察，胎前产后，尤当酌量调治。经余手者，十愈七八。"又写道："由天时不正，夏应热而反凉，秋应凉而反热，实非其时而有其气，疠疫为殃，长幼如是，互相传染。是年仲夏，雨水太盛，湿气最旺，仲秋丽日太炎，燥气最猛；疫气一触，即如爆发。"可见当年气候确实变化剧烈，先湿后燥，疫情爆发最严重的时候，人体对气候的感受是"温燥"的；而且该病传染力极强，死亡人数众多。据其言，他治愈患者的能力可达"十愈七八"之语，虽只是概略性的说法，但可见他治疗这个疾病是胸有成竹的。

还有一位中医在1918年10月的《申报》上刊登《治疫宣言》，自称"儒医华永祺"，他指出中国正遭受一场如天祸般的流行病，他个人在上海行医已经20余年了，现在瘟疫流行，这个他口中的"秋疫"，让他许多亲朋好友都遭了殃，他自认对于治疗此症很有心得，在用药宜忌、病之传变等方面都非常有把握。虽然我们不能否认这些文字有自我吹捧之嫌，但他们的信心从何而来？在面对传染病大流行时，中医何以还能稳若泰山？

关于实际治疗方法，中医仍必须从过去的经验中寻求灵感。中医的诊断讲究医者对自然天候之观察与对身体病气之诊疗，"自然与人"的状态往往是互相影响的，所以新的治疗法必须依据前人的经验来塑造，不可能凭空出世。曹炳章对这次疫情的描述，充满了个人的观察，他说："考其现状，察其受病原因，确为复气秋燥，燥热化火，病所在上焦心肺部分。用药宜辛凉清宣。"这是很有意思的呼吁。今年新冠肺炎爆发时，举世都在寻找病毒源头与疫苗、特效药，网络上中医界发布的消息却都在研究该瘟疫的"气"（特性）如何定义，该疫在冬天爆发，所以中医说病名应是"寒湿"，借以寻找正确药方，所以才会出现各地中医不断修正疗治疫情的药方。此现象在现代中医对抗瘟疫的历史中，屡见不鲜。

回到1918年的大疫。曹炳章认为，治疗瘟疫要依据季节之气的特性，来选择研读的古典书籍，寻求治疗之方法。在用药上也必须依据季节之特性来选定适合的中药，因为中药的治疗效果是取决于它的"气与性味"，而非化学成分。据此，曹氏在书中选用了一些方剂来治疗流感病患，其选用之方剂，主要也是从温病派的医方中寻求灵感，略为加入其他医家的方剂。例如取双解散、银翘散、清燥救肺汤、犀角地黄汤、清营汤、清瘟败毒散、白虎汤等著名中医治疗外感、发烧等疾病之古方，再酌以加减化裁来治疗流感。而广西中医陈务斋的医案，就更显得弥足珍贵，因为其记录了传统中医具体如何应对当年的流感疫情。有一位名为陈典常的29岁病患，家住广西容县，是一位身体强壮的农人。关于致病原因，陈写道："素因过食生冷果实，以致脾难运化，蓄湿生热，诱因风疫流行，菌毒由口鼻吸入，直接传染。"病人之具体症为："初起恶寒发热，头目俱痛，腰脊硬疼，四肢痛倦，咳嗽气喘，咽干口燥，痰涎胶黏，咯则困难，间或咯血。继则全体大热，昼夜不休，烦躁已极，痰涎上壅，咯更困难，声破而嘎，不能语言，神识乍醒乍昏，面色黧黑，目白现赤血丝，唇赤黑肿，便黏数日不行，溺短赤涩。"而整个医案中载明的病名是"伤风时疫症案"。

由这则医案，可以清楚看出当时病患有发烧、头痛、身体痛、咳嗽有痰等症状，都符合对流感之描述。更重要的是，此处陈务斋关于流感乃"菌毒"透过口鼻传染的描述，已是吸收西方医学对传染病的解释，体现了一种中西医汇通的初步样态。不论是陈的"伤风时疫"或曹氏的"秋瘟"，这些源自传统中医外感热病学的病名，即使在名词上尚未统一，但皆针对流感而言，加上吸收一些西方医学的解释，显示当时中医已将全球新型传染病纳入既有的中医架构内来理解之趋势。1946 年，中医伍绍歧在编订教材时，已将"流感"定于"温病"之内，而且列出传染病篇，认为可以加以整理，并入内科学内，就是延续这一条脉络，证实了所谓现代的"中医传染病学"，到了 20 世纪初，已渐渐通过从实际治疗中学习、探究古籍，并参酌西方理论而逐步成形。

陈务斋的医案透露出许多讯息，这位名叫陈典常的年轻病人症状相当严重，其医案记载："左寸关尺沉伏，右寸浮大而促，关尺洪滑数有力，体温达一百〇六度，舌卷苔黑燥，深红起刺。脉症合参，此伤风时疫之危症也。……检阅前医诸方，皆用风药，耗津助火，症殊危险，幸右失尺尚存不散，或可救治。"由此可知，这位病人来就医时已呈现高热昏厥的重症，体温换算后高达 41.1 摄氏度，而前一位医者又错误开立具有温燥性质"风药"，这通常是偏于伤寒派的用药，结果此举滋长病人体内之火气，燥火与热邪共伴，病人遂发烧至更高的温度。陈务斋的意思是，医者开药要审思病人身体之状况，用药必须谨慎。面对如此高烧的病患，第一步就是要处理高热症状，张医开的是"羚犀杏石解毒汤"，君药是杏仁、石膏、知母、桑皮、花粉、石斛、竹沥等药，用以"润肺降逆、化痰生津"，判断病人已有肺炎的症状，故张医主要治疗肺部；辅佐退烧药，用犀角、羚羊角两味药来"清心平肝，凉透伏火"为臣；另用人中白、金银花、红花，以"凉血解毒、去瘀生新"为佐药；再用芦苇、茅根"清宣透解"为使。患者依此方连续服了三剂，体温略退，但夜间仍是谵语昏迷、脉数有力，所以再用

"大承气汤"等荡涤胃肠以救津液。这时，病人已经清醒，舌部的黑苔退去，所以持续用"百合固金汤"来治疗咳嗽、破声，最后再以"补肺阿胶汤加生脉散"来润燥生津、补肺化痰降虚火，算是末尾收功。整个历程主要运用四个方剂，共花一个月的时间让所有症状解除，40天调养完毕，最终患者食量和元气都恢复正常。

这是一则完整且成功的案例，何廉臣（1861—1929）曾于1929年高度评价这篇医案，认为陈医极有经验，能担当治疗重任，何对此案提出："疫必有毒，毒必有菌，菌毒吸自口鼻，由气管达于血管，将血气凝结，壅塞津门（即淋巴腺总汇管之口），津郁为痰，阻滞气机，故见种种肺病，内陷心包，以致心筋质炎，故见种种神经病。此案初方，使疫毒由血分转出气分，妙在犀羚合西藏红花，透解血毒，行散血瘀，膏、知、桑皮，合芦、茅二根，清宣气热，使共速转出气分而解。第二方，使疫毒瘀积，由胃肠排泄而出。三方、四方，辛凉合甘寒法，清滋互用，为风燥热疫善后之正法。"可以看出，何廉臣的文字解读当时已深受西医的影响，前述这次大流感疫情，已使得整个西方医学传染病的知识被带入旧有的中医知识体系当中，其中的汇通与碰撞是持续的，也不断影响着此后中医的发展。至1930年代末，周禹锡撰写了《中国医学约编十种·瘟疫约编》，他自言于1934—1935年间，江西战祸绵延，周氏有鉴于兵灾之后必有大疫，所以编成此书，并言几年间该书已售出约五万册，后来经过改写编订，并经由中央国医馆审定后出版。从书中可以看出，作者融合了空气中的"厉毒"，并用毒瓦斯来比喻，但他同时用细菌论来解释疫病对生理的影响，例如："长夏暑湿之际，尸气湿热，互相蕴蒸，化生毒菌，由空气传播，瞬息千里。人在气交之中，无隙可避，是以无论大小，皆相传染，其病状各人相似也。但其间亦有不病老，即经所谓勇者气行则已，怯者则著而为病是也。其受病之始，多自口鼻而入，由气管达于血管，将气血凝结，壅于淋巴管上口总汇管之津门，津郁成痰，阻痹气机，内陷心包，淤塞血络，静脉郁血而发急痧。毒菌若由循环器攻心犯脑，神经受害，则病立险，故其死最速，即西人称之为急性传染病也。"在文字叙事上，这显然更受西医细菌论述的影响，而已略似今日中医的解释了。

气与细菌之争议

然而，当时西医却不是这样来观察流感疫情的。学习西医且为民初著名反中医大将的余岩（1879—1954），在商务印书馆出版的小书《传染病》中曾回忆这场大流感，写道："流行性感冒即民国七八年最流行之恶伤风也。其原因亦为一种细菌，乃普淮斐（Pfeiffer）氏所发见者，名之曰流行性感冒菌。本菌为短小之杆菌，乃细菌中之最小者，抵抗力亦甚弱，使之干燥，容易死灭，五十六度之热亦能杀之。本菌多存在于呼吸器之黏膜及分泌液中，繁殖于鼻腔气管等处，侵入肺脏，遂生脓样之痰。"在电子显微镜"发现"流感是"病毒"传染之前，一般都认为流感是"细菌"所导致的传染病。这个知名的"普淮斐氏杆菌"，在电子显微镜发明后才被证实根本不是导致流感的主因；但在当时，它被认为是导致流感的唯一原因。而"病毒"也是一中文名词，其实早期中医也认为传染病是由细菌的"毒"所导致，所以民国时期中医会用传统的发汗法、泻法、吐法来驱除"菌毒"或"病毒"，可说中医早已使用该词，只是在用词上意思略有不同，指称也不统一。在用药防疫上，周禹锡曾自制"防疫救急丹"，他认为此方"救急，五丸至十丸"；"预防，一丸至三丸"。虽然这个药是用于治疗干湿霍乱，但最有意思的是，他说："或自觉胸闷欲呕，或心中发慌、口中清涎过多、肢软或微麻，即是已染本病毒菌微虫，用以预防，皆有特效，屡试屡验，然后敢公诸社会。"提到了该药可以预防病毒菌、微虫。而西医一开始对 virus 也有各种不同的翻译法，例如著名医学家、微生物学家严智钟（1889—1974）就把 virus 翻成"微如丝"，意指其微小甚过丝。后来出现"病毒"的译名，给人的印象就是疾病的毒素，其实

virus 的拉丁文确实是"毒素"之义，这使得中西医都能轻易接受"病毒"这个字词，融入自己的治疗当中，只是在解读上各有不同。

"流感细菌论"这个错误的认知在当时中西医冲突中不是主角，因为西方医学在 20 世纪初已认为每一种传染病皆由一种外在的病原体，或称微生物的感染而引发，此基调与中医对自然外界与人体内"气"的观察与诊断，产生极大的分歧。而在诊断上，余岩解释流感有分黏膜炎性、肠胃炎性及神经性三种，这是根据微生物攻击人体器官而产生的症状分类，可以说无论症状怎么改变，病名是不会改变的，因为导致疾病的"病原体"非常清楚。就好像定义"新冠肺炎"，不论在病患身上出现什么奇怪的症状，它都是因为冠状病毒的感染而发病，所以病名不会改变；并不会像中医那样，把流感定为秋瘟、感冒、伤风时疫那样，从症状和气候来分类。西医的看法，则为特定的"细菌"侵犯肉眼可以实际见到的"脏器"，这些分类与定义不能仅根据医者主观感受之"气"来加以定义。而每一种预防疾病之举措，也都是在阻止"病原体"——特定细菌或病毒的生长与传播，这种逻辑构成整个西方医学在公共卫生和治疗上的主体思考，也是追求卫生现代性中最具关键性的一环，无论"隔离"还是"消毒"，其意义皆根据此理论而生。所以就余岩所学习的西医知识而言，流感与"秋天之燥气"一点关系都没有，他说："本病流行，甚为猛速，寻常之预防法，殊不见效。既患本症者，宜速隔离，所咳出之痰，加以消毒。即轻症之流行性感冒病人，及患肺结核者，因其带有本菌，亦为传染之泉源，故当本病流行之际，切勿相近，各自注意，是为大要，又学校内如有本病流行，宜速休学，以免传染。"余岩完全是基于防堵微生物传播而论，试着规范人与人之间在有患病危险时的接触原则，提倡包括隔离、停止人群接触等举措；不论从预防疾病或是公共卫生的角度来看：病人本身就是一个危险的个体，一旦发现致病原因后，疾病的研究与表述就转向了病原体与人体之间的连结是如何发生的。丁福保在《新内经》（1911）内就已写道："各种病毒于人生命最为危险，不可不一一知之。而人每受病毒无数之害者，皆由于人之无智识与不注意耳。故人人能知病毒上之原因及预防法，实为国民普通教育上必要之一事。"中西医细菌与气的疾病观差异，主要在此。

至于近代中医们，在感受到西医的理论甚至众人对中医体系诊断的不信任、冷嘲热讽之后，多少也开始思考传统理论变革或解释的必要。民国时期著名中医恽铁樵（1878—1935）就指出，流行性感冒有很多种类，并无法用单一病名来统一概括之，其中最恐怖、最可怕的一种就是"重伤风"，恽解释对他已成为历史记忆的那场大流感疫情，曾经杀死全球约二千万到四千万人，比第一次世界大战中死于战场上的一千五百万人还更上层楼；但话锋一转，恽语带讽刺地说："西人谈虎色变，迄今无健全办法。"恽在《病理各论》中举中医的理论，认为："重伤风之界说，向来无定，重伤风之名词，在医籍中亦不经见，盖著书之人，都以治大症自命，以为重伤风不算病，故皆置之不谈，其先起咳嗽后来发热之病，则都入之温病之中。"可见中医界颇视流感（伤风）为"轻症"，甚至后来又说："中国古书多不言，其意以为小病不足治。"一般所谓流感的案例，中医也常将之归纳在"温病"体系内，前述定名，基本上皆不脱此范围的思考。恽希望针对这些严重的外感疾病，中医界应该好好进行研究、加以重视，而不要以为是轻症而不在意。

西医内科学教授张子鹤在1938年出版的《中国医药科学讨论》乍看是在讨论中医科学化的问题，实际上是以西医的学理来重新诠释《伤寒论》的条文；他认为《伤寒论》内所谈的疾病就是"流行性感冒"，它在东汉末年已现迹。姑且不论他说的有没有道理，只需观其推荐序文即知，该书竟然得到反中医大将余岩之认可，在书的封面甚至印上"余云岫先生鉴定"，余还在序文中谈及："仲景之《伤寒论》，即为专论流行性感冒之书。"可见该书论述有一定道理，能说服余岩这样的西化派或西医派。此书乃用科学分析《伤寒论》内之药方可以治疗流感症状之道理，例如他以化学理论来说明桂枝汤内含有挥发油、安息香酸、黏液、糖分、淀粉等，具有退热、发汗、消痰等功效，也提到柴胡之退热功效更强，应该取代麻黄等论点。整体论述，主要以该书方剂可以缓解流感症状为主，而不是从杀灭病毒来着眼。他更抨击的是，温病派的医书想学《伤寒论》，却把后世许多传染病的理论与个别疾病全部纳入，以致药方杂乱，失去探索疾病治疗的现代意义。张氏以一位西医的观点指出，《伤寒论》虽碍于时代限制，但已具备探讨单一传染病（流感）专书的意义，值得进一步研究。不论张书所论是否真确，但他的书并没有否定伤寒派和温病派的医书都是在论述急性传染病，这是很重要的。而同时代的时逸人（1896—1966）颇有独到之见解，他提出了将伤寒理论和温病理论整合，共同成为中医式的急性传染病学的议论，打破传统六经的界线，把个别传染病独立出来，借以分别论述中医各派的治疗方法。例如他在《中医时令病学》内认为，很多温病派的病名，春温、风温、秋燥，等等，对于轻微症状之描述，其实都是在讲流行性感冒，应该反过来以传染病（流感）为中心，来搜集伤寒和温病方药，分别论述，才不会因传统门派的限制，而扬弃任何可能的历代经验。

　　以上是针对病名与理论的历史来析论，但在实际治疗上中医又将如何应对？当时西医抨击中医根本不懂细菌学，中医界没有科学讨论疫病的能力与空间。但是，中医自古以来即有一套应对传染病的理论和治疗方法，当时不少中医听见西医对他们的质疑，于是采用西医式的话语来解释中医为什么能做到"杀菌"或"治疗传染病"。1929年，毕业于上海中医专门学校的潘澄濂（1910—1993）曾于西医医务所帮忙并写作《伤寒论新解》，尝试以中西医结合的方式来诠释传染病学。他认为，中医的治疗方法虽然在西医看来是笼统的，是对症而非对病，但不论是面对流感、肠窒伏斯或是恶性疟疾，只要出现古代"桂枝汤证"，就可以使用该系列的中药方剂，而得到良好的治疗效果。他认为这并非以细菌为主的"原因疗法"，而是中医特有的"对证疗法"。同样地，浙江中医邵餐芝在 1933 年出版的《素轩医语》中，运用西医原理来说明中医的流感论述。他指出了中医不讨论微生物，却有能力治疗由微生物引发之流感疫情的道理，他说："1918 年传遍世界之流行性感冒 Influenza，并初起时，头身皆痛，发热恶寒，及支气管发炎。就病状而论，亦一种太阳病，即亦可以仲景法治之矣。然西医家云，此病现今尚无特效疗法，只以强心及预防肺炎为要著，此外不过对证发药而已。夫肠窒扶斯、发疹窒扶斯、流行性感冒，以及疟、痢、喉证，与儿科病之痧子，其病原菌各不相同。故杀菌药，及预防用之注射菌苗，亦各不相同。然仲景家法，一概不问，只循经发药，可以奏效，斯真神已。然则六经之说，在治疗上，为益之大，不言可知。"大概说明了病人一旦显现《伤寒论》的任何一种证型，就可以依据相对应的方剂来加以治疗，流感也不例外。时逸人也认为，等待检查出病原体后，才能去找特效药，一来检查花时间，再者研发也花时间，但病人却无法等待，疫情不会踩煞车。所以时氏认为，中医审证注重证型而不论细菌，符合症状特征就可以立刻用药，反而省时且快速，这是用传统经验架构起的诊治技术，而不拘泥于病原体的检查。本次新冠肺炎疫情之治疗，也是依据此而来，先根据中医辨证，再大面积地预先发放中药给疑似患者服用，而不待检验确诊。因为确诊需要时间，医疗体系无法承受如此大量的病患，而在等待中，病患可能已由轻症转重症，所以抓紧时间及早给药，在这次疫情中，中医的传统经验反而带来无法想象的正面效益，后续的效应与未来之发展，值得观察。这些经验，同样可从民国时期中医对流感爆发与治疗传染病的一些看法中，获得印证。

中西医时疫预防法

自近代以来，对于传染病肆虐，就有西医重"防"、中医重"治"之说，特别在抗生素药物发明以前，更是如此。这除了显示中医历代积累了很多方剂外，另一方面也显示，西医的"预防法"是相当精良的。我们怎么运用科学来研究古代的抗疫法，赋予它们现代意义？中医于历史经验中，曾积累了大量的防疫法，它们到底有无成效，意义为何？这些都值得参考与研究，特别是那些基本上不伤害身体的方法，可以先行试验，这些简单的方法也未和现代西方的防疫技术相冲突，既无扞格，当然值得开发。

早于晚清时，中医对于防疫的概念就已有所更动，至1918年大流感爆发时，中医曹炳章即谓："其（气）伏之深者，所以发之暴，更因天燥无雨，饮秽浊河水，及池潦停蓄污水，或由饮食不洁，因而受疫，所以贫民之死亡者为多数。亦有因患疫病人之衣裤屎秽之物，洗于河中，再经旁人淘米洗菜，因而传染者亦不少。"曹用传统温病学"伏邪"的概念来解释气的变化，当时之所以爆发严重的流感疫情，与天气干燥、饮食、用水之不清洁有关，但曹氏却没有强调西方预防流感最重要的人与人之间"飞沫传染"的危险，与相关戴口罩、隔离的技术，有比较大的差异。当时中医所提醒注意的，不是针对微生物的特性，而是自晚清以来一种广泛的环境卫生论述，与今日一般清洁卫生的要求并无冲突。更有甚者，曹炳章提到预防流感的方法，有不少观念已融合西方医学的论述。在消毒方面，曹炳章谓："凡疫病人，用过物件，如痰盂、便尿器，及手巾、碗筷等物，必须用石碳酸水，及石灰水洗涤。疫病人所居房舍之地板窗户等，须随时开畅，及洒扫洁净。患疫人所吐之痰，及所泻之粪，须掷石灰粉，或碳酸水，倾之空旷，人迹疏稀处，埋入土中，其毒经土气自化，以免传染他人。凡患疫而死者，其断气时，应用丝棉掩其口鼻，以免疫菌传染旁人也。"他指出包括消毒、通风、隔离疫死尸体等举措，都是瘟疫流行时人人必备的常识；要"留意采纳且相互告诫"，指出了防疫常识之重要；他还指出，一旦"蔓延遍地之后，再寻扑灭方法，则已晚矣"，显示第一时间披露疫情，并迅速提醒众人防范的重要性。这些言论，很显然地都受到西方医学防疫知识的影响。很有意思的是，"消毒"这个词其实是中医式的，西方医学的 disinfection 其实是为了"杀菌"，而不是消除"毒"这个概念，我们不妨看看中医当时思考流感之"毒"的原意，呈现另一种"消毒"的原始思维。曹氏指出，大流感肆虐时，可以用绢袋一个，内盛白矾二两、小黑豆二两、雄精一两，缚定浸于水缸内，"能解水毒，而辟蛇虺也，或浸降香，以解水毒，或浸贯众，以吸收水中微生物。若五更时，投黑豆一握于井中，亦能免疫"。或谓"春夜卧时，间或用热水下盐一撮，洗膝上下至足，方卧，能消风邪"，则是通过外在洗浴，将不好的邪气涤除。运用这些中药与方法，在古代其实是为了消除毒质或毒气、疫气，曹氏则解释是"吸收水中微生物"，把古代"消毒"的词意和"杀菌"的意义连接在一起，成为今日中文语境中的"消毒"。可以说这个词其实就是中西汇通的产物，传统中医的概念，不见得都是和西医理论冲突的。

　　一般民众还有很多传统的方法可以避免染上瘟疫，例如吴锡璜（1872—1952）在《中西温热串解》中引述《温热经纬》谈到，"每见穷乡僻壤，无医药之处，热极恣饮凉水，多有浃然汗出而解者"，"有捣鲜车前草汁饮之者，甚妙"。这些方法，民初中医认为仍有价值，极可能在缺乏医药的农村地区继续加以运用。也有医者提倡恢复或研究"固有的防疫方法"，也多是利用西方的科学来解释中国传统防疫法，又如古老的"焚香烧纸"，即破坏细菌赖以孳生的潮湿空气，达到防疫之效果。（李克蕙，《我国固有之防疫方法》，《中医新生命》9 号，1936，页 21—30）另外一个很重要的就是"隔离"，避免与人群或可能染病者接触，这一点在书中也有提及，曹炳章总结他在大流感中的治疗经验，同样体验到西方医学隔离防疫的重要性，他说："家中有人染疫，将未病小孩妇女等，素所同床之人，必须另床及离居别室，不可令其与病者接近，有疫气之所不可入，别处患疫人，不可使之入境。患疫人食余之物，切勿留而食之。"可见中医当时已吸收西方医学的防疫法，并写入医书当中。较为特别的是，若必须接触人群或疑似染病者，曹却没有呼吁大家戴口罩，他的方法是传统中医的技术：

> 若至患疫处所，及入患疫死亡之家送殓，务须远隔数丈，身上宜备川椒、樟脑、雄黄、大黄等物。若关亲戚朋友，必须接近料理者，须先以川椒末或雄黄末，时涂鼻孔，则不致传染，出则以纸探鼻内，能得嚏更妙，使秽气病菌，不吸入内脏。如觉病秽恶气，及停尸臭气，偶骤吸入，即用紫金片五分，化服，并忍饥数点钟，实时解散，切勿遽食，补物更忌。若闻病人汗臭气，入鼻透脑，即散布经络，初觉头痛，即用白芥子研末，温水调稠填脐中，隔布一二层，上以壶盛热汤熨之，至汗出而愈。

这些方法有没有效果尚不得而知，但是在民初很多传染病的预防上，都可以看到类似的技术。主要就是以消除毒气和邪气的思路，来运用中药材，和笔者所谈"消毒"话语相通，未来或许可用科学实验来证实，而一般人在不伤害身体的状况下，可大胆采用，但总以不接触或遵守隔离为最优先的考量。甚至曹已提到"务须远隔数丈"，颇似今日流行之"社交距离"（social distancing）；只是今日规范更严格，不但不可能进入丧家，甚至直接封城，将人与人接触的机会降到最低，但若今日民众若必须外出购物或自觉不安全，则可一试上法。还可随手举一例，清代刘奎著名医书《松峰说疫》内有不少防疫法，其中有一则："风有应避、不应避。风能解热清凉，有涤疫之功，正疫家对症妙药，不必垂帘密室。"可见清代医者已注意到"通风"的问题，而不再像古人谈论伤寒那样惧怕"吹风"，这是很特别的观察，中西医之间防疫技术有可以对话、比较之处。

据1918年曹氏的观察，流感疫情与不正常的气候引发产生毒气、疠气有关，它们和人体内的伏热（邪气）共伴作祟，才会导致发病。所以当流感爆发时，可以适度食用生萝卜、雅梨（俗称鸭梨）等具有凉性之食物，破坏热病之邪。日常饮食，也尽量以蔬菜为宜，避免食用燥热之品而引起发烧、感染，多食用如荸荠、甘蔗、绿豆、菠菜、莴菜、菘菜（即白菜）。尽量少食动物品，如猪、羊、鸡、鹅、鸭、鱼、虾、蟹，及一切油腻之食物，但有些食材如咸蛋、海蜇、海带、海虫咸、鲫鱼、土鱼等，则不会增加伏热，可以食用。最特别的是不要吸烟，"因各烟含有毒质，助长毒火上炎"，抽烟除了会增加体内热邪外，也会破坏身体，当然不宜。总之就是不能吃太多肉类与燥热之品，避免食用引发上火的食物。其实，这不只是曹的独特创见，还有人看过《秋瘟证治要略》，指出用青果（即橄榄）和白萝卜煎汁饮用，名为"青龙白虎汤"，平淡却有奇功，补充曹氏食疗防疫的知识。（《医药研究谈：〈秋瘟证治要略〉之观摩》，《卫生公报》1918 年 30期，第 8 版，页 3—7）

事实上，中医预防传染病的诀窍，常在饮食上下功夫。例如清代刘奎就曾提出不少亦药亦食的预防法，他提到"金豆解毒煎"，里面就包括金银花、绿豆、生甘草、陈皮等药物。和曹炳章一样，他们都着重于化去病患身上的热毒，以避免染疫，他说："银花能清热解毒，疗风止渴。绿豆甘寒亦清热解毒之品，兼行十二经，祛逐疫毒，无微不入。"还有刘奎自拟的"绿糖饮"，其实就是绿豆加洋糖。刘奎认为，五谷皆可入药，但绿豆汁功效却罕有人知，"绿豆性虽清凉而不寒苦，且善于解毒退热，除烦止渴，利小水，独于治瘟疫为尤宜焉。"而且绿豆方便、容易取得："至于穷乡僻壤，农家者流，以及寒士征人，仓卒苦无医药，用此亦可渐次汗解，即服药者，兼服此饮，更能添助药力，以成厥功。"这些论述都是从饮食来考虑防疫问题。《感证辑要》则大谈"五气皆从火化"，也就是不管什么感冒、外感症状，最后都会化火，所以严氏提出，若是因燥气化火，则可配合的药食也非常多，包括牛蒡、莲子、芦笋、冬瓜、菊花、芦根、荸荠、藕汁、甘蔗汁等等，都是不错的选择。另外就是"食复"的问题，亦即多吃容易化火，导致疾病反复发作，所以前述蒋树杞说："此症（伏瘟）自初起至终愈，只宜食稀粥，大忌食饭。"亦即不要吃太多、不好消化的食物。稀粥则是很多谈论瘟疫的古代名医都推崇的食物，2020 年初新冠肺炎流行时，中医也曾提出在服用清肺排毒汤之后要"加服大米汤半碗"，若有津液亏虚的状态，还可加倍服食，可见稀粥调理身体的正向功效。其他的呼吁，其实历来谈瘟疫的书都有提到，除了食复外，还有劳复、怒复和女劳复，都是相当常见的疾病调养注意事项，《松峰说疫》内就指出：

> 瘟疫愈后，调养之方，往往不讲，而抑知此乃后一段工夫，所关甚巨也。即如过饱者曰"食复"，脑怒者曰"气复"，疲于筋力者曰"劳复"，伤于色欲者曰"女劳复"，载在经书，世皆知之，尚有时而触犯。此外，人所最易忽者，犹有三焉，不在诸复之条者也。虽已愈多日，而气血苟不充足，犯之随有酿成终身之患者焉。一曰淫欲，凡人房事，必撮周身之精华以泄，气血未充，七日未能来复，欲事频数，势必积损成劳，尪羸损寿；一曰劳顿，或远行或作苦，疲弊筋力，当时不觉，将来肢体解㑊，未老先衰，其苦有莫可名言者；一曰忍饥，愈后凡有觉饿，必得稍食，万毋强耐，过时反不欲食，强食亦不能化，是饥时既伤于前，强食又伤于后，中州败而肺金损，则劳嗽、脾胃之病成矣。三者人多忽之，故不可不谨。

这些都是日常调养之事，其实民国时期中医也多所讨论，简单地讲就是要重视调养，不要让疾病反复。西医所言，其实也和中医类似，但比较强调要吃得营养，不能"过量"或"过杂"，则略同于中医理论。1919 年翻译自美国的文章指出，针对流感后之调养，食物宜简单，滋补之物不要多吃，必须选有营养又好消化的食物，该文写道："水果或生或煮均佳，宜保持平素食饮之习惯，而稍为变更，俾得适口。猪肉及一切装罐保存之肉类，决不可食；各种香料调味物、糖渍之果品均有害；茶、酒、咖啡、可可制之果品、他种含有酒精之饮料，在卫生上皆不适宜，食物种类宜少，多食杂食每致发生毒质。"（立文思顿

《流行性感冒》,《青年进步》1919 年 22 期,页 43—44)当时这些论点都未与中医的防疫饮食观冲突。

中医在近代历次疫情中的角色,值得持续探索。大多近代医者意识到他们正面临一个新时代的到来,交通日趋便利,人群接触密集且人事变换日益复杂,未来疫病都将是跨区域的全球大流行,中医必须在既有的知识体系下寻求创新的可能,以迎接未来一波波的挑战。到了 1936 年,当时国府中央执行委员会所属地方自治计划委员会的卫生专门委员已着手拟订卫生设施方案,内容包括公共卫生、疾病预防之管理训练及各种特效药方之刊行,也指示要征求中医界关于这些方面的材料,以便制成方案、通行全国。当时中央国医馆还通令各省的中医公会,希望他们"从速搜集关于中医卫生设施方案",送交中医国医馆汇齐整理后,再送达中央。(焦易堂,《中央国医馆训令第三九七三号》,《国医文献》1936 年 1 卷 2 期,页 9)这是一次中医整理防疫知识的良机,可惜后来中日战争爆发,计划遂停滞。实际例子,可看到当年 4 月,由天津市中医公会所编拟,因应中央国医馆之征集《中医卫生设施方案》内的《疾病预防法》,内容包括:

> 住室、院宇、厨房、厕所要清洁干燥,切忌潮湿藏秽,以免恶气为病。清晨要早起,将住室门窗敞开,扫除洁净,放出夜间蕴积浊气,然接将门窗关闭紧严,以防贼风邪气侵入,如逢瘴雾风霾之变气,尤须将门窗严闭以避之,按以上各法持行,可免时疫温病。凡当春气初生之时,屋内宜焚驱疫散,鼻孔内亦闻之,每晨举行一次,可免温疫,即当温疫流行之年,举行此法,可免传染。凡居住之卧室,须要寒温适宜,穿着之衣服,亦须要寒温适宜,可免伤寒感冒之病,食物宜素淡,肥腻者少食,可免疮疖之毒,烟酒宜少用,可免耗血烁肺之弊,鸦片吗啡伤脑消髓,尤当严戒,寡欲养神,可免肺痨之病,远避娼伶,可免花柳之病。(天津市中医公会编,《中医卫生设施方案》,《国医正言》1936 年

24 期，页 38）

这些中医式的"卫生"法，运用非常广泛，展现的是一种普及的防疫法。而其内涵和举措，其实在大流感时已为中医指出，包括去除疫气、湿气、饮食简单、避免烟酒等观念，皆具有中医的特色。

以史为鉴，新瘟疫来势猛烈，造成人命的损失与生者的恐慌，但是就中医的历史发展而言，疫病的危机其实也是转机，它给了中医界可以一展身手的舞台与理论创新的机会。若是西医为主的医疗体系足够应付这场瘟疫，那么中医很快就会面临"失语"，中医未来如何在这样的体制下发挥更好的功能，颇值得思索。民国时期，陈邦贤（1889—1976）称误信偏方者为"缺乏常识"之人，找专科医师才是走正途、有常识的人；反观中医防疫之法，常被归入"偏方"之流，由于无专科之学，连带让许多中医药方被打成"偏方"、不科学，这真是近代中医难以承受之重，可谓非战之罪也。其实，在民国时期，就已有不少中医开始思考"中医传染病学"的可能。上海名医包识生（1874—1936）于 1930 年出版的《包氏医宗》第一集，包括所有伤寒类著作，即称为"内科传染病学"。前述时逸人也颇有见地，早在1933 年就编写《中国急性传染病学》，其中指出：

> 余于 1922 年即主张传染病有独立专科之必要，应尽先编辑，订成专书，可作为中医担任防疫工作及诊治传染病时之参考材料，故对于前代医家所载诊治传染病之经验及方法，均有相当之留意与考察，将古代历史的遗产用近世科学理论予以阐明，并与现代科学相结合，使达到"中医科学化"之目的。

时逸人很早就点出了建立中医传染病学与独立专科之议论，此乃中医今后负担公共卫生任务之基础，必须抓紧时间建构，这是一百年前的呼吁。

九

公共卫生：走向中国现代性

刘士永

重视卫生，尤其是个人卫生，追求卫生与健康，自古皆然，并不是近代或西方社会所独有的。中国社会许多有关养生的传统教诲，如"治未病""脍不厌细""食不厌杂"或"少思寡欲"等，都与西方关于个人卫生的古典训示有异曲同工之妙。饮食洁净、有规律地锻炼等西方个人卫生观念，甚至包括净水供给和污水排放等，都可上溯到埃及或希腊罗马时代。通过公共建设实现卫生的做法，也存在于在不少古代文明之中。不论是埃及古王国时期的汲水设计、中国殷商都城的排水规划，或是印度旁遮普（Punjab）古代遗址与美洲印加帝国，世界各地都出现过排泄与处置废弃物的公共设施。然而，这些类似于今日公共卫生概念的规划或规训，多半基于当时的哲学或宗教观点，本质上，与当今依赖实证医学或科学医学的公共卫生理论有巨大差别。有学者研究认为，近代西方公共卫生发端于英国和德国，两者在改善集体卫生之目标与内容上差异不大，但执行的手段与支撑的意识形态则略有差别。在初期研究相关名词时，两国就分成公共健康（public health）与社会医学（Sozialmedizin）两个领域。尽管这两个词意思不尽相同，但都以公众或社会利益为目标，这种发展卫生事业背后蕴含的公共性，才是我们关注的重点。

所谓"公共卫生"，自然与"个人卫生"有所不同，这个概念作为一个西方新事物，从19世纪后开始影响中国社会的近代性发展。

17、18 世纪，西方社会因工业革命而兴起公共卫生概念。这一概念随着西方探险家、殖民者的脚步进入东亚世界。在近代东西文化与思想激烈冲突的情况下，受传统思想熏陶的中国人开始主动或被动地学习公共卫生的相关知识，之后，有志于学习西方的人，把所学的思想、经验或启发带回中国社会。虽然中国传统医学中早已有了个人或者家庭的养生健身观念，但在社会或者国民健康的宏观层面上，公共卫生的概念可能直到清末才出现。直到 1920 年代，推广公共卫生，倡议中国卫生事业要科学化、近代化，才成为社会舆论的共识。由此，多元的知识在中国社会中相互交织，构成了一条复杂的卫生近代化途径，逐步影响了各种公共卫生制度的规划，进而带来国民和社会风尚的改变。总之，在模仿西方公共卫生管理机制的过程中，中国社会逐渐接纳和确立了卫生的"公共性"，这正是我们区分传统卫生与近代卫生的标杆，也是区别中西卫生的关键所在。相较于西方公共卫生之重视中产阶级社会价值，中国近代的公共卫生发展则包含更多强国保种的期待。大疫未竟，所幸情势趋缓，或许正值回顾西方公共卫生思潮东渐的时机。以史为鉴也见微知著，卫生现代性，一个早在 19 世纪末即已在中国初露端倪的社会理想，是否在当今的中国得到充分的展现呢？当我们回望各个历史片段时，这值得反思。

近代西方医学的新事物

现代细菌致病论尚未出现前，欧洲社会已出现过一些集体卫生行动，多半是以患者本身或其周遭环境为防治目标，不全然是针对病原的。当 14 世纪欧洲遭逢黑死病侵袭时，政府相关卫生尤其是社会治安部门所能做的，至多是加强清扫与废弃物处理，更严格一些的，也仅限于封锁与隔离染病的个人、家庭或市镇。到了 16 世纪末，经历黑死病侵扰的欧洲已经从历史中积累了一些卫生管理经验。对于城市清洁的重视、隔离机制、医院制度及医疗与社会救助等行政机能通常都有一些具体做法，显示以城镇生活为基础的公共卫生体制正在成形中。中古晚期到 19 世纪细菌致病论确定以前，欧洲地区的城镇公共卫生基本上仍以瘴气论为本，认为致病的原因是有毒的空气，因此着重于环境的清洁，如定期街道清扫、秽物清理，以及区隔市场与居住空间等，其中净水供应的角色显得尤其重要。因为水质洁净不仅有助于清洁工作，也符合瘴气论中的环境卫生标准。随着 18 世纪以后欧陆科学的发展，尤其是在工业革命与法国大革命的推波助澜下，西方医学建立了科学实证发展的新思维基础，而与之相依伴生的近代公共卫生思想也渐次崭露头角。

中产阶级与民族国家：西方卫生近代性的意识形态基础

16 世纪以来西欧的市镇发展、地理大发现与殖民运动此三者互为因果，一方面创造了为数众多的城市中产阶级，另一方面也导致新旧大陆的疾病四处蔓延。中产阶级成为主导城镇卫生运动的力量后，除了维持既有的街道定期清扫与扩大废弃物处理外，也把因经营贸易而熟稔的数量记录习惯，运用于卫生与疾病的观察当中。文艺复兴时期许多推动卫生运动的医师，同时也兼具商人与城市管理者的角色。不过在 17 世纪以前，西方公共卫生运动的主要进展是在理论或概念方面，至于机构与制度则大体上仍延续中古时期城镇的章法。但随着城镇人口快速增长，贸易、检疫及隔离所造成的经常性冲突，却经常超出城镇治理的能力以外。18 世纪时，富裕的中产阶级于是企盼更上层的政治组织能居中协调，并以当时流行的自然法思想为基调，主张国家为社会契约之政治产物：对外要求国家富强，对内强调天赋健康权，两者息息相关。于是，如何以公共投资的方式保障社会总体的健康需求，并要求根据社会契约论所形成之国家肩负此责任，遂在 18—19 世纪时成为欧陆医界关注讨论的焦点。尽管这些理想充满了城市中产阶级的价值与道德观，但确实也显示出公共卫生的核心概念已经从中古时期强调排除有害物的"清洁与卫生"，逐渐转向具有近代意涵的预

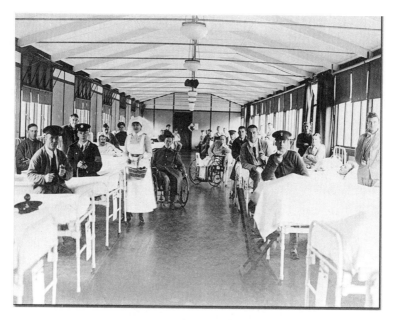

第一次世界大战战后伤兵医院

防疫情与维持"总体健康"的理念。

　　一般说来，英国经常被视为现代公共卫生制度的发轫者，而德国或早期的德意志邦联则是欧陆的先驱。英国从15世纪都铎王朝开始，就有大量传染病蔓延的记录，由早期难以辨别病因的英吉利盗汗症（English Sweat）与监狱热（Jail fever），到17世纪以后的猩红热、败血病、梅毒、天花、伤寒、霍乱等今日医学可以辨识的传染病，均有记载。经常处于疫情中的英国中古市镇，各自发展出因应的策略；其中最常见的，莫过于以街道定期清扫、水道疏通为常态的卫生管理方法，以市镇封锁、家户隔离为瘟疫应变之道。至维多利亚女王时期，受到中产阶级思想与流行的功利主义（Utilitarianism）影响，英国政府将传统的市镇管理提升为全国统一的卫生制度与相关法令，如人口与疾病普查、设立大型医院与《济贫法》（Poor Law）的实施，大抵都是中古市镇卫生与福利行动的国家扩大版。19世纪初期的英国医界虽仍对许多病因有争议，但一般说来医界或政府已能从市镇记录上掌握疾病的传染特征，并对这些中古时期以来的隔离检疫制度进行论证。尤其在海港检疫上，更因为商业贸易竞争的需要，国家非常明确要投入建设近代公共卫生制度，并经常能越过地方政府进行直接干预。

　　相较于英国公共卫生运动来自于市镇中产阶级的推动与国家层面的配合，18世纪以前的德意志还是一个组织松散的诸侯邦国联盟，市镇卫生运动也难以在区域间整合，不免遭受多次鼠疫、天花、梅毒、伤寒等疫情重创。受限于政治现实，德国知识界和医界难有作为，只能寄希望于未来德意志民族国家的统一来解决这一困局，于是将父权政治的理想投射到公共卫生的讨论与设计上。和英国早期情况相仿但更加激烈的是，欧陆中古市镇在疫情蔓延时，将病因归罪于异乡人的情况甚为普遍，甚至酿成多次反犹太人或反吉普赛人暴乱。在细菌致病学说尚未普遍被社会接受之前，德意志卫生制度主要把"病人"作为隔离和检疫的目标，并通过市镇建立类似警察的制度，来监督街道清洁、废弃物处理，并在疫情蔓延时采取监禁患者与带病者的方法。于是，16—18世纪中期的德意志公共卫生运动，尽管在执行项目上与英国类似，但其行政基础却不在具有中产阶级背景的管理者肩头，而是在一群执行国家意志之行政官僚与警察的手上。对18世纪的德意志公共卫生运动者而言，由于警察行政被视为一门科学（Polizeiwissenschaft），卫生警察（Medizinpolizei）自然是具有公共行政专业的卫生人员。据此，英、德两地的近代公共卫生体制表面上虽然相似，但在执行主体与支撑的社会价值上却相当不同。

　　1750—1830年间正值欧洲启蒙运动与工业革命的高峰，此时发生的卫生运动（sanitary movement）是直接促成近代公共卫生思潮诞生的革命性事件。除了英、德两国外，法国大革命以后陆续进行的公共卫生革新，以及同时期美洲大陆上与福音教派（Evangelism）合作的卫生运动，均可视为这股卫生运动风潮的一部分。但正因为卫生运动的扩张，英、德两地在公共卫生的社会价值差异也变得更为明显。英国发展公共卫生是为了社会进步或国家发展，而日耳曼地区以及日后的德意志帝国则坚持卫生警察的传统和执行手段，并进一步扩大了国家在公共卫生运动上的主导和行政垄断地位。从 1779 年到 19 世纪末，法兰克（Johann Peter Frank）在其有关卫生警察与社会功能的著作中提出的运用医学管理社会安全的概念，成为德意志各邦间最有影响力的公共卫生理论，在德国医界被称为"社会医学"。德国著名的病理学家菲尔绍（Rudolf Ludwig Karl Virchow）为社会医学先驱之一，他便认为疾病发生的因素并非单纯生物性而有其社会性，因此主张有必要运用医学处理社会问题。1848 年他在《科学方法和治疗观点》一文中，更直指"医学本质上就是社会科学"，因此，社会医学不仅攸关医学研究与政策执行的公共利益，也应该是改善社会大众境遇不平等的政治行动。有鉴于德意志帝国境内工业化程度与中产阶级发展速度不同，各地对公共卫生与社会福祉的需求也有差异，因此新成立的德意志帝国政府对卫生行政更加重视资源分配的有效与正义，促进了卫生行政体系的权威化与高度功能化的发展。卫生警察于是成为监督社会遵守卫生规范的体制性工具，而政府则有责任制定卫生法规以利其执行。是故，尽管无法忍受菲尔绍的社会主义立场，号称"铁血宰相"的俾斯麦（Otto Eduard Leopold von Bismarck）仍旧以国家本体论的角度，将许多社会医学的公共卫生理想纳入德意志帝国的卫生行政当中，甚至是新设健康事务管理机构"Gesundheitspflege"，作为统摄卫生警察与执掌公共卫生的国家行政部门。

细菌致病论：近代公共卫生的科学基础

在近代细菌致病论这一公共卫生最重要的科学基础确立以前，病人被视为卫生单位管制的对象。不论在哪里或哪种疫情下，从中古时期到 18 世纪中叶，"病人"而非"病菌"才是卫生防疫的目标。欧美各国在 18 世纪后进入快速工业化时期，由于都市人口暴增，造成环境卫生日益恶化，加上贫穷与战乱，群聚性的传染病如霍乱、伤寒等快速蔓延。在 19 世纪中叶，欧洲大城市一再爆发死伤惨重的霍乱疫情，构成前述卫生运动兴起的重要历史背景。当时国势如日中天的英国，在 1831 年、1848 年、1853 年、1865 年连续爆发霍乱大流行，每次都有成千上万的都市居民死亡，引起人们极度恐慌。在病因及感染途径不明的状况下，都市穷人与污秽状况成为众矢之的。基于瘴气致病论而采取的传统隔离措施尽管并无法防止霍乱的蔓延，却仍盘踞着伦敦公共卫生部门的主导地位。从约翰·史诺（John Snow）控制霍乱的例子中不难发现，尽管史诺以行动证明了霍乱与水污染的关系，成功地压制了 1854 年的伦敦霍乱。但他所相信并赖以控制疫情的细菌致病学说，仍然不敌英国公共卫生巨擘查德威克（Edwin Chadwick）所代表的瘴气论学派。不仅被拆除的供水手柄在疫情未歇的次年就被装了回去，而且瘴气论仍旧主导许多同期西方国家的卫生行政。1850 年代以前欧洲国家推动之公共卫生法制化，尤其是在清洁与隔离检疫制度方面，虽然都出现疫情的共同判准，但这些普遍标准仍只是针对疑似患者的反应，或是其临床症状的特征，而不是显微镜下才见得到的元凶——细菌。直到了 19 世纪下半，由于巴斯德与科赫等人的贡献，细菌学出现惊人的进展，才改变了公共卫生运动的方向。显然，除了前述已经提及的思想及理论，公共卫生运动还需要更坚实的科学基础，才能改变西方医界对于瘴气论的坚持并赋予公共卫生制度近代性的内涵。

　　1880 年代左右，德国生物学家罗伯特·科赫成功分离出炭疽菌、肺结核杆菌与霍乱弧菌，法国化学家路易·巴斯德对发酵过程的研究也得到证实。细菌致病论成为医学科学的一大突破，也成为 20 世纪以来最主流的疾病因果论述。除此之外，巴斯德利用鹅颈瓶所作的肉汤保存实验，推翻了生命自然发生说（spontaneous generation）①；科赫更

---

　　① 1862 年，巴斯德经由著名的鹅颈瓶实验，证明煮沸的肉汤内，不会增长细菌。因此提出"一切生物来自生物"的结论，推翻了"生物随时可由非生物发生"的自然发生说。

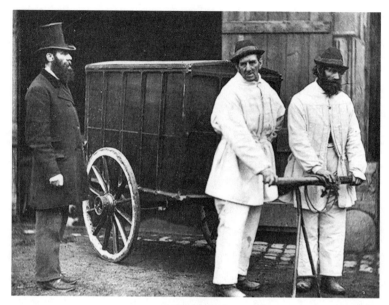

19 世纪运肥车

提出科赫法则（Koch's postulates）建立起实验规范与实证原则，将疾病与特定微生物之关联性建立起来。19 世纪末以来，细菌学的发展使生物和化学这两大近代科学医学的基础学科，得以渗透进入公共卫生的论证思维当中，进而以实证的方式成为公共卫生行动的指导纲领。简言之，现代细菌学对于病因学或病原论最大的影响，就是把公共卫生行政与其防治的焦点，从环境与病人身上移往了显微镜底下的各种微生物。于是，街道清扫、污水与废弃物处理的目的，就不完全是为了环境清洁，而是要消灭环境里的微生物；隔离检疫也不再是管制染病的患者，而是监控患者身上的病菌。于是，受惠于 19 世纪以后细菌学的快速发展，灭菌术成为细菌学拯救人类生病的新手段，疫苗则是科学控制瘟疫的最佳武器。

1880 年代以来，判定传染病的病原体以及发现灭菌药物，不仅仅是医学界内竞相成名的手段，更是各国间互较国力长短的场域。能有如此的发展，当然与此时化学与生物学的快速发展关系密切。首先，检验病菌的化学方法出现了重大的进展。举例来看，许多研究人员几乎在同一时期都观察到细菌与血清的"凝集"现象，即细菌或细胞在对其免疫的动物血清的作用下所发生的凝集和黏附。简言之，就有点像是磁铁的同极相斥、异极相吸原理，不过是由个别细菌各自反应。既然通过与已知抗血清的反应可鉴定从病人身上分离出的细菌，那反之亦然，研究者也可运用已知的菌种测试病人的血清以辨别其病原体为何。类似的发现与思考，也适用于"沉淀素反应"的运用；当把细菌培养物的清滤液与该细菌的抗血清混合时，混合液出现的浑浊或沉淀因为具有特异性，因此该反应可被用于特定蛋白质的鉴定。以上二者若举实例简要说明：借用黄金葡萄球菌鉴别伤寒杆菌的方法，就是应用两者蛋白段有凝集的特性；而检验血吸虫所采用的环卵沉淀测试，便是利用抗血清体与干卵抗原会出现沉淀反应，作为判断是否感染的基准。

　　除了细菌鉴别技术快速进步外，19世纪末到20世纪中期，西方医学界在抗菌与疫苗研发上也有重大成果。免疫学和预防免疫学上的进展，可从埃米尔·贝林（Emil Behring）和北里柴三郎的发现里得知，他们共同发现破伤风抗毒素与白喉抗毒素，并将之应用在患者治疗上，也取得了一定效果。这些因细菌致病论而来的医学科学发展，让人们意识到病菌与其鉴别或治疗药物，并不会因为发现地或发现人不同而有所差别。而以化学和生物学为代表的近代医学科学，以各种实验方法和防疫的成效，证明了客观思维与价值中立在发展医学科学并将其应用于公共卫生上的价值。上述细菌致病论、病原鉴别法与免疫反应的科学研究进展，不仅在1870年代到1920年代间奠定了公共卫生理论的科学基础，也让公共卫生就是灭菌消毒的概念深植人心。1920年代美国中产阶级兴起的全面灭菌消毒运动，甚至是1930年代纳粹种族卫生学将犹太人描绘为"寄生在雅利安民族内的病毒"，其实都是科学化公共卫生理论的社会化运用。

　　从早期的狂犬病疫苗、破伤风疫苗，到针对霍乱、鼠疫、德国麻疹等传染病的疫苗，发现致病细菌，研发疫苗或灭菌药物与疾病对抗，成为科学医学支持公共卫生发展的基础。英国医学史家康宁汉（Andrew Cunningham）曾指出，近代西方医学最大的成就，就是让一个"地（西）方"的医学成为全球近代医学的范式。这番转变的关键基础正是17世纪以后西方医学科学化的过程；以客观、实证为根本的科学思维，让近代科学的普世性与客观价值，成为西方医学在19世纪后快速风靡全球的关键。康宁汉对西方医学全球化的说法，事实上也适用于吸纳了细菌致病论或相关医学科学论述之后的近代公共卫生思潮与行动。以今日为例，正是因为细菌致病论的建立与接纳，新冠肺炎才不再需要让某人或某地背负恶名，而传染的无人种差异及无国境限制，更是各国防疫行动得以趋同的主要原因。

公共卫生在近代中国

养生保健之观念在中国有着悠久的历史，早在春秋战国时期的《黄帝内经》中就已总结先秦时期的养生经验，也明确点出"治未病"及防患于未然的预防保健观点。然而，个人的养生与保健之道，不完全可以顺势转换为发展近代公共卫生的基础。尽管在传统城市环境管理上中国已隐然有公共卫生的需求和行动，但与近代公共卫生相比则多半是枝节行动，无关整体社会福祉。以北京城为例，从明初开始，政府就屡颁管理条例，到了清朝，清廷亦再三申明城内清洁的必要性，但由于百姓积习难改，朝廷又没有专司卫生事务的部门，造成垃圾尘土堆积如山，雨季时，更是沟渠积水横流街道。只是当时的做法，至多类似于前细菌学时代的欧洲市镇管理，与后来近代国家的公共卫生则有着本质区别。直至清末，按余新忠等人的研究，因为中日甲午战争的刺激与日本西化经验的影响逐渐加强，中国社会才对近代卫生事务抱以更加主动的态度。近代意涵的"卫生"概念开始由暗转明，并越来越多地出现在国人的著述中。杜丽红认为："虽然北京防疫取得了一些进步，但其取得较大发展是在清末东北鼠疫爆发期间，很多防疫设施和机构得到了强化。"由此可见，尽管公共卫生被视为中国近代化策略的一环而在清末被引进，但这并不代表公共卫生机制已然在中国生根。在中国推进这一机制建立的过程中，日本作为中介的历史角色是不能忽视的。

日本：中国近代公共卫生的中介

17 世纪时，西方殖民者已在亚洲建立不少据点，如日本的长崎、印度卧亚（Goa）或澳门等地，并带来一些西方的公共卫生概念与规划。有部分的研究显示，海外华人社会如新加坡、马来亚（今马来西亚）等地，最晚在 18 世纪初就已体验部分西方公共卫生运动的影响。然而海外华人的西方公共卫生经验与知识，是否影响到当时中国境内的公共卫生发展，还不得而知。除了少数华侨医师如伍连德或传教行医的黄宽等个人的事迹外，还没有足够研究能够确认殖民城市与清末西方公共卫生建制的具体关系。反倒是 19 世纪中叶以后，随着通商口岸开放态势确立，中国境内的租界，比较具有西方公共卫生对华展示窗口的意义。在直接影响中国公共卫生思潮及政府卫生行政建制方面，日本的中介角色的确强过西方诸国。

早在德川中期以后，幕末传入之西洋兰学中，有一部分学问即德意志地区所流行的医学知识。① 随着兰学里西洋医学的扩散，日本也逐渐出现了自主发展的西医学派。1849 年，绪方洪庵所著的《病学通论》即为第一本受到欧洲卫生学与病因论影响、由日本医家撰写的西洋医学与卫生专著。尔后，日本明治维新之首任卫生局局长长与专斋，不仅将冠名"荷兰"的医学知识回归其德国医学本质，更开启明治时

---

① 兰学指的是日本江户时代经荷兰人传入日本的学术、文化、技术的总称，亦为当时西洋学术（洋学）的总称；其中医学也是兰学重要的科目之一，但据考证得知，日本所谓荷兰医学其实与德意志地区的医学知识关系更加紧密，只是幕末引进兰学之际未加辨明而已。

期日本医学全面西化与公共卫生事务由国家监理的时代。1871 年，长与专斋受命赴欧美考察各国医事卫生制度；归国后，长与起草日本当以德国为师全面西化医学的檄文，也就是 1874 年明治政府颁布的《医制》。次年更仿效前述德国公共卫生行政部门 "Gesundheitspflege"，将幕末旧制之 "医务局" 改制为 "卫生局"；并从《庄子》中撷采 "卫生" 而另创新义，作为该德文名词的汉字译名。长与专斋的做法一来确认了日本近代卫生体制与德国社会医学间的紧密关系，二来却也让中国在后来公共卫生建制与思想理解的过程中，出现英美系公共卫生（public health）与日德系卫生或社会医学间的概念混淆，并延续至今。①

　　日本对德国卫生学的理解与诠释，在中国引进西方公共卫生思潮及体制的过程中影响深远。就卫生行政的层面来看，中日两国都模仿德国国家社会医学体制，由警察部门负责公共卫生行政，建立国家由上而下的监控体制，并据此建设社会卫生公共性的规则。事实上，除了德国公共卫生思想本就强调以警察管理与中央集权的卫生制度外，日本明治维新之后强大的国家主义倾向，更刺激日本近代公共卫生体制具有强烈的国家监理特质。尤其在遭逢明治 19 年（1886）的霍乱大疫后，日本社会惴惴不安，令新设的卫生警察行政机制得以趁势从国家权力转移到个人身上，这进一步强化了公共卫生事业须由国家精英领导的社会印象。无怪乎长与专斋回顾这段历史后，会发出 "虎列拉（霍乱）为日本现代卫生事业之母" 的感慨。除了在以警察行政主导公共卫生事业方面影响中国外，日本还在中国引进细菌学方面起到了举足轻重的作用。根据美籍学者吴章（Bride Andrew）研究指出，1870—1890 年代之清末曾有西医以传统中医里 "虫" 的概念，比附为西洋医

---

　　①　就德文字义严格来说，也根据长与专斋自传的说法，Gesundheitspflege 这个词翻译为 "卫生保健事业" 会更恰当一些。其对应的英文翻译也以 "health care" 为佳，比之后常用的公共卫生（public health）更能凸显政府公权力的角色。

学中的"细菌"，但此举并不算成功。沈国威的研究指出，日本汉字"细菌"一词的创造，很可能是参考了 1858 年在华传教士韦廉臣与李善兰合作翻译《植物学》中"细胞"（cell）的构词法推衍而出。在 19 世纪末 20 世纪初，"细菌"概念及学说借由日本的汉字翻译输入中国。附带一提，除了日本汉字"细菌"一词外，"黴菌"① 也是另外一个常见的假借汉词。比之于前者，"黴菌"更多用之于描述造成腐败的病源，因此 1890 年代，中国也出现了一些以黴菌为名的细菌学书籍。但因为黴菌无法比较全面性地涵盖西洋细菌学的内容，1890 年代以后，"细菌"此一新造汉词，也像"卫生"一般逐渐成为日本医界讨论西方细菌学知识的专有名词。两者更在甲午战争之后，随着日本卫生体制与思潮席卷中国。

　　日本卫生局体制的建立与汉字译词的创造，都对后来中国政府建制近代公共卫生行政体系产生了重要影响，并推动了中国社会推广公共卫生理念和细菌致病观点。1990 年代曾有美国学者研究指出，日本在卫生行政与医学知识上对华影响甚大，除了在国家体制的想象与书写汉字的相近性上占有优势外，清末以来大量的留日中国学生，尤其是多数进入医学专门学校专攻卫生科的学生们，由于归国后多数进入各级政府担任卫生行政或教育工作，更使得日本诠释下的德国公共卫生体制与思想，在中国得以独领风骚，直到 1930 年，才让美式公共卫生学有抬头的机会。只是若把中国公共卫生近代化受到的影响全都归诸日本的话，却也失之太过。与明治 19 年的霍乱疫情稳固日本近代公共卫生的效果类似，1910—1911 年的东北鼠疫也是促使清廷建立近代公共卫生体制的关键；就此观之，中日两国在推动近代公共卫生体制的过程中，恰好都曾以防疫、保种作为社会接受近代公共卫生的触媒。

---

　　① 今日"霉""黴"两字相通，但明治初期凡是使用"霉菌"者，都特指细菌或真菌类的微生物而言，因此此处维持其原有的写法。

保种与防疫：公共卫生发展初期的多层意涵

作为中国汲取西洋经验的窗口，学者对于清末的租界公共卫生有不少的研究，例如上海开埠后五十年中，租界在工部局领导下推进近代公共卫生的实践。上海租界公共卫生建设的四个主要面向：粪秽管理与公厕、公共菜场设立、牛痘疫苗接种、鼠疫调查与登记，呈现出与英国同期城镇公共卫生体制的相似之处，上海工部局卫生处因此受誉为"最早起步构筑公共卫生防线的前驱"。通过日常的交流与模仿学习，租借社会的公共卫生概念与实践，逐渐影响了租借内及其附近华人的生活习惯。从饮水、街道清洁、疾疫的防治和医疗等方面观察，租界就如同震荡中心般将近代西方公共卫生行动，一步步扩散到邻近接壤的华人社会里。随着近年来城市史的发达，有愈来愈多的研究显示 19 世纪以来的中国城市，像福州、厦门、广州乃至于内陆的武汉、太原等地，不论是否为租界，都逐渐成为近代西方公共卫生在中国境内的试行地。但也因为国内政局的长时期纷扰，这些公共卫生发展大抵上仅算得上西方市镇卫生的规模。虽说当时洋、华商会人士的角色颇为类似西方卫生运动里的中产阶级，但囿于清廷中央的羸弱与国内政局分裂，催促中国建立近代公共卫生体制的警钟，尚待甲午战败与东北鼠疫联手敲响。

约莫在 1860 年代后，面对租界公共卫生行政的开展，中国地方官府已纷起模仿，但清廷中央的官方反应却迟至 20 世纪初方现端倪。甲午战败不仅是对中国自强运动的当头棒喝，亡国灭种的威胁也直逼眼前，造成日本明治西化成为中国近代化的新参考点；此点在近代公共卫生建制上尤其明显。光绪二十八年（1902）袁世凯以直隶总督的身份成立天津卫生总局，是中国地方政府立法施行卫生行政之滥觞。天津卫生总局的规划是否习自日本卫生局尚不清楚，但两者间可能有某种程度的模仿。举例来看，同年位于天津的北洋军医学堂改制，迎来一批原日本陆军军医学校教席，其中卫生学教官平贺精次郎亦于天津卫生总局兼职。天津范式随着清末新政的实施，愈发显现其对清末中国引进近代公共卫生行政的影响。光绪三十一年（1905），巡警部警保司卫生科成立，这是清廷第一个中央级的卫生行政机构；1906 年，巡警部改为民政部，卫生科亦升格为卫生司，以全国为范围、社会大众为目标的现代公共卫生行政就此起步。若就组织层级来看，清末民政部所辖卫生司的组织架构，非常类似日本内务省下辖卫生局的翻版。只不过根据黄兴涛与陈鹏对中国社会接受细菌与病毒观念的研究所示，清末民政部卫生司建立之时，中国社会虽有防疫清洁的呼声，但尚未及于细菌治病论的科学论证层面。又杜丽红专论清末北京卫生行政的论文，在论述卫生行政的主要内容时，亦呈现出清末卫生行政偏重于"街道清洁"和"防疫"两项特征；可见清末新政下的公共卫生行政，多半只是旧酒新瓶式的包装，难以就此认定新式公共卫生观念已在中国社会落地生根。

余新忠在《从避疫到防疫：晚清因应疫病观念的演变》一文中指出，中国古代的防瘟避疫，多半立足于个人、内敛而消极的养内避外之原则，至于近代西方公共卫生强调之涤秽、清洁、隔离等措施仍然不是晚清时期主流的防疫举措和观念，须待细菌致病论的概念广泛传播之后，近代公共卫生的行政体制与社会接纳才发生根本性的变化。而东北鼠疫爆发造成的社会恐惧蔓延，加上抗疫情势下的国家主权角力，颇类似于欧洲 19 世纪建构近代公共卫生的历史条件，都在这场东北鼠疫中倏然到位。班凯乐（Carol Benedict）也认为，1910 年东北爆发的肺鼠疫，创造了西洋公共卫生学在中国实施的客观条件。负责执行鼠疫防治政策的伍连德，因具有深厚的西洋医学背景与政府的信任授权，不仅使 20 世纪初期推动隔离措施和拘留疫者的防疫总署成为日后国家公共卫生机构的雏形之一，也在执行政策的过程中，取得绅商的配合与支持。此一民间与政府共同防疫的过程，具体展现了近代公共卫生机制中公共性的特征，也成了区别中国传统与近代卫生思想的分水岭。疫情过后官方编纂《东三省疫事报告书》总结大疫经历，

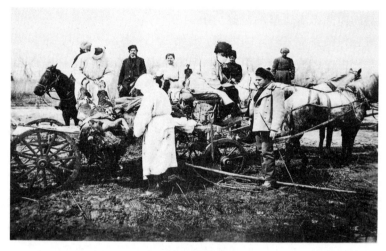

东北鼠疫

其中明显可见"防疫行政机构""疫病发见法""遮断交通之措置""病院及隔离所""清洁及消毒""水陆检疫"等项目，清楚显示东北防疫的基本准则，就是以近代细菌致病论为科学基础的公共卫生防疫举措。

清廷帝制随着东北鼠疫消散而落幕，但新成立的北洋政府在卫生行政上并无重大改变，仍仿清制由内政部设置卫生司掌理公共卫生事宜。但实际上卫生司执掌"全国卫生事务"的说法不过是纸上谈兵，地方业务仍旧在地方警察部门或各个民间自治团体手中。以上海为例，华界与租界在公共卫生管理方面，其规章制度在民初之际就几乎已经一体化了。而在北洋政府的支持下，北京的京师警察厅和京都市政公所，也持续改善城市公共卫生。按史明正的说法，北洋政府统治时期，是北京市政近代化取得巨大进展的时期。然而这些现代公共卫生的行政发展，依然是以个别城市的既有规划为基础，不仅未能具体提升为全国之公共卫生体系，甚至在疫情管制或卫生检查时也出现过城市相互冲突的事例。北洋政府时期，仅有防疫总署尚勉强能运作。或许是东北鼠疫的阴影犹在，也可能是对于洋员管理的信任和民间对于伍连德盛名的仰慕，在伍连德主持下的防疫业务，此时出现相对罕见的中央化努力。1917 年因应山西鼠疫，卫生司正式成立中央防疫处，1919年再升格直属于内务部。1920 年，伍连德出任全国海港检疫管理处处长，事实上这也是全国唯一的检疫管理单位，次年还代表南京国民政府出席国际联盟卫生会议。相对于近代公共卫生在城市执行的基础上，不可避免有着公私利害与商业竞争的矛盾，重大传染病对生命的无差别性威胁与社会共同的恐慌，抹去了个别利益争执的争端，让防疫成为中国全面接纳近代公共卫生时唯一有社会与政治共识的交集点。自1910 年以后的 20 年中，面对瘟疫的社会恐惧，持续成为催动近代公共卫生在中国发展的动力来源。相较于日本藉由流行病调查，如参与1894 年的香港鼠疫、1910 年东北鼠疫、1918 年西班牙流感的国际专家调查，从而奠定实施公共卫生需以科学的细菌致病论验证的社会共识，就历史背景看来，20 世纪以来的中国在发展近代公共卫生的轨迹上，显然面对非常不同的社会思维条件。简言之，1920 年代以前的中国公共卫生行政仍处于扩大清末以来"防疫行政"的局面；相较于租界已发展多年的公共卫生运动，近代公共卫生体制尚未在民初的国家机制中确立，而且社会对近代公共卫生的渴望也还不完全奠定在科学的理解与实证之上。

中国近代卫生行政与社会公共性推广的窒碍难行，并不等同中国社会对细菌致病论的引进有所迟疑。尽管中国医家有时会因为"望字生义"而误解扭曲日文原意，如"黴毒"与"梅毒""病毒"之混淆不清，但至少日本的汉字翻译对于中国普及细菌致病论确有烛火指路之功。黄兴涛与陈鹏根据清末民初发行的各类词典，已验证细菌概念日渐得到中国社会认同的趋势。1908 年颜惠庆编着之《英华大辞典》似习自日文用法将细菌解释为"黴菌""微生物"，而 1911 年卫礼贤编《德英华文科学字典》中，则已采用"细菌"一词。1915 年版的《辞源》正式收录"细菌"词条，更明确写道："其有毒者，如寄生人体及动物体内，则为各种危险疫病之源，传染甚烈。"标志了细菌学知识引进中国社会与大众传播的过程。再者，细菌致病论——"细菌即病菌"，本也是日本社会理解细菌致病论的一个重要面向，任职东京帝国大学细菌学讲座的绪方正规即是主张此说的代表人物之一，而类似的观点也弥漫在20世纪的民初中国。尽管此说过于断章取义，但同受强国保种思维影响下的中日社会易于接纳。1902年，留日学生何燏时翻译《中学生理教科书》时，即强调"病毒"与传染病的关联，称"肺结核由肺内生一种病毒，曰结核黴菌者而发"，文中所用之"黴毒"实为日文翻译细菌的另一译音，[①] 因此"病毒"仅意指"细菌所产生之毒"在概念上当与"病菌即细菌"系出同源。1903年第31号的《新民丛报》刊载《病菌者亡种之一物也》一文，采此立场直接将病菌的传衍为害，视作亡国灭种之端。尔后的《大陆报》1904年第5号发表《病毒侵入之门》一文，将"病毒"为有机性毒物，专指能侵入人体，引起种种传染病的"黴菌"。类似的观点在民国之后依然普遍，1914年中华书局出版《新制单级修身教授书》即曰："细菌……恒为传染病之媒介，故又曰病菌"。至于日文汉字"病毒"一词，则歪打正着地应和了前述"细菌即病菌"的化约观点。

　　附带一提，虽然日后以北京协和医学院为代表的美式公共卫生学，在1930年代独领风骚成为国民政府建构公共卫生体系的指针，但1908年由中华博医会出版的首部中文细菌学专着《学新编》，与1912年陈世华翻译美国医学家之《波路氏微菌学全书》虽然更符合细菌学专业，也纠正了"细菌皆致病"的偏见，却因内容生涩未引起社会重视。据此来看，把细菌直接等同于病菌，视瘟疫为病毒流窜之现象的通俗性说法，对专家来说或许过于简单，但对芸芸众生而言，却是接纳公共卫生以应和防疫意识最有力的口号，也是群众要求政府挑起公共卫生责任的"科学"立场。易言之，中国近代卫生体系社会公共性的建立，

---

　　① 　细菌（bacteria）德文为Bakterien，日本早期细菌学者以其发音近似日文的"黴"，且其生物特性与腐败过程亦类似发黴（霉），故既取其形又从其音而译为"黴菌"。

虽然仍以细菌致病论为科学话语权为基础，但民间对于瘟疫恐慌的记忆、知识分子对于建设近代国家的追求，乃至于民族主义情绪下"强国保种"的气氛，都在某种程度上推进了中国境内卫生公共性的出现。

"医学布尔什维克"与公共卫生体制奠基

北洋政府治下中央衰微、地方纷扰之际，外国医学势力已悄悄地为近代公共卫生在华发展的下一阶段预作准备。其中美国洛克菲勒基金会（Rockefeller Foundation）与所辖中华医药董事会（China Medical Board），不仅支持湖南长沙湘雅医校（Hsiang-Ya Medical College）、成立北京协和医学院（Peking Union Medical College），更对南京时期的民国公共卫生事业影响颇深。其中被美国医学界昵称为"医学布尔什维克"（medical bolshevik）的兰安生（John B. Grant），与日后初任国民政府卫生部长之前协和医学院校长刘瑞恒，无疑是在政府体制中推动美式公共卫生[①]的两大支柱。

兰安生出生于宁波的传教士家庭，毕业于美国霍普金斯大学公共卫生学系，参与洛克菲勒基金会与中华医药董事会，负责多项远东地区的医疗与卫生援助计划；其中北京协和医学院公共卫生学系即由他一手规划，他也曾在1923年向北洋政府提出对全中国公共卫生体制的擘画。兰安生的全国公共卫生计划显然未获北洋政府支持，他转而与协和医学院院长刘瑞恒合作，在取得北京市政府同意的前提下，于1925年与京师警察厅在北京内右一区试行设立第一卫生事务所，该卫生所不仅作为协和医学院学生实习场所，并负有卫生教育、学校卫生、预防接种、环境卫生、饮水消毒、妇婴卫生、公共卫生护理、生命统

---

① 根据弗莱克斯纳报告（Flexner Report）的原则，1916年约翰·霍普金斯大学设立热带医学与公共卫生学系，强调根据德国科学医学（scientific medicine）的实证精神，为热带病防治与公众健康改善做出贡献。据此，美式公共卫生基本上是结合了英国中产阶级价值观与德系科学论证精神的产物；因此在价值上仍趋向于个人自由主义，而寄望科学进步可以弥补后天之健康不平等与疾病风险。

计等功能，俨然如具体而微的公共卫生行政机构。除了城市地区外，兰安生也与在河北定县进行农村实验计划的晏阳初合作，以卫生所和巡回医疗为纲目，协助训练在地之简易卫生人员、护士与助产士。兰安生与北京协和医学院在 1920 年代末以前的活动，不仅仅是一系列美国公共卫生学界在中国的现代化实验而已，1930 年代以后，更随着南京国民政府掌控全国以及中央官制的日趋稳定，这些来自北京周边的公共卫生经验成为国民政府设置卫生部的张本。

　　1928 年，国民政府定都南京，在行政院下设卫生部，初期以薛笃弼为首任部长，内置医政、保健、防疫、统计及总务五司；省（市）政府设立卫生处（局），县政府设立卫生院，此为民国时期正式设立全国卫生行政系统之滥觞。但至 1937 年抗战军兴前后，国民政府的公共卫生设施与机构虽渐次起步，然部会编制与执掌却仍未臻稳定。此时对现代公共卫生事业真正有影响力的是第二任的卫生部部长——刘瑞恒。卫生部成立后，刘瑞恒历任卫生部（署）次长、部长、署长，[①]兼禁烟委员会委员长，并兴建南京中央医院兼任院长，负责与国际联盟技术合作设立中央卫生实验处，身兼卫生行政、技术及医疗三个最高机构之首长。1932 年，他再奉命成立军医总监部并担任总监，兼陆军军医学校校长。刘瑞恒以推广和提高医学教育为公共卫生建设的根本，陆续成立国立牙医专科学校、中央护士学校、中央助产学校、中央大学医学院及卫生教育系、中央卫生人员训练所等。他亦将清末以来几乎独立运作之检疫制度，趁着收回国权的风潮，重置于中央公共卫生体制中，促成 1930 年伍连德赴上海接掌海港检疫总处。

　　相较于政府公共卫生体制的发展，科学论证下的细菌学知识及致病因果论述，已渐渐成为知识分子推崇的社会共识。1920 年代后，中

---

　　① 从 1927 年到 1949 年国民政府退出大陆，因为组织改造或经费、战乱缘故，卫生部数度缩编为卫生署，又以情势需要恢复部级编制。从这些组织上的不稳定状态，亦可看出中国建立近代公共卫生体制的颠簸。

国学者开始自己撰写细菌学专着，在专业知识构建和社会普及两个方面，都取得一定成绩。就时序来看，有 1920 年余云岫《微生物》、1922 年姜白民《实用细菌学》等比较专业的著作。1923 年胡先骕出版《细菌》一书时，还特别指出细菌与疾病关系已分化为病理细菌学、卫生细菌学两派。1930 年代是公共卫生知识科普传播的重要年代。1931 年，通俗杂志《大众医刊》第 5 期的编辑主任董道蕴在阐释"细菌"概念时，便以拟人的口吻与感性的呼吁说明细菌的作用以及人类与之相处之道。1933 年胡步蟾著《细菌与人生》中，也以类似的笔法把"细菌"知识、概念与社会人生紧密联系起来，丰富了国人对现代卫生、养生的综合认识。1935 年出版的《市卫生论》则采取另一个态度，以"科学"论述的顺应大众对"细菌即病菌"的恐惧，认定全面的消毒灭菌是卫生正道，这与 1930 年代美国中产阶级的杀菌运动相符，其中许多的叙事也似乎移植了美国的事证。尽管这样的观点显有偏颇，但也不失为 30 年代中国卫生现代性已部分与西方接轨的旁证。立足于当代细菌致病论的科学基础，并为满足社会大众的知识渴望，公共卫生学的科普作品持续问世。著名科普作家高士其于 1936 年出版的《细菌与人》一书，以浅显易懂、轻松诙谐的笔调向公众传递细菌学新知，可被视为抗战爆发前夕的代表性著作。

可能因为中国民情不同，也可能因为兰安生个人对社会主义卫生制度——类似 19 世纪德国菲尔绍主张之社会医学——的倾心，1930 年代中国国内的公共卫生行政体制与施政理想，事实上并不适合与同时期美国境内的公共卫生发展相比拟，反而类似于杂糅了协和医学院北京经验、欧陆发展以及中国传统施药救疗想象的混合体。举例来看，国民政府于 1937 年在南京城外的江宁县汤山，建立了第一个全国性的卫生示范区。根据兰安生与刘瑞恒的规划，中国之公共卫生行政以县为基本单位，根据县内村落与区域人口的分布，配置一定数量的卫生所；卫生所人员以公共卫生护士与助产士为主，其功能与专业配置都近似当年北京之卫生事务所与定县农村卫生站的规划。1930—1940 年

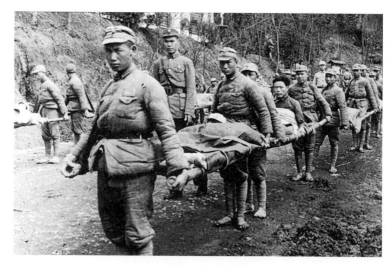

1943 年陆军卫生勤务担架队

代间，南京政府已陆续规划或完成了几项配合上述规划的公共卫生措施，如上海卫生所示范区的设置（1929—1930）、北京卫生所示范区的增建（1928—1933）、卫生工程训练班（1933—1937），以及全国助产士训练班的规划（1929—1935）等。即便退守重庆时，也在极为困难的情况下推动四川省卫生处的设置（1939—1945），而时任军医署署长，也是前协和医学院生理学教授林可胜，即主张以军队驻地卫生作为日后推广乡村卫生的基础，培植士兵公共卫生观念以利复员后改善全国的乡村环境卫生。虽说原本刘瑞恒的规划是以卫生所为全国公共卫生制度之基点，人力则以护士、助产士为主，但在留日派的主导下，1940 年行政院公布《县卫生工作实施纲领》时，却又提出县级卫生所当设置公医之主张。此等规划下的公医提供低价之医疗服务，而为公共卫生行政之一环。须强调的是，该制度的根源基本上与日本在台湾及满洲实施的公医制度有关，不免隐含了日本从德国卫生行政学来的俾斯麦社会福利精神，但也因为符合中国传统施医济药之社会救济理想才得以入法。但无论如何，此时中国的公医制度都与 1942 年英国

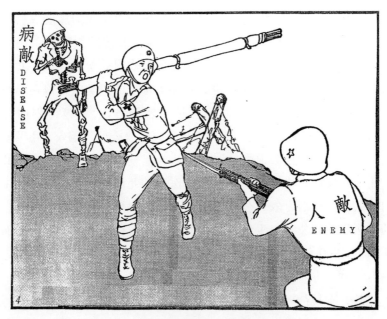

陆军卫生勤务之二敌

贝佛里奇报告书（Beveridge Report）中，建议设立的当代公医有时间上的落差，更不该与日后英国公共卫生体系中的"国家健康服务"（National Health Service）混为一谈。

　　1942年的公医建议案，还反映了中国建制近代公共卫生体系的一些特殊性。首先，尽管中央对于公共卫生现代化已有蓝图，不过在地方公共卫生人员方面，多半仍旧是以留日的医专学生为主。他们除了对于前期所留下之警察机制仍有相当依赖，也应当对日本在农村设置公医的做法有所了解。这些留日学生多半出身医学专门学校，返国后也常任职地方卫生行政部门。因此他们对于美式的公共卫生行政设计本有理解上的隔阂，又唯恐影响自身利益而常有阳奉阴违之举。另就实际状况来说，实施美式公共卫生制度所需要之合格卫生专业人员，以及相关的公共卫生器材与资源，确实也非各级地方政府所能负担。其次，虽说都市贫民与农民卫生才是兰安生为中国设计近代公共卫生体制的重点，可到抗战军兴之前，国民政府都无力施展农村卫生之规划。因此在 1948 年时，又有数位出身东北的国大代表，领衔提案设置全国性的公医制度，作为城市贫民与农村公费诊疗、公共卫生防疫与教育的基础。此外军护也是协和毕业生的周美玉，曾在参与定县计划时拟定《定县乡村公共卫生护士实施方法》，该计划内容在 1948 年 10 月被南京成立之"中国农村复兴联合委员"编入，由兰安生主持之《中国乡村公共卫生计划》确认为实施农村卫生需设置公共卫生护士的必要性。从 1942—1948 年公医案的几度提出，乃至于《中国乡村公共卫生计划》农村公共卫生护士案的提出，不难看出衍生自北京协和医学院的公共卫生体制要向下扎根到农村所面临的障碍。而战乱不断的 1940 年代，国民政府意欲推动农村卫生现代化更是势不可为。

另外，在抗战时期还有一段常遭人忽略的历史，即解放区下的农村卫生发展。有关这方面的研究还不是太多，但大致上就已知的史料与研究可见，华北农村在抗战期间因为药物缺乏、医疗人员不足，基本上有不少土法治疗和草药代用物出现的情况，但卫生宣传与一般公共卫生教育则仍在持续进行中。虽然华北农村一带向来是国府鞭长莫及之处，却是战时"（美国）中国援助委员会"（China Aid Council）这个左派组织医疗援助的重点区域。曾经参与西班牙内战的加拿大籍医师白求恩（Dr. Henry Norman Bethune），即在此组织的授权派遣下进入华北，并为当地联系起国际和平医院（International Peace Hospitals）的网络。白求恩的努力稍后则被美籍内科医师乔治·海腾（Dr. George Hatem）继承，在抗战期间的解放区，成功结合在地支持与有限的外援，建立以农村需求为本的卫生行政网络。国际和平医院网络即华北农村卫生服务队的组成，令中国华北后来成为许多中、东欧籍"西班牙医师"的汇聚点。尽管各种物资十分匮乏，但他们热情不减，对华北农村的主要贡献大抵在于启迪民智和鼓励个人卫生行为。这些工作虽然重要却无法及时显现效果，加上他们的工作远在国府与国际视线之外，除了较有名气者及部分活动外，他们的贡献与功绩在各种史料与档案中难以看到，而长期遭到历史学者无意的忽略。

总而言之，受制于中国农村的长期贫困与识字率低下，不仅近代公共卫生行政无法进入农村，公共卫生思想与细菌致病知识也因为经济与文化因素无法在农村普及。面对非科学性或病菌的社会经济因素，不仅是"西班牙医师"们对此有志难伸，就算是早期受美国援助的河北定县计划也无计可施。以定县计划平教会所使用的农村卫生教本为例，可见即便是为农村特别设计的平民卫生教育，也只能用图绘和简单的文字说明个人卫生的重要性，对于更为复杂的概念如细菌或病毒等知识，显然就难以在农民间传递，对广大农村观念的影响更是微乎其微。尽管兰安生与刘瑞恒把县规划为中国公共卫生行政基本单位时，即已打算以之作为周边农村卫生教育的资源中心；而林可胜在挑选军护训练时，亦主张"择本地中等学校以上毕业之女学生，取其教育程度与家境殷实之社会地位，俾便作为复员后推广农村卫生之用"。但现实上以中国农村幅员之广大，农民生活早已困顿，何况彼时烽火燎原正炽，农村卫生的诸多主张只能不得不束之高阁以待未来。

面向世界的中国公共卫生

19 世纪中期后细菌学理论的发展，除了为西方既有卫生管理机制提供执行、判断或标准化的客观基础外，也对国际防疫合作与全球性的健康照护产生重大影响。由于细菌致病论强调病菌不分国界，传染不论种族，这种带有科学客观与价值中立的思维方式，为国际合作寻求共同的细菌检疫基准，并联合防堵地方疫情出现蔓延全球危机提供了契机。从 1851 到 1897 年间，十次以上的国际卫生会议（International Sanitary Conference/Convention）促成了国际共同认可的法定传染病通报名单与细菌检验规范。当 1911 年 4 月伍连德作为东三省防疫事务总管

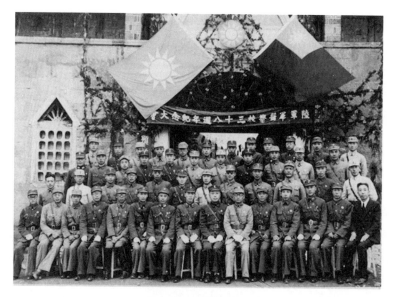

1949 年陆军军医学校

理处全权总医官，担任沈阳万国鼠疫研究会议的主席时，就体现了中国发展近代公共卫生的几个特征。首先，清末的中国政府并未特别关注国内与国际的防疫工作，因此鼠疫疫情爆发之初，冲突多半都与检疫所代表的主权或外交争议有关。其次，伍连德以力抗日籍细菌学专家北里柴三郎主导会议的意图，说服西方代表团支持其论点的基础，正是细菌致病论与科学实证之原则，证明科学也可以超越国界，让科学文明尚称落后的中国取得主导会议的契机。20 世纪以来，传染病国际疫情通报的客观化、标准化持续发展，甚至是一战后国际联盟卫生组织（League of Nations Health Organization）力推的检疫统计格式化表格，都正好提供新兴细菌学界取代外交势力、中国从国际卫生行政中汲取自身发展公共卫生的绝佳机会。尽管并非有意延续沈阳万国鼠疫研究会议的影响，但尔后中国海港检疫权的回收以及中国农村卫生实验计划，大体上都是沿着类似的架构推进。

自 1921 年底开始，所有中国方面的国际卫生工作都由国联卫生组织的医疗总监鲁文·拉西曼（Ludwik Rajchman）授权指导。在洛克菲勒基金会的支持下，拉西曼通过设立示范性的公共卫生项目和培训地点，大量安排各国专家前往研究交流，以期培养各国公共卫生专家间的国际团队精神。拉西曼特别关注远东地区，除 1925 年在新加坡建立流行病传播监控站，提供标准化的疫情通报与检疫统计外，他本人也在 1928 年受邀担任中国卫生部的国际咨询委员。自此以后，拉西曼不仅在国联卫生组织项下成立"中国计划"（China Program），更在美国洛克菲勒基金会的居中联系下，把河北定县晏阳初的农村计划纳为国联卫生组织"农村健康计划"（Rural Health Program）的重要实验基地之一。1929 年，拉西曼除了与卫生部合作，帮助中国重新建立其检疫机构，并帮助其在技术合作计划下建立公共卫生体系；更在国联卫生组织的国际检疫会议上为中国发声，协助中国收回失去百年的检疫权。1930 年中国卫生部颁布全国检疫条例，正式收回海港检疫的权力。伍连德再度出马前往上海担任全国海港检疫管理处处长兼任上海海港检疫所所长，并于 1931 年代表南京国民政府出席国际联盟卫生会议。就历史交会的时间点来说，中国参与国际卫生合作的时间恰与北伐成功、南京政府企图与美国及国际联盟合作擘画中国近代公共卫生体制的时机相当。出于对中国公共卫生的关注，以及相信中国的农村卫生实验将有助于国际卫生发展，1933 年拉西曼竟拟由国联卫生组织总监的位置上辞职，以便全勤担任中国卫生部的"技术代理人"（Agent of technological assistance），以利协调所有国联提供中国的医疗与卫生援助。只是拉西曼的期望很快就因为日本的抗议与欧陆国家的角力而破灭，他不得不黯然离开中国回到瑞士日内瓦总部。

不论是国内抑或国际领域，以美国医学为代表，日渐兴盛的细菌学观念与现代科学医学，都使得西方公共卫生的概念及相关行政措施，逐渐在中国沿海城市与知识分子间扩散开来。但因中国境内各地社会经济发展条件不尽相等——姑且不论贫困的农村地区与近八成的低识字率人口，到 1940 年代为止，中国主要的细菌学检验与防治单位，以及国际疫情通报机制都仍旧主要建立在上海；广州城市的公共卫生虽也有长足发展，但因邻近香港——欧美在亚洲最重要的贸易与信息转运站，其角色更重于对内输入外国卫生知识与信息，而非就地发展中国之近代化公共卫生机制。尽管美国是支持国民政府对日抗战的重要外援，也对中国西南大后方的公共卫生近代化有所影响，但战火破坏太甚以致有限的公共卫生建设仅如星火烛光，只能保存实力寄望战后的黎明。国民政府于 1947 年将内政部卫生署再升格为行政院卫生部，辖下有数个美援支持单位，如中央卫生实验院、东南鼠疫防治处等，这对于战后引入外援提升公共卫生能力，尤其是与国际相关卫生机制接轨，甚是重要。但随着国共内战情势急转直下，国民政府公共卫生体制又再面临机构裁撤与缩减的命运。1952 年联合国善后救济总署下令撤回所有在华机构，其中已在北京协助新中国卫生部设计公共卫生人员训练班的美籍专家们，也于 12 月离开大陆并将中国公共卫生的前途交到了苏联专家的手中。

总结来看，伴随着近代细菌学的发展，细菌致病论成为推动科学防疫与公共卫生的公共基础，但在推展卫生事业为国家责任的过程中，德国社会医学寻求国家由上而下干预的特质，正好呼应了中、日两国既有的社会民情。于是在灭菌防疫与卫生保种的浅白思想下，中国政府视公共卫生体系为建设现代化国家的表征，社会大众也以遵守卫生消毒为进步公民的行为；两相激荡之下，近代公共卫生体制的建设就这样在社会思潮的催促中往前迈进。然而，中国境内城乡差异甚大、社会经济不平等明显，所谓卫生现代性也罢，卫生公共性也罢，都是源起于 18 世纪以来英国与欧陆城市中产阶级的价值观，只是到了 19 世纪后半叶披上了细菌学的科学外衣。就此，中国到了 1930 年代仅有部分城市得有余力让城市中产阶级发展，而知识分子的全体比之于广大的农村人口更显微不足道。因此在中国发展公共卫生而不涉及农村卫生，甚至是更广泛的社会经济改造，就显得有点画饼充饥不切实际了。当拉西曼代表国际联盟前来协助中国卫生部时，他已清楚指出中国公共卫生的重心就在农村，而兰安生作为一名具有社会主义理想的公共卫生专家，也早已意识到贫穷与无知才是中国发展近代卫生的障碍。尽管言者谆谆，当时的有识之士与国民政府亦心知肚明，但发展过程中卫生行政体系上（美式）下（日式）的不同调，复以内外政治、军事情势窘迫，即便有美国与国际联盟的援助，公共卫生行政官员和社会意见领袖都不断发出心有余而力不足的喟叹。等到抗战军兴，虽然种下近代公共卫生的某些种子，因此转进到偏远的西南大后方与华北解放区，但在大情况无法明确改善的前提下，多数中国推展近代公共卫生的努力，也不过是纸上谈兵而已。至于社会大众对于卫生现代性与公共性的追求，恐怕更在保命求生的现实需求中更趋于黯淡。

通过不同的定义与角度，学者可以发展出许多不同观点的中国公共卫生史论述；上述的说明仅以西方近代公共卫生发展为骨架，略为描绘近代中国引入公共卫生的过程与其特征，尤其是细菌致病论影响下中国社会卫生现代性与公共性生根发芽的蛛丝马迹。作为一篇科普性的中国公共卫生史短文，为求文字易读顺畅、叙事要旨条理清晰，以至于许多名家的研究与深入的资料分析不得不予以舍弃。其中有关中国传统卫生观如何嫁接为具有现代意义的公共卫生，以及中、日在地医疗卫生经验对国际卫生的参考作用，都因此无法在上述的说明里得到适当的发挥。以上的叙述仅能从近代公共卫生行政体系的建立，与大众公共卫生知识之建构两个面向，略述中国社会如何在1930年代形成对于卫生公共性与现代性的需求，并从世界史的观点略论中外发展的相似点与中国本身的特征。自从罗芙芸提出"卫生现代性"（hygiene modernity）概念以来，医学卫生史学者即深感兴趣，并致力以实证研究定义其内涵。本文写作借重许多当代医史名家的成果，在此虽因编辑体例无法——注明，但深致谢意仍是必要的。通过汇整他们与公共卫生建置相关的研究，有关中国卫生现代性的定义，或许就体现在细菌科学论述的接纳，以及国家负担社会健康责任的共识上。当然，中国社会里有关卫生现代性与公共性的讨论空间还很大，国家行政及社会共识的纠葛亦待厘清。面对大疫下的恐慌和隔离下的沉思空间，当有更多的历史可以作为思考的养分，甚至是从正面角度看待这场大疫，期待它能再一次促生中国社会卫生现代性与公共性的觉醒。

尾声

中国疫病应对的历史省思与启示

余新忠

美国著名的历史学家麦克尼尔在《瘟疫与人》中，以"微寄生"和"巨寄生"两个概念来认识人类生命的生存状态，他认为，"人类大多数的生命其实处在一种由病菌的微寄生和大型天敌的巨寄生构成的脆弱的平衡体系之中，而所谓人类的巨寄生则主要是指同类中的其他人。"由致病微生物引发的瘟疫，无疑是人类所处的微寄生关系的重要表现形式，借由微寄生乃至疫病，人类与自然的勾连变得更加的细密而深广。不仅如此，在作为展现人与国家关系的巨寄生体系中，瘟疫的影响也从未缺席，它不但自古就与饥荒、战争一道成为制约人类规模扩张的三大敌人，而且也因此成为了塑造人类文明机制和历史进程的重要的自然性力量。由是观之，在人类的历史上，瘟疫实际上站在了人与自然，个人、社会与国家等诸多关系的连接点上。

瘟疫无疑是人类的灾难，但往往也是历史的推手。处于诸多连接点上的瘟疫，在给人类生命健康带来伤害的同时，也对人类社会自身所存在的问题提出了警示。显然，瘟疫作为一种无可避免的历史现象，对于人类历史的影响并非全然是负面的，实际上，很多人类科技进步、生活设施的改进、制度建设乃至人与自然关系的调整等，都与瘟疫的刺激有直接的关系。同样显而易见的是，瘟疫本身并不会独立产生意义，其对历史推动发挥作用，无疑有赖人类的理性和反省批判精神。

历史和现实都一再显示，瘟疫不只是天灾，也是人祸，天灾或不可控，人祸总应努力避免。而要避免重蹈覆辙，反省和批判无疑是最好的武器。对反省和批判来说，若不能立足历史来展开，必然就会缺乏深度和力度。由是观之，包括瘟疫史在内的疾病史研究，对于我们认识历史、理解现实、面向未来，都具有非常重要的意义。

历史的探究和省思很难给人直接的行动指南，也无助于直接推动科学的发现和技术的进步。哲学家陈来教授曾在反思 SARS 事件时指出："人文学科在整体上对于社会的意义，本来也不在于对于某种突发的自然灾疫提供直接的对策，而在于在学术研究的同时，长远地促进社会的进步、价值的稳定、文化的发展、精神的提升。"故而，从历史的梳理和讨论中，我们可以获得的，可能主要是通过拓展视野、转换立场，以及发现丰富多元的信息、人类智慧复杂的表达和人类核心价值的共通性来启迪我们的思维，让我们在更高的层次上省思现实的存在和前进的方向，不至于只是低头拉犁，而不抬头看路。我们不妨从中国历史上的疫病应对入手，通过梳理历史，获得启示。

中国疫病应对概况与特征

传统时期，面对疫病，国家一般会采取一定的举措，但缺乏制度性规定。中国历来是个灾荒频仍的国家，历代王朝对荒政也一直都非常重视，做了众多制度性的建设，不仅在备荒、救荒以及善后等方面形成了一整套比较严密的组织体系，在国家财政支出中，灾赈与水利建设也占据重要的地位。特别是明清时期，国家荒政制度已相当完备。救荒措施主要包括蠲免、赈济、调粟、借贷、除害、安辑、抚恤等方面，其中以蠲免和赈济为主。这些措施的着眼点基本在于尽可能地使灾民避免饥寒失所，以便稳定社会秩序和恢复灾后生产。

瘟疫虽然也可以视作灾害的一种，但疫病的防治不同于一般灾荒的救济，普通的赈济钱粮、蠲免赋税乃至设厂施粥，显然不适用于疫病的防治。至少从秦汉以来，历代王朝在面对瘟疫时，往往会以临时诏令的方式采取施送医药等一些举措，特别是宋代，朝廷还要求各地设立救济贫病的惠民药局，在大疫之年设置安济坊等机构收治病人等，但基本上缺乏相应的制度性规定，全然不像针对其他灾荒，对报灾、勘灾、审核和发赈等环节都有详细的制度上的规定。宋元时期的疾病救助政策相对积极，但到了人口更多、瘟疫更为频繁的明清时期，防疫治疫政策却变得日渐消极，不仅惠民药局不再保留，朝廷和地方的太医院和地方医学的地位也大有下降，很多地方医学甚至形同虚设，完全不可能担负起实际的防疫职责。

不过每当发生瘟疫，朝廷和地方官府也往往会根据情况，采取一些临时性的防疫举措，比如设（医）局延医诊治、制送成药、建醮祈禳、刊布和施送医方甚至检疫隔离等。于此需要指出的是，检疫隔离这样现代防疫制度中的重要内容，在明清时代也已有出现，清初，满族入关后，出于对其原本较少感染的天花的恐惧，专门设置了"查痘章京"，来检查民众中痘疹患者并令其隔离居住。同时也有一些在瘟疫爆发时，安置病人单独居住的事例。不过这与近代制度性的强制举措，大有不同。像查痘，只是特别情况下暂时性行为，而单独安置病人，不仅是比较偶然的事例，且从记载来看，似乎更多是为了病人治疗和照顾的便利，极少提及是为了防止传染。

民间社会力量在传统时期的疫病应对中发挥了颇为积极的作用。虽然在理念上，疫病救治乃至日常的健康维护等事务，都属于传统国家模糊而没有边界的职责的一部分，但实际上，当时的朝廷和官府并没有也无法全面担负起疫病防治的重任。所以，每当遭遇瘟疫，更多地只能靠社会和民众自身的力量。从先秦时代开始，中国社会就逐步开始采用巫术、医药、赈济和躲避等一些办法来进行防疫。到了明清时期，随着社会经济和民间社会力量的日渐发展，民间的疫病应对也日渐丰富，不仅出现了大量临时性、个体化的应对举措，还逐步日常化乃至制度化。

首先在医学上，每当瘟疫流行，民众普遍会寻医求药，医生也会格外地忙碌。在明清时期，就医药对疫病的救治来说，也出现了不少值得一书的变化：一是从 15 世纪开始，发明并日渐普及了人痘这样颇具成效的防治天花的办法；二是温病学说的出现和深化，提升了当时医学救治疫病的能力；三是社会经济的发展和医学知识的相对普及，为民间社会提供了相对丰富的医疗资源；四是成药制造技术的发展和相关制造与营销店铺的日渐增多，为应急治疫提供了更多的可能。

其次，基于"鬼神司疫"观念而形成的民俗疗法仍广泛流行。比如民间普遍流传有关疫鬼的故事，这些故事虽然看起来荒诞不经，但也有不少包含着不无实效的防疫和维护社会秩序的内容，比如积德行善能得到上天的庇护而无惧疫鬼的侵扰，疫鬼害怕葱蒜，疫鬼无法破空，进入疫区要尽量避免接触任何物件等。每当瘟疫来临，占卜、使用符咒、祈禳等办法也会普遍被民众采用。对这些做法，当时虽有不少批评的声音，但似乎看不到这样的行为得到遏制。

民间社会还会以个人或组织机构的方式举办临时或日常性的疫病救疗举措。这些举措包括：施送医药、刊刻散发医方、恳请官府开展救疗、建立留养所等收治病人、利用宗族义庄或行业公所等组织开展制度化的救治和创设医药局等专门的慈善机构等。在当时，特别是清中期以降，乡贤们借助比较丰富的地方医疗资源和日渐兴盛的慈善力量和组织，开展了形式多样的疫病救疗活动，并日渐积极地创设了医药局等日常救疗设施。不仅如此，对瘟疫的应对，在经费来源、救疗功能和慈善色彩等方面，也出现了若干重要的改变。开始依靠稳定而具有灵活性的经费来源（比如丝捐、铺捐等），并通过收取号金的方式尽可能减少资金缺口，出现了由纯粹的慈善机构逐步向经常、普遍地以诊治疫病为主要目的的方向发展的趋势。

近代以降，在西方文明等诸多因素的影响下，中国社会逐步建立了由国家主导，着眼于国家强盛的现代公共卫生机制。从 19 世纪下半叶开始，伴随着西方文明影响的不断深入，源于西方的现代公共卫生观念和机制日渐被视为科学和文明的象征，并在不时爆发的霍乱、鼠疫和天花等烈性、急性传染病的直接促动下，得以引入和创建。在这一过程中，中国改变了以往官方缺乏专门管理民众健康事务的机构和职能的局面，逐渐在中央和地方设立了掌管医疗卫生事务的卫生行政部门和专业的防疫研究机构，师法日本等国，创建公共卫生法规，开展以清洁消毒、检疫隔离、人工免疫、疾病统计、流行病学调查乃至疫病防控体系建设等为主要内容的卫生防疫举措，以及以提升民众卫生习惯和意识、改善环境卫生为基本内容的群众性卫生运动。

在这一过程中，原本属于个人事务的卫生问题开始变成了关乎民族兴亡的国家大事，借由现代公共卫生机制的引建，国家成功地将原本民间的、零散的、非制度性的卫生防疫观念和行为纳入到了官方的、制度化的体系之中，实现了民众身体的日渐国家化，以及国家职能的具体化和权力的不断扩展。虽然卫生防疫直接的目标是维护个人或民众的健康，但在很长一段时间里，公共卫生事业的建设，却明显是以"强国保种"和国家富强为指归的，甚少关注到卫生防疫中的个人权利和公平正义的问题。而且，卫生防疫举措的推行，其动因往往都不无社会、政治等其他方面的因素。在很多情况下，诸多公共卫生事件的发生，很大程度上，是缘于在社会思潮和舆论力量的影响下，统治者对自身统治的维护以及对自身统治合法性的表达。

从传统到近代，社会的卫生防疫观念逐渐从消极转向积极。在传统时期，中国社会对于瘟疫的认识主要为"鬼神司疫"和"疫气致疫"两个方面，涉及的内容十分广泛，但就基本的理念而言，基本就是养内避外，除了认为巩固元气外，基本就是以避为主，大体上都是相对消极、内向的个人行为，并未成为官府介入的公共行政事务。而且有感于疫气弥漫空中，难以防避，故往往亦将染疫视为命数，并未将疫病的预防作为重点的思考方向。从传统到近代，随着近代公共卫生观念和制度的日渐引入，中国社会应对疫病的重点也开始从相对消极的避疫、治疗转向积极主动的防疫，近代的防疫除了理念上更强调预防以外，在举措上，一方面，主张通过积极改造环境卫生的方式来预防和减少瘟疫的爆发，另一方面，则希望通过消毒、检疫、强制的人工免疫和科学研究等手段来控制甚或征服瘟疫。

上述中国历史上的疫病应对经验，可以说内容颇为丰富，而且对照现实，似乎也大体类同，故现有的一些研究据此对中国传统的防疫经验大加赞赏，称："三千来的历史表明，中国是个勇于并善于抗击疫病的国度，有着战胜各种传染病的传统。"在传统时期，中国在应对疫病上取得的诸多成绩无疑值得肯定，而且，中国医学在疫病（伤寒、温病）治疗中，也颇有成绩。但是否就此而可以为我们古代防疫成绩而沾沾自喜呢，恐怕也未必。首先，上述举措、经验是从历史长河中众多的史料中"精选""集萃"出来的，并不是中国古代社会每遇瘟疫，都会普遍采用的。今天很多人在考察和评估中国古代的防疫举措时实际上是将不同时空中发生的经验汇集到一个平面来进行的，由此得出的认识，难免会有失偏颇。其次，只要进入历史的情境，便很容易看到，面对瘟疫，当时社会展现给我们的，更多的是恐慌失措和人口损伤，积极的应对比较少，更不用说行之有效的系统性防控了。对此，我们不妨以比较晚近的嘉道之际的大疫为例，来做一说明。嘉庆二十五年（1820 年），数年前在印度爆发的霍乱，最终通过海上的商贸船只在东南沿海登陆，并于第二年迅速通过水陆交通要道，特别是长江和运河传遍全国大部地区。这是真性霍乱的首次传入中国，由于传染性强，病死率高，引起了社会的极大恐慌。"人人恐惧，讹言四起"，"传闻已甚一时，竟视为丰都地狱"。当时时局尚属稳定，而且恰逢新君旻宁登极未久，但面对这一大疫，官方的应对，在北京，只是道光谕令京师的官员修和药丸施送，买棺瘗埋路毙尸体。而地方上，也不过零星地看到有些官员和民间社会力量延医设局施治或修治丸药分送。

疫病之于文明社会，就如同病菌之于人体，引发社会的诸多反应和应对，是自然的现象，特别是对于中国这样历史悠久、文明底蕴深厚的国家，形成相当丰富的疫病认识和应对经验，自在情理之中。尽管我们取得了很多成绩，但也不得不说，中国社会并没能集腋成裘，总结发展出一套系统的疫病防治举措，并催生出现代卫生防疫机制。疫病的防治，当以控制传染源、切断传播途径和保护易感人群为要，最核心的是要尽可能地控制人流以防疫病扩散。就此而论，当时比较多采用的施医送药、发布医方等举措实际上未得要领。当然，如前所述，当时已有不少检疫隔离甚至人工免疫的内容，不过这些大体只是暂时性行为，并没有成为普遍性的卫生举措。不仅如此，虽然人们从直观上已意识到疫病的传染性，而采取种种自保的行为，比如躲避和隔离，但这种行为，不仅未能得到当时医学理论上的支持，而且还成了主流观念反对批判的对象。比如，南宋著名士人程迥在《医经正本书》中称："盖有舍病人远去，自于他处致疾者；亦有与病人同床共舍，居然不病者。是知非传染也。……迥平生于亲戚、朋友、部曲、仆使之病，皆亲至卧内，款曲问候，商量药证，不啻数十百辈矣。考古验今，是知决无传染。"（程迥：《医学正本书·辩四时不正之气谓之天行即非传染第五》）认为完全没有必要避疫。而朱熹虽然承认疫病有可能传染，但若因可能传染而躲避不照顾亲人，则"伤俗害理，莫此为甚"，故从恩义的角度，即便会感染也不当避，何况"染与不染亦系乎人心之邪正、气体之虚实，不可一概论也"。（朱熹：《晦庵先生朱文公文集》卷71《偶读谩记》）清初的梁章钜亦对这种避疫习俗甚为痛恨，指责说："一为不慈，一为不孝，在僻陋乡愚，无知妄作，其罪已不胜诛，乃竟有诗礼之家，亦复相率效尤，真不可解。"（梁章钜：《浪迹续谈》卷2《温州旧俗》）这样的言论在当时十分普遍，除了斥责，还出现了大量赞颂人们不避瘟疫照顾得病亲人而终无恙之记载，充分显示了古代反对避疫的主流伦理价值取向。

　　综上，我们不难总结出传统疫病应对的以下三个特征：一是国家虽一直对瘟疫及其救治给予关注，但始终未能像对其他灾害的预防（备荒）和赈济那样，形成一套完备的制度性规定，而主要由民间社会自行开展疫病的救治。二是中国社会在长期的历史过程中，积累了丰富而值得肯定的疫病应对经验，但这些经验基本是零散、感性而片段的，缺乏系统的整理和总结，未能发展出体系性的疫病救治知识。三是针对疫病防治的关键环节——检疫隔离，虽然出于直观的感知和本能反应以及某些特定的目的，出现了大量躲避、隔离乃至检疫的行为和事例，但这样的做法，一直没有得到主流社会观念的鼓励和支持，使之在理论和实践上难以取得发展。

历史省思

从上述中国历代疫病应对经验和举措出发，结合现实的观察，至少有以下几点非常值得我们关注和思考：

第一，国家对救疫在制度上的缺失，一定程度上可以说是承认自身能力不足的务实之举。个中缘由，大致有二：一是瘟疫虽有碍民生，但毕竟不像水旱蝗等自然灾害会对王朝的统治产生直接的危害。二是在当时的社会医疗条件下，官方实际上难以全面担负起复杂的疫病防治责任。一方面，官办医疗机构效率和能力有限，不可能满足民间疾疫救治的实际需求。另一方面，瘟疫的救疗在技术上要比饥寒的赈济复杂得多，不仅存在着疫情千变万化和病人个体差异等复杂性，而且古代医疗资源存在着很大的地区不平衡性，而当时的朝廷也难以具备进行跨区域调配的能力，更重要的是，中医治疗讲究阴阳、寒热、虚实、表里，若不能对证施药，可能会适得其反。在这种情况下，与其做统一的规定，反而不如听任地方社会相机行事。这在事实上，为民间更具灵活性和实效性的救疗开启便利之门。

第二，因势利导，民间社会力量较好地发挥了在瘟疫防治中的能动作用，一定程度上，实现了官民之间的良性互补。以上的论述已经表明，从官府的角度来说，中国古代的疫病防治应该说并无傲人的成绩。不过因其能意识到自己的不足，而大力倡导和鼓励民间社会力量来承担瘟疫的防治任务，在当时的历史条件下，多少弥补了其在这方面的失责。这种做法较好地激发了民间社会力量在防疫等公共事务中贡献力量的积极性，利用了日渐兴起的民间社会力量，特别是其中的乡贤，促使其扮演更为积极的角色，借助比较丰富的地方医疗资源和日渐兴盛的慈善力量和组织，开展了形式多样的疫病救疗活动，对于维护瘟疫中民众的生命财产安全无疑起到了重要的作用，而且也给民间社会力量发挥其活力和智慧留下了一定的空间，促成了疫病救疗的近代演进。

民间社会力量因为其能动性和灵活性以及更接地气，往往能起到国家救疗难以起到的作用。而且，民间社会力量的活动往往是在官府的倡导下展开的，乡贤在举办救治活动时，所预期的乃是让自己更受官府的器重以对地方社会事务更具影响，而非希望自己成为与官方对抗的民间领袖。发挥民间社会力量的作用，有序的包容甚至鼓励民间社会力量，并不必然造成国民之间的对立。对此，我们可能需要从合作和互补这样一种认知来看到明清国家和社会关系以及民间社会成长的意义。其意义，主要在于有针对性地补充官方行政能力的不足，并有效地表达地方社会的要求或民意，促发地方官员关注并举办一些缺乏制度规定但实际需要的事业。

第三，近代以降，国家在现代化的进程中，引建了现代卫生防疫制度，意义重大，但其实际也是国家权力的扩展与深化，若缺乏对其限度的充分重视，亦可能造成严重的危害。民间社会力量虽然在疫病救疗中能够发挥其积极的作用，但其弱点也是显而易见的。首先，社会力量在时间和空间上分布不平衡；其次，社会力量的活动多为自发的，具有随意性；再次，社会力量主要表现为民间力量，其本身也不具有任何强制力。因此在疫病救疗、某些预防卫生观念和设施的推广以及医疗的管理等方面，其作用的发挥不可避免地会受到极大的限制，从而严重地影响某些富有成效的观念和举措普遍而及时的推广，以及对众多有害健康行为的禁止和制约。因此，清末以来，在中国社会自身发展和西方文明影响双重因素的推动下，国家对医疗卫生事业的介入程度不断加深，逐渐建立了由国家主导，着眼于国家强盛的现代卫生防疫机制，无论在理论上，还是实际效果上，都对中国社会的现代化以及卫生防疫事业，起到值得称道的推进作用。

这一进程，既是国家职能的具体化，体现了国家的现代化，同时也是国家权力的扩张和深化。如果不能清醒地认识到其限度，也完全有可能使这一现代化成效大打折扣，甚至走向其初衷的反面。首先，无论是国家还是社会力量，在开展卫生防疫时，都各有其优势和不足，如果不能看到国家权力过度扩张的限度，而全面压缩民间社会力量的空间，虽然有利于发挥集中资源、统一步调等方面的优势，但却显然难以照顾到民众具体而个性化的需要，不利于发挥民间社会的积极性和创造力去及时而有效地应对防疫过程中层出不穷的问题，从而严重制约国家卫生防疫体制优势的发挥。清末以来的历史表明，继承民间社会力量的疫病救疗传统，将其纳入国家的制度框架之内，包容一定的民间社会的活动空间，对于整体的卫生防疫事业来说是积极有效的。其次，面对这种权利的扩张，若不能建立起相应的人民的监督和制约机制，那么政府的职能往往就可能以现代化的名义"合理"合法地无限扩张，民众的实际需求也就很难有制度和实际的保障，而容易使一些所谓进步和"现代化"成果，变得只是看起来很美，而成为对民众来说的"水中月""镜中花"。最后，中国在近代公共卫生机制的引建中，关注点主要在于国家的强盛，这并不是中国独有的现象，而且在当初内忧外患的情势中，也有相当的合理性，但随着国家的不断发展，若不能及时地意识到卫生行政的目的本来是为了让国家更好地服务于民众的健康，而不是相反，不注意卫生防疫中个人权利的保护，恐怕就会无助于更好地发挥公共卫生的积极意义，充分彰显国家的人民性。

第四，应历史和人文地认识传统时期多元的疫病和防疫观念，不仅要看到其在历史上的意义，同时还可以从中体会到，疫病和防疫具有重要的社会文化性。前已论及，古人在防疫上，与现代相比，总体上比较消极，以"避疫"为主。关于疫病的成因，大体有两套认知系统，一是疫气致疫，二是鬼神司疫。虽然中医并不具备整体的疫病防控能力，不过历史地看，其在救治个体病人、维护民众正气平衡等方面的意义不容忽视，或许可以部分解释中国社会何以没有发生诸如欧洲的黑死病和美洲的天花那样对社会造成结构性影响的瘟疫。"鬼神司疫"作为一种文化观念，认为瘟疫由鬼神来掌控，即人间瘟疫的发生乃是因为"乖违天和""人事错乱"或"道德失修"等。虽然随着现代科学的发展，这样的认识在今人看来，无疑可以归入"封建迷信"之列，但如果将其置于历史的语境中来加以理解，应该说，其对于当时社会的瘟疫应对是颇有意义的。一方面，这样的观念对于疫情中人心的稳定和社会的伦理道德建设多有助益；另一方面，众多流传广泛的鬼神故事，实际上包含不少合理的防疫内涵，比如前述疫鬼害怕大蒜，疫鬼一般无法破空而行，等等，都具有一定的实际防疫效果。指出这一点，当然不是说我们今天还应该相信这些所谓的"迷信"，而是认为它可以启示我们，疫病本身并非纯粹的生理现象，同时也是社会文化的建构，疫情也不只是自然现象，而是与文化观念、人伦道德等社会文化因素密不可分的有机整体。故而，疫情的应对，仅仅依靠科学和医疗卫生的力量，是远远不够的，而必须结合社会人文力量综合地开展。

第五，畅达而有效的信息传递对防治疫情至关重要。考察瘟疫的历史，特别近代以来瘟疫史，不难发现，瘟疫的危害不只是民众健康的损害甚至生命的丧失，更重要的往往还有由于疫病的传染性以及政治和其他社会文化方面因素所造成的社会恐慌。所以每当发生大疫，社会必定会流言满天飞。而要克服这一现象，除了国家和社会采取适切有效的应对举措外，畅达而有效的疫情信息传递的重要性不言而喻。实际上，及时可靠而有针对性的信息发布，不仅有助于稳定民心，消除民众的恐慌心理，同时也是国家开展疫病救治举措必要的基础。这方面，受传统的统治理念和技术条件等因素的影响，古代社会为我们留下了深刻教训。在古代中国，匿灾不报、粉饰太平是一种普遍的现象，特别是对于瘟疫，由于缺乏制度规定，而且最高统治者也未必特别关注，隐匿不报的情况更为严重，比如在清代江南，平均每年有2.44县次发生瘟疫，但如此频繁的疫情在《清实录》中却鲜有反映。疫情无法"上达天听"，必然妨碍国家采取可能的防疫举措，也不利于更好地敦促地方官府和民间社会开展有效的救治活动。不仅如此，缺乏有效而及时的信息传递，还更容易导致严重的社会恐慌。

疫病应对的内在逻辑

从上面关于疫病应对的特征中，笔者感到，至少有两个现象值得关注和省思。其一，在传统时期的疫病应对中，社会力量表现得相对更为活跃，国家虽然也有所作为，但并没有从制度建设上担负起其责任，从国家的角度来说，很难说有多少值得骄傲之处。其二，尽管累积了颇为丰富的疫病应对经验，但似乎缺乏一种积极的力量，去推动社会总结乃至提升疫病防治的知识和举措，而且在关键性的疫病传染这一议题上，还形成了对防控传染相当强烈的阻碍和反动力量。也就是说，在疫病应对上，存在着比较明显的民间社会和国家力量之间的紧张。何以如此？

关于第一个现象，原因可能主要有以下两点：首先从技术上来说，如前所述，在当时的社会医疗条件下，国家要想全面担负起复杂的疫病防治责任，存在着巨大的困难；其次，由于瘟疫作为颇为特别的灾害，虽有碍民生，但毕竟不像水旱蝗等自然灾害会对王朝的统治产生直接的危害。

关于第二个现象，之所以在阻断疫病传染的隔离防控上，一些直观性的认知和本能性的行为会受到抑制，首先与当时的医学对此缺乏科学认识有关。若以现代的眼光来看，这样的说教实在可以说是中国防疫思想的反动和倒退。不过历史地看，这样的解读可能有失简单。

近代以前，人们对于疫病传染往往源于直观的感受，缺乏科学的认识，并不明白其传染的内在机理，难以确认疫病如何传染，甚或是否传染。一方面，疫病的致死率、传染性各不相同，个人易感程度也千差万别，所以出于畏惧之心，不顾人伦道德简单隔离和弃置，不对疫病者进行必要的救治，是否真的是合理的应对，即便是从现在的认识来说，也是可议的。另一方面，由于缺乏科学的认识，当时的一些隔离或远避他乡的行为，不仅未必能起到隔离的成效，而且还可能造成疾疫的传播。在这种情况下，批判为了一己之私而弃亲人于不顾的反伦理行为，在特别重视伦理道德的中国传统社会中，是完全可以理解的，尽管显然不利于人们去更好地理解思考疫病的传染性及其隔离应对。

其次也因为这一认知和行为与当时国家极力倡导的意识形态——"仁""孝"观念相冲突。中国传统政治主张"内圣外王"，推崇"道德治国"，宣扬实行"仁政"和"以孝治天下"。国家对"仁爱""忠孝节义"等道德的倡导和宣传，虽然不无虚伪的成分，但其无疑是历代王朝立国的根本。面对受感染的亲人或尊长，弃之而不顾，或避之而不予侍奉，显然是"不仁不义""不忠不孝"之举，乃是大逆不道，为主流观念大加挞伐也就理所当然了。至于说社会缺乏整体的推动力量，原因就复杂了，就如同中国社会何以没有发展出科学这一问题一样，见仁见智，很难有比较确当的解释。不过有一点，在笔者看来，是十分重要的，即与疫病救治关联在一起的医学和医生在传统社会地位低下。虽然"医"作为一种"仁术"，在宋元以后受到士人的赞赏，但作为职业的医生和医术本身，则仍广受贱视。清代著名医家徐大椿曾对此有精当的概括："医，小道也，精义也，重任也，贱工也。"（徐大椿：《医学源流论·自叙》）这种情况下，不难想见，必然很难吸引比较多的才俊之士来从事这方面的工作。

如果简单地概括，似乎可以说，中国历代在瘟疫应对中出现前述特征与现象，根本上还在于国家缺乏对于瘟疫救治的真正重视。然而，历代王朝一向标榜"爱民如子"，而且也往往多会在各种文书特别是赈济灾荒的诏令中表达统治者的"恫瘝在抱""民胞物与"之仁心，瘟疫伤害的直接是"子民"的生命与健康，为何会缺乏真正的重视呢？

福柯曾基于西方历史经验总结说，在传统的君主统治体制中，"君主的权利，就是使人死或让人活"，而不像现代政治体制中，国家对于民众的生命、健康、卫生和寿命等负有责任。中国传统国家在本质上应该也是如此，作为"王权支配社会"的国家，王权的合法性来源于"天授"和武力，理论上，由王权支配的朝廷对臣民拥有绝对生杀予夺的大权，自然也不存在承担维护民众生命和健康等责任的问题。不过在具体的实践中，中国发展出来了一套非常具有弹性的刚柔结构的体制，主张通过提倡推行"仁政"乃至"民本"思想来维护自己统治的长治久安，强调君主是"天下之父母"，应"抚育黎元"，关心民瘼。故而，历代统治者都十分重视灾荒的救济，建立了完备的荒政制度。对于瘟疫的救治，我们也不能说不关注，实际上，前面谈到的诸多事例，业已表明了国家确有关注并制定了相应的举措，特别在瘟疫与其他灾害关联在一起时更是如此，像宋代的皇帝还因此下罪己诏。而对瘟疫的救治之所以让人觉得不像对其他灾荒那样重视，应该说跟前述瘟疫救治本身复杂性和国家在技术与能力上的有限直接相关。在当时条件下，不对瘟疫救治做比较刚性的制度性规定，而倡导鼓励民间社会开展救疗，一定意义上不失为国家在体认到瘟疫防治的极端复杂性和自身能力不足基础上的明智之举。也就是说，其内在的逻辑是，不是国家不想管，而是难以措手，与其做难有实效的制度规定，不如放手任由民间社会自行发挥力量。

当然，仅此也不足以解释现象的全部，我们还需注意到历史的局限性和中国文化中的某些不足。传统的"王权"无论怎样倡导"仁政""爱民"，高举"民本"思想的大旗，但其政权毕竟本质上姓"王"不姓"民"，不可能首先从民众的利益出发来施政。瘟疫对民众生命和健康的巨大危害显而易见，国家对瘟疫的救治尽管困难重重，难以建立统一的制度，但无疑也还有很多可以着力之处。只要看看古代众多官方文献，实在很难认为朝廷和地方官府在整体上对瘟疫的救治有多么重视，这除了技术上的原因外，也是因为，瘟疫几乎不会引发社会动乱，直接危害其统治秩序。这就是说，只要对民众生命和健康的损害不会危及江山的稳固，即使损害严重，也难以成为施政的重点，其施政的真正出发点是江山的稳固显而易见。就此而论，统治者所谓的"爱民"不过是"爱江山"的托词，个体生命很大程度上只是追求江山稳固的工具，生命本身的价值和自具的目的性往往就被消解在整体性的目标之中。本着这样的统治理念，面对瘟疫，王朝统治者考虑更多的自然就会是如何将灾害或危机尽可能地转换为展现其仁政爱民和统治合法性的契机，而非民众的生命和健康本身。从这一逻辑出发，面对难以措手的瘟疫，在民间普遍将其归为"天行"的情况下，统治者表明其关心并给予一定的救治自然也就够了。

近代以降，西方现代民主政治制度的发展催生了"生命政治"的诞生，新的统治权利从原来的"使人死或让人活的权利"逐步转变为"使人活和让人死的权利"。而这种新的"生命政治"因为负有对民众生命和健康等的责任而推动了近代公共卫生机制的产生和发展，同时也让政权获得干预生命的合法权利。而中国自鸦片战争以来，随着国门的洞开和民族危机的日渐深重，也在外力的刺激下开启了现代化的征程。在这一过程中，以频繁出现的瘟疫为契机，中国逐步引入并创建了由国家主导、着眼于国家强盛的现代卫生防疫机制，成为中国现代化历程中颇为显眼的特色。虽然现有的研究往往都将瘟疫与现代公共卫生直接联系起来论述，但实际上，瘟疫只不过是契机而已，根本的动力还在于中国文明自身强大的内生力和自强精神，以及历来对于社会灾患的关注和重视。就此，我们显然无法轻易忽视中国疫病应对传统的意义，实际上，在现代卫生防疫机制的引建过程中，很多情况下，是将民间的、零散的、非制度性的内容纳入到官方的、制度化的形式中去。不过，与此同时，也须认识到，在当时内外交困的历史背景下，时人不可能有足够的余裕去细致清理传统疫病救治的遗产，思考其与现代卫生制度的有机榫接。故而在引建中往往会凸显其"强国保种"、实现国家强盛这方面的意义，而未能较好地关注和体认卫生防疫本身具有维护个体生命和健康的权利的意义，使得晚清民国的卫生防疫具有过于强烈的政治意涵和色彩。

处于诸多连接点上的瘟疫，在给人类生命健康带来伤害的同时，也对人类社会自身所存在的问题提出了警示。通过对中国历史上疫病应对特征和逻辑的梳理和省思，我们或许可以庆幸自己生活在一个美好的时代，但似乎也不难从中感知当前中国在卫生防疫中的不足和遗憾。毫无疑问，无论在技术、制度建设还是资源配置能力等方面，相较于过往，我们都有了根本性的改观，更为重要的是，"始终把人民群众生命安全和身体健康放在第一位"（习近平总书记语），已经成为当前施政的核心指导思想。但历史的内在逻辑有着强大的惯性，如果我们不能汲取近代的教训，在引建现代公共卫生机制的过程中，对传统疫病应对的遗产做出必要的省思和清理，更多地关注和体会这套机制背后隐含的尊重个体生命和健康本身价值和权利的意义，那么，瘟疫的警示意义就会大打折扣。反之，只要我们能深入体会把握"生命安全重于一切"的核心指导思想，回归卫生的本义，以多元协同的思路更专业地开展卫生防疫，那么，现实的灾难自将会成为更有意义的"历史推手"。